SKANDINAVISCHES
ARCHIV FÜR PHYSIOLOGIE.

HERAUSGEGEBEN

VON

Dr. ROBERT TIGERSTEDT,

O. Ö. PROFESSOR DER PHYSIOLOGIE AN DER UNIVERSITÄT HELSINGFORS.

DEM HERAUSGEBER
VON SEINEN SCHÜLERN ZUM 28. FEBRUAR 1903
ÜBERREICHTE

FESTGABE.

LEIPZIG,
VERLAG VON VEIT & COMP.
1903

Druck von Metzger & Wittig in Leipzig.

ROBERT TIGERSTEDT

GEWIDMET

Lieber Lehrer und Freund!

Eine Anzahl Deiner Schüler überreicht Dir zur Feier Deines fünfzigjährigen Geburtstages einige Früchte ihrer wissenschaftlichen Arbeit und bittet Dich, dieselben als Ausdruck ihrer tiefen Dankbarkeit, ihrer Bewunderung, ihrer steten treuen Freundschaft entgegenzunehmen. Indem wir Dir unsere herzlichsten Glückwünsche darbringen, sprechen wir zugleich die zuversichtliche Hoffnung aus, dass es Dir vergönnt sein möge, noch viele, viele Jahre mit ungeschwächter Kraft Deine so bedeutungsvolle Thätigkeit als Lehrer und Forscher zu entfalten, Deinen schönen „Kulturkampf“ zur Förderung Deiner höchsten Interessen durchzuführen!

Denn es ist gewiss von allergrösster Bedeutung, wenn Männer, deren hervorragende wissenschaftliche Leistungen und deren gross angelegte Persönlichkeit sie unter die Bahnbrecher stellen, sich mit voller Energie und edler Hingebung ihren nationalen Kulturaufgaben widmen. Deine frühere Wirksamkeit, Deine Uebersiedelung nach Finland und Deine Thätigkeit in diesem Lande haben gezeigt, dass Du zu der Zahl dieser Männer gehörst. Nicht nur Deine Landsleute, sondern auch ein grosser Kreis aufrichtiger Freunde, vor Allem in Schweden, das so lange die Früchte Deiner Arbeit genoss, in den übrigen nordischen Ländern sowie in der grossen wissenschaftlichen Welt, leihen

Dir in Deinen Bestrebungen die Stütze ihrer Hochschätzung und ihrer warmen, innigen Sympathie!

In dem Wunsche, Dir als Deine Schüler heute unsere Huldigung zu bringen, haben wir uns bestrebt, Dir ein Geburtstagsgeschenk zu überreichen, das gewissermaassen als eine Ernte Deiner früheren Aussaat Dir hoffentlich Freude bereiten wird. Wir bitten Dich, diese unsere Arbeit in das von Dir geleitete, von uns Allen so hochgeschätzte Skandinavische Archiv für Physiologie einzureihen.

Helsingfors, Stockholm und Lund, am 28. Februar 1903.

J. Andersson. P. Bergman. R. Ehrström. W. Groenholm. E. O. Hultgren. J. E. Johansson. G. Koraen. E. Landergren. Max Oker-Blom. C. G. Santesson. V. O. Sivén. G. v. Wendt. E. A. v. Willebrand.

Inhalt.

Einiges über die Wirkung des Glycerins und des Veratrins auf die quergestreifte Muskelsubstanz (Frosch).[1]

Von

C. G. Santesson.

(Aus der pharmakologischen Abtheilung des Carolinischen Instituts zu Stockholm.)

Einleitung.

Heutzutage, da man so viel mit Glycerinextracten verschiedener Organe arbeitet, ist es sicherlich schon häufig vorgekommen, dass man solche Extracte Fröschen injicirt und allerlei eigenthümliche Sachen zu sehen bekommen hat, die man leicht den extrahirten Organbestandtheilen zuschreibt; denn wenn man die ältere Litteratur nicht etwas genauer kennt, kommt man nicht leicht auf den Gedanken, dass das Glycerin an sich bei Fröschen eine besondere Wirkung entfalte. Vor einigen Jahren hatte ich im Sommer einige Vipernköpfe gesammelt und in Glycerin aufbewahrt. Im Herbst extrahirte ich die Giftdrüsen mit physiologischer Kochsalzlösung und spritzte einen Theil des glycerinhaltigen Extractes einem Frosch (Temporaria) subcutan ein. Ich erwartete eine Lähmung, sah aber zu meinem Erstaunen eine an Veratrinvergiftung erinnernde Wirkung sich entfalten. Die Injection einer gleichen Menge entsprechend verdünnten Glycerins brachte dieselben Erscheinungen hervor.

Ein Blick auf die Litteratur des Glycerins ergab, dass Husemann und Ummethun[2] schon 1866 diese eigenthümliche Wirkung des

---

[1] Der Redaction am 1. December 1902 zugegangen.

[2] Vgl. Th. Husemann, *Handb. d. ges. Arzneimittellehre.* Berlin 1874. S. 357, sowie 2. Aufl. Th. I. S. 354. In einem Sammelreferat in Schmidt's *Jahrbüchern* Jahrg. 1879, Bd. CXXXIV, S. 6 giebt Kobert an, dass die Arbeit im Jahre 1866 erschienen ist. Das Original ist mir nicht zugänglich gewesen. Vgl. auch Nothnagel und Rossbach, *Handb. der Arzneimittellehre.* Berlin 1880. 4. Aufl. S. 791.

Oelsüsses beschrieben hatten; Frösche wiesen abwechselnd krampfhafte und paralytische Symptome auf. Schon damals wurde der Effect mit der wasserentziehenden Eigenschaft des Glycerins in Zusammenhang gebracht und an eine angeblich ähnliche Wirkung concentrirter Kochsalz- oder Zuckerlösungen erinnert.

Eine eingehendere Untersuchung der Glycerinwirkung rührt von Amidon[1] in Amerika (1881) her. Er gab Fröschen 3 bis 10 Tropfen concentrirten Glycerins ein und beobachtete zuerst locale Reizung — die Thiere krümmten sich zusammen und nahmen abnorme Stellungen ein. Nach 5 bis 15 Minuten waren die ersten charakteristischen Symptome zu spüren, nach einer halben Stunde waren sie im Allgemeinen völlig entwickelt. Bei Sprungversuchen traten eigenthümliche Bewegungen hervor: die Thiere konnten nur langsam und mit grosser Schwierigkeit die ausgestreckten Glieder zurückziehen. Dies rührte aber nicht von einer Lähmung her; die Muskeln waren statt dessen contrahirt und steif; fibrilläre Zuckungen wurden auch beobachtet. Bei sehr schwachen mechanischen Reizen der Muskeln wurden kräftige, verhältnissmässig lange dauernde Contractionen ausgeführt. Schliesslich tritt bei jedem Bewegungsversuche starker Tetanus ein; die Erregbarkeit der Muskeln ist im höchsten Grade gesteigert. Beim Tode der Thiere bleibt das Herz in Diastole stehen und die Körpermusculatur geht direct in starke Todtenstarre über.

Amidon fand weiter, dass die Zerstörung des Centralnervensystems des Frosches die abnorme, krampfhafte Beschaffenheit der (bei directer Muskelreizung ausgelösten) Bewegungen nicht aufhob, ebenso wenig das Abschneiden des peripheren Nerven oder die Curarisirung des Versuchsthieres. Wurde aber vor der Vergiftung mit Glycerin die Blutzufuhr zum Muskel abgesperrt, blieb der „Krampf" aus. Es handelt sich also offenbar im Wesentlichen um eine directe Wirkung des Glycerins auf die Muskelsubstanz. — Eine von Amidon mitgetheilte Muskelcurve zeigt einen ziemlich langgezogenen Verlauf — besonders ist der herabsteigende Curvenschenkel beträchtlich verlängert — ohne jedoch den Charakter eines wirklichen Tetanus aufzuweisen; sie ist kürzer als eine typische Veratrincurve.

Zehn Jahre später (1891) hat Langendorff[2] eine kurze Bemerkung über die Wirkung des Glycerins beim Frosch veröffentlicht. In der Absicht, die Lymphbildung zu studiren, spritzte er einem

[1] R. W. Amidon, *Arch. of Medic.* New-York 1881. Vol. VI. p. 107—114.

[2] O. Langendorff, *Arch. f. Anat. u. Physiol.* 1891. Physiol. Abth. S. 480—485.

Frosch $1^1/_2$ bis 2 ccm unverdünnten Glycerins in den Rückenlymphsack ein, bekam auch darin eine grosse Ansammlung von Flüssigkeit, was auf eine kräftige Wasserentziehung aus den Organen hindeutete. Weit mehr wurde jedoch sein Interesse durch die gleichzeitig auftretenden heftigen „Krämpfe" klonischen oder tetanischen Charakters gefesselt. Seiner Ansicht nach rührten sie theils vom Centralnervensystem, theils von den peripheren Nerven her, die durch das Austrocknen (durch die starke Wasserentziehung) gereizt wurden. Zerstörung des Centralnervensystems schwächte nämlich die Krämpfe, Curare hob sie vollständig auf. Von dieser Wirkung auf das Nervensystem ist die Reizbarkeitssteigerung der Muskelsubstanz zu unterscheiden, auch diese hat Langendorff beobachtet und beschrieben.

Die Angaben Langendorff's widersprechen offenbar zum Theil den Resultaten Amidon's. Nach meinen Erfahrungen, worüber ich unten berichten werde, muss ich mich der Auffassung Amidon's im Wesentlichen anschliessen. Es ist ohne Weiteres klar, dass, wenn man beim Glycerinfrosch, der sich im Krampfstadium befindet, das Centralnervensystem zerstört, die krampfhaften Bewegungen abgeschwächt werden müssen, und dass diese Bewegungen nach Curarisirung völlig schwinden — einfach aus dem Grunde, weil die Muskeln sich nicht bewegen können, wenn keine Reize dieselben in Thätigkeit versetzen. Wenn man aber — auch nach Curarisirung — die Muskeln eines Glycerinfrosches künstlich direct reizt, tritt die abnorme, langgezogene Form der Bewegung zu Tage. Ohne die von Langendorff behauptete Reizung des Nervensystems durch die Wasserentziehung leugnen zu wollen, möchte ich hervorheben, dass die Muskelveränderung an sich die Erscheinungen ganz genügend zu erklären scheint: jeder Versuch zu einer spontanen Bewegung sowie jeder Reflex führen auf der Höhe der Glycerinwirkung zum Tetanus, und zwar aus dem Grunde, weil die ungeheuer erregbaren Muskeln jeden Reiz nur mit einem Tetanus beantworten können. Ob eine gesteigerte Reizbarkeit auch der motorischen Nervenendigungen in den Muskeln hier eine Rolle spielt, lässt sich nicht mit voller Sicherheit entscheiden; ich werde später auf diese Frage zurückkommen.

Beim Studium der erhöhten Reizbarkeit der Muskeln nach Glycerinvergiftung hat Langendorff vor Allem die Eigenthümlichkeit ins Auge gefasst, dass bei localer Reizung eines Muskels — sei es mechanisch oder elektrisch (mit Inductionsschlägen) — oft nicht nur der direct gereizte Muskel, sondern auch mehrere Nachbarmuskeln sich krampfhaft zusammenziehen. Auch an vorher curarisirten Thieren tritt diese Erscheinung hervor. Sie ist einem Reflexkrampf sehr ähnlich, kann aber natürlich kein solcher sein. In Bezug auf die Deutung dieser eigenthümlichen Verbreitung des Reizeffectes weist Langendorff auf die Angaben von Kühne[1] und von Biedermann[2] über den unter gewissen Umständen (gegenseitigem Pressen, Austrocknen) stattfindenden Transport der Actionsströme vom primär gereizten Muskel zu den Nachbarmuskeln hin. Wenn z. B. die Reizbarkeit der Muskeln durch Austrocknen gesteigert worden ist, sind die Actionsströme stark genug um „secundäre Contractionen" hervorzurufen (Biedermann). Die Glycerinmuskeln sind aber den ausgetrockneten Muskeln sehr ähnlich; sie bieten sogar — was ich mehrmals bestätigen konnte — ein glanzloses, auffallend trockenes Aussehen dar, obgleich beim Abziehen der Haut über die betreffenden Muskeln die subcutan reichlich vorhandene Flüssigkeit nach allen Richtungen hin spritzte.

Langendorff theilt einige Muskelcurven mit, welche zeigen, dass die Glycerinmuskeln einzelne Inductionsschläge (die Stärke nicht angegeben), sowie schwache mechanische Reize mit typischen Tetanis beantworten. In diesem Punkte stimmt meine Erfahrung mit der Langendorff's völlig überein.

Die Symptome der Glycerinvergiftung, die sich während der ersten halben Stunde nach der Zufuhr des Giftes entwickeln, halten nach Langendorff einige, bisweilen 7 Stunden an und endigen nach der erwähnten grossen Gabe mit dem Tode. Wurde aber die Flüssigkeit aus dem Lymphsacke entleert und der Frosch ins Wasser gebracht, so gingen die Symptome allmählich vorüber und am folgenden Tage war das Thier wieder normal.

Der Herzmuskel weist nichts derartiges auf. Grössere Gaben von Glycerin schwächen das Herz und rufen diastolischen Stillstand hervor (Amidon). Auf Grund einiger Versuche an isolirten, künstlich durchbluteten Froschherzen kann ich diese Angaben bestätigen. — Nach subcutaner Einspritzung von Glycerin beim Frosch sah Langendorff die Augen des Thieres stark zusammenschrumpfen — noch ein Beweis für die gewaltige wasserentziehende Kraft dieses Körpers.

---

[1] Kühne, *Zeitschr. f. Biol.* 1888. Bd. XXIV. S. 383, und 1890. Bd. XXVI S. 203.

[2] Biedermann, *Sitzungsber. der Wiener Acad. d. Wiss., math.-naturw. Classe.* 1888. Bd. XCVII. Abth. III. S. 145.

Eigene Beobachtungen und Versuche.

1. Glycerinversuche.[1]

Wie die Uebersicht der Glycerinlitteratur lehrt, ist die Wirkung dieser Substanz beim Frosch schon früher mehrmals recht gründlich untersucht worden. Es schien mir jedoch nicht ohne Interesse zu sein, an ausgeschnittenen Muskeln vorher mit Glycerin vergifteter Frösche die Erregbarkeit besonders für schwache Inductionsströme zu untersuchen, die untere Grenze ihrer Reizbarkeit für solche Ströme zu bestimmen. Dabei traten gewisse, recht seltsame Erscheinungen hervor, worüber ich hier zunächst berichten möchte.

Die Versuche wurden im physiologischen Laboratorium des Carolinischen Instituts während des Jahres 1902 ausgeführt.

Zu diesen Versuchen eignen sich besonders Temporarien; auch Esculenten weisen das Phänomen deutlich auf, doch lange nicht so hochgradig. Die Glyceringaben müssen gross sein: $^1/_2$ bis 1 ^{g} Glycerin (spec. Gew. 1·2293) mit gleich grossen Mengen Wasser verdünnt (spec. Gew. 1·1187) wurde in den Bauchlymphsack injicirt. Die Verdünnung hatte den Zweck, die Localwirkung des Glycerins zu mässigen. Nach 5 bis 15 Minuten traten die von der Veratrinvergiftung bekannten sonderbaren Bewegungen und Stellungen auf. Diese Symptome gingen aber meistens bald vorüber; entweder wurde dabei — nach kleineren Gaben — das Thier normal, oder es stellte sich — nach den grösseren Dosen — später Parese und sogar der Tod ein. Um bei den Reizversuchen den charakteristischen Effect zu erzielen, musste man den Frosch auf der Höhe der veratrinähnlichen Symptome — etwa 20 bis 30 Minuten nach der Glycerininjection — tödten und schnell präpariren. Damit nicht beim Tödten der Thiere (Zerstörung des Centralnervensystems u. s. w.) die später zu reizenden Theile in so starke Thätigkeit versetzt werden möchten, dass sie nachher keine schöne Reaction mehr geben könnten, wurden im Allgemeinen vor der Einspritzung des Glycerins die beiden Ischiadici an den Oberschenkeln durchschnitten.

Bei der Präparation wiesen die Muskeln die erwähnte hochgradige mechanische Reizbarkeit auf: eine leise Berührung, sogar durch die Haut, genügte oft, um eine starke und recht lange dauernde Con-

[1] Ueber diese Versuche wurde am 2. Pharmakologen-Congress zu Strassburg vom 25. bis 26. April 1902, über dieselben nebst den Veratrinversuchen an der Versammlung nordischer Naturforscher und Aerzte zu Helsingfors vom 7. bis 12. Juli 1902 kurz berichtet.

traction hervorzurufen. Es machte einen sonderbaren Eindruck, die grossen, etwas trägen, wie bedachtsamen Bewegungen der vom Körper getrennten Gliedmaassen nach den unbedeutendsten Reizen folgen zu sehen. Eine so hochgradige mechanische Reizbarkeit zeigen veratrinvergiftete Muskeln nicht. — Wie Langendorff schon hervorhebt, floss aus den Lymphsäcken viel Flüssigkeit heraus; die Muskeln dagegen wiesen in mehreren Fällen bald ein auffallend trockenes, sogar glanzloses Aussehen auf.

Der Muskel (Gastrocnemius) wurde in ein Myographion gebracht, dessen sehr leichte horizontale Schreibfeder aus Holz senkrecht gegen die Registrirtrommel (in der Richtung ihres Radius) schrieb. Mit Hülfe der von Tigerstedt angegebenen Vorrichtung[1] wurde die Schreibspitze gegen das berusste Papier schwach gedrückt in der Art, dass dieselben auch bei grossen Excursionen des Hebels doch immer die Schreibfläche berührte. Die Anordnung war möglichst isotonisch, die Belastung am Muskel eine sehr geringe — nur so gross, dass der Hebel bei der Erschlaffung des Muskels zum Sinken gebracht wurde. Die Contractionen wurden nahe 5 (4·87) Mal vergrössert. Das Präparat wurde mit einzelnen Oeffnungsinductionsschlägen von einem du Bois-Reymond'schen Schlitteninductorium (und zwei Léclanché-Elementen) direct gereizt, indem der Strom durch den ganzen Muskel passirte; die Schliessungsschläge wurden mittels eines Elektromagneten automatisch abgeblendet. Die Reize wurden mit der Hand in Pausen von etwa 2 bis 3 Secunden oder mehr durch Oeffnung eines Schlüssels ausgelöst. Der Versuch fing jedesmal mit dem schwächsten, überhaupt wirksamen Reize an; die Reizbarkeit wurde dann Centimeter für Centimeter gesteigert, der Muskel bei jeder Stellung des Schlittens einige Male gereizt. — Die Registrirtrommel bewegte sich ziemlich langsam; 1 ^{mm} der Circumferenz entsprach 0·394 Secunden.

Wenn man in dieser Art einen normalen, nicht curarisirten Muskel reizt, bekommt man mit der von mir benutzten Anordnung — — nach mehreren Controlversuchen — die erste, schwächste Wirkung bei 19 bis 21 ^{cm} Rollenabstand; die Zuckungen sind sehr niedrig, aber rapid. Bei steigender Reizstärke nehmen die Zuckungen in bekannter Weise zu, um bei etwa 10 bis 12 bis 15 ^{cm} Rollenabstand ihr Maximum zu erreichen. Fig. 1 stellt des Vergleiches halber eine solche Reihe dar.

In ganz anderer Weise verläuft ein Versuch mit einem glycerinvergifteten Muskel, wie aus folgendem Beispiele hervorgeht.

1 R. Tigerstedt, *Archiv für Anat. u. Physiol.* 1885. Physiol. Abth. Supplementband. S. 132, sowie Taf. VI. Fig. 1 *k x, y, f.*

Versuch 1. 10. Februar 1902. Temporaria. Ischiadici überschnitten um 2^{h} 35'; nachher 1·5^{ccm} Glycerin mit derselben Menge physiologischer Kochsalzlösung gemischt in den Bauchlymphsack eingespritzt. 2^{h} 50' getödtet und der eine Musc. gastrocnemius präparirt.

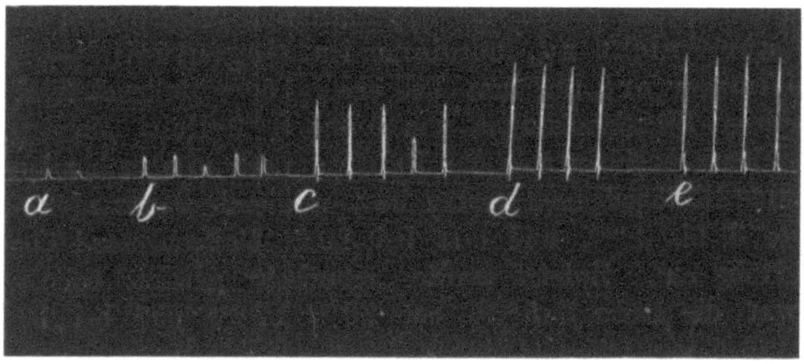

Fig. 1. Zuckungsreihe eines normalen Muskels. Directe Reizung. Rollenabstand bei *a* 19, bei *b* 17, bei *c* 15, bei *d* 13 und bei *e* 10^{cm}.

Die erste Reaction trat bei 25^{cm} Rollenabstand ein. Der Muskel beantwortete diesen sehr schwachen einzelnen Inductionsreiz mit einem hohen, gut ausgebildeten Tetanus von 42·5^{mm} Höhe

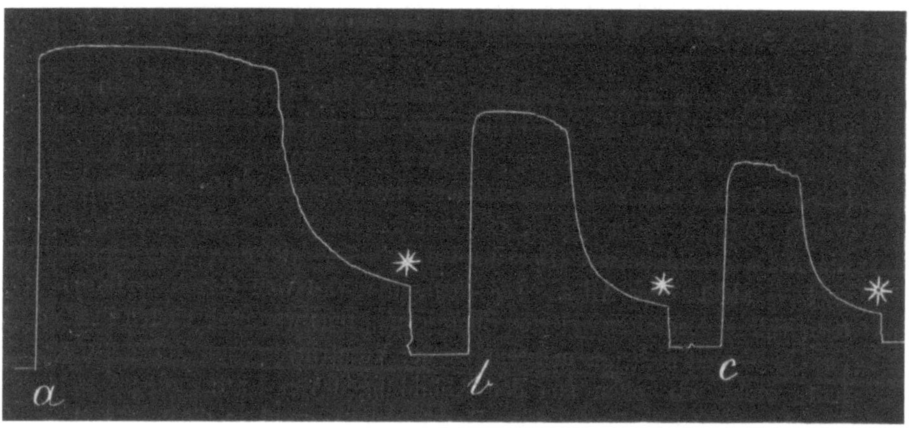

Fig. 2. Tetani eines Glycerinmuskels bei sehr schwachen einzelnen Oeffnungsinductionsreizen. *a* bei 25^{cm} R.-A., *b* bei 26^{cm} (Höhe 32^{mm}), *c* bei 28^{cm} (Höhe 24·5^{mm}).

(vgl. Fig. 2, *a*); das Plateau desselben, nach oben schwach convex, ohne Zacken, dauerte 13 Secunden. Nachher sank die Curve zuerst schnell, dann mehr allmählich gegen die Abscisse herab. Um Zeit zu sparen wurde der Muskel bald manuel gedehnt (Fig. 2 *a**); er hätte sonst lange Zeit hindurch eine sehr langsam absinkende Contracturcurve gezeichnet. Schwächere Reize (25·5, 26 u. s. w. bis zu 28 cm Rollenabstand), die zuerst unwirksam waren, führten nachher immerfort zu Tetanis, die jedoch niedriger und kürzer waren (vgl. Fig. 2 *b* und *c* bei 26 bezw. 28 cm *Rollenabstand*); Reizung bei 28·5 cm hatte keinen Erfolg.

Nachher wurden immer stärkere Einzelreize angebracht; *die Tetani nahmen aber nicht zu, sondern im Gegentheil* — sonderbarer Weise — *immerfort ab*, um bei etwa 15 cm Rollenabstand in etwas *träge*, niedrige Einzelzuckungen von 5 bis 8 mm Höhe überzugehen (vgl. sig. 3 *a*). Kurz nachher war die Reaction noch stärker herabgesetzt: bei 24 bis 20 cm Rollenabstand traten fast minimale Zuckungen, bei 15 cm Folche von 3 bis 4 mm, und erst bei 10 cm Rollenabstand Contractionen von 9 mm Höhe auf. Zuletzt wurde „tetanisch“ gereizt: bei 28 cm Rollenabstand war die Höhe 8·5 mm, bei 20 cm 17 mm und bei 10 cm 29 mm.

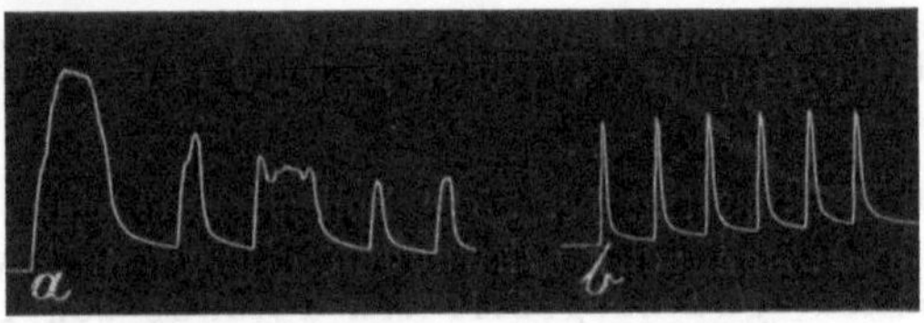

Fig. 3. *Uebergang der Tetani in trägen Einzelzuckungen* bei 15 cm R.-A. (*a*); *b* später folgende Reaction bei 10 cm R.-A.

Also, beim glycerinvergifteten Muskel trat die erste Reaction in diesem Falle schon bei 25 cm Rollenabstand auf und bestand nicht in einer minimalen Einzelzuckung, sondern in einem ungewöhnlich hohen (42·5 mm) und eine Zeit lang andauernden Tetanus. Die Schreibfeder wurde plötzlich beim ersten, überhaupt wirksamen Reize gewaltig in die Höhe geschleudert. Der Muskel gab — wie man vom Herzen sagt — nichts oder Alles. Die Regulation des vom einzelnen Inductionsschlage normal ausgelösten Energiequantums war im höchsten Grade gestört — weit mehr als meistens bei der Veratrinvergiftung. Die Curve hatte auch, wie schon aus den Abbildungen von *Langendorff* hervorgeht, nicht die Form einer Veratrincurve, sondern diejenige eines wirklichen Tetanus mit einem annähernd horizontalen oder allmählich absinkenden Plateau, dem eine anfangs schnell, später mehr allmälich verlaufende Erschlaffung folgte.

Die Contractionen des Glycerinmuskels auf der Höhe der Wirkung können geradezu erstaunlich grosse Dimensionen erreichen, und meistens war jedesmal der erste Tetanus auch der höchste. In einem Versuche (am 11. Februar 1902) trat die erste Reaction bei 22 cm Rollenabstand auf und war 51 mm *hoch* (unreducirt; vgl. Fig. 4). Dies entspricht einer wirklichen Verkürzung des Muskels von 12·5 mm. Die Länge des Muskels wurde nicht notirt, war aber höchstens 35 mm. Die Verkürzung entsprach also etwa 35·7 Procent der Ruhelänge des Muskels — sicherlich einer der höchsten Werthe die ein Tetanus je erreicht. Ein unmittelbar folgender, wirklich „tetanischer" Reiz derselben Stärke brachte auch nicht eine so hohe Contraction hervor. In diesem Veruche wurde die Eigenthümlichkeit beobachtet, dass die Höhen der Tetani, unabhängig von der Stärke und der Art der Reize immerfort und nahezu geradlinig abnahmen, wie aus folgenden Zahlen hervorgeht (siehe unten):

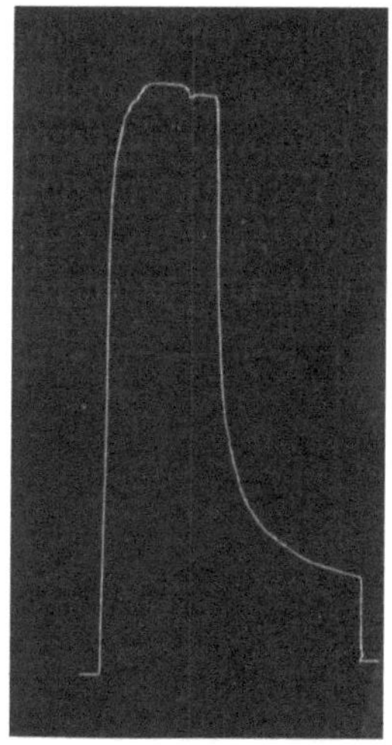

Fig. 4. Sehr hoher Tetanus (51 mm) nach einem Einzelr. bei 22 cm R.-A.

Die Dauer des „Plateau's" variirte innerhalb weiter Grenzen, ohne dass darin irgend welche Regelmässigkeit zu sehen war. Sehr hohe Tetani dauerten meistens nicht so lange als die niedrigeren; doch wurden, wie oben angedeutet, bei fortgesetzter Reizung und zunehmender Reizstärke die Tetani immer niedriger und meistens auch kürzer, bis sie in träge Einzelzuckungen übergingen. Das längste bis jetzt beobachtete „Plateau" dauerte etwa 27·2 Secunden (vergl. Fig. 5 aus dem Versuch 6 am 7. October 1902, bei 25 cm Rollenabstand, siehe unten). Dieses Bild weist übrigens einen anderen, gleichfalls oft vorkommenden Typus als die vorigen auf: das „Plateau" sinkt ziemlich rasch ab und trägt mehrere Zacken und Unregelmässigkeiten; der Uebergang des Plateau's in den absteigenden Schenkel ist doch auch hier wie fast immer ganz deutlich und scharf, nicht der Veratrincontractur ähnlich.

Art des Reizes	Reizstärke in Centim. R.-A.	Zuckungshöhe in Millimetern, unreducirt	Differenz in Millimetern
Einzelreiz.	22	51	
			4
Tetanischer Reiz .	22	47	
			4
Einzelreiz.	22	43	
			4·5
„	23	38·5	
			4·5
„	22	34	

In einem anderen Versuche, wobei der Glycerinmuskel schon von Anfang an maximal (bei 15 cm Rollenabstand), und vom Nerven aus gereizt wurde, dauerte das Plateau der ersten Contraction 21·6 Secunden (Höhe 37 mm). Die nachfolgende Contractur war ungewöhnlich stark ausgeprägt.

Einen Umstand, der aus dem Versuch 1 oben deutlich hervorgeht, möchte ich hier noch besprechen. Bei der anfänglichen Steigerung der Reizstärke Centimeter für Centimeter trat die erste Reaction bei 25 cm Rollenabstand auf. Unmittelbar nachher waren aber 26, 27, ja sogar 28 cm Rollenabstand im Stande, Tetani hervorzurufen. Das Präparat musste zuerst durch einen etwas stärkeren Reiz sozusagen

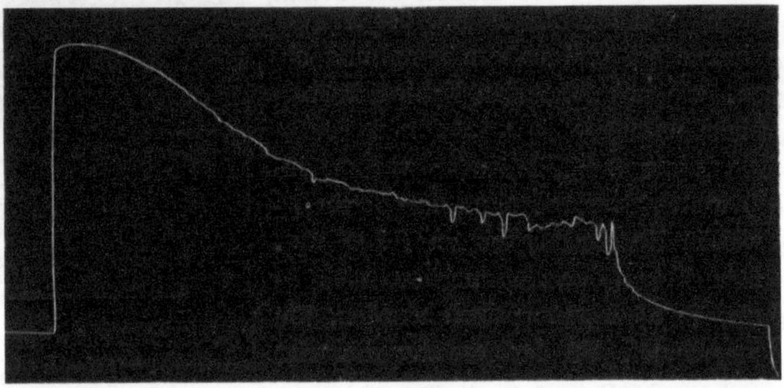

Fig. 5. Lange dauernder Tetanus nach einem Einzelreize bei 25 cm R.-A.

geweckt werden, ehe es zu reagiren anfängt; kurz nachher ist seine Reizbarkeit soweit gesteigert, dass es bei noch etwas schwächeren Reizen reagirt. Dieses Verhalten kam fast regelmässig vor.

Der hier beschriebene eigenthümliche Zustand des Muskels dauerte aber nicht lange. Gleichgültig, ob man mit derselben (schwachen) Reizstärke fortsetzte, oder zu einer stärkeren überging, nahm die abnorm gesteigerte Intensität der Reactionen ziemlich rasch ab. Die Reize, besonders wenn sie verstärkt wurden, schienen das Verschwinden der eigenthümlichen Wirkung zu beschleunigen. Bei zunehmender Reizstärke wurden also, wie der Versuch 1 oben zeigt, die Tetani immer niedriger und gingen meistens ziemlich plötzlich — bei 15 bis 12 cm Rollenabstand — in Zuckungen über (vergl. Fig. 3*a* oben). Diese Zuckungen waren meistens träge, oft anfangs höher als normal und mit niedrigen, kurzen Tetanis abwechselnd, daher im Ganzen von recht unregelmässiger Höhe. Bald nachher wurden in mehreren Versuchen die Zuckungen niedriger als normal; die Leistungsfähigkeit des Muskels hatte deutlich abgenommen. Einzelreize gaben keine Tetani mehr; wurde jetzt die Reizstärke, mit unwirksamen Reizen anfangend, Schritt für Schritt verstärkt, zeichnete der Muskel eine in normaler Weise ansteigende Zukungsreihe (vergl. Fig. 1), wenn auch die Contractionen oft abnorm niedrig waren. Wirklich tetanisirende Reize brachten jetzt nicht so starke Zusammenziehungen hervor, wie anfangs die minimalen Einzelreize derselben Reizstärke!

In einigen Versuchen wurde gleichzeitig mit dem Glycerin auch 1^{ccm} einer einprocentigen Chlorkalciumlösung subcutan eingespritzt um zu sehen, ob dieser Zusatz die Reaction beeinflussen könnte. Dies war aber nicht der Fall. Versuche ohne $CaCl_2$ gaben ebenso hohe Tetani sowie Reactionen bei ebenso schwachen Reizen wie mit diesem Körper.

Ein paar Mal wurde der Muskel mit grösseren Gewichten (20 bezw. 50^g) belastet und nachher dem Einfluss schwacher Einzelreize ausgesetzt. Bei 20^{cm} Rollenabstand führte der Muskel mit Minimalbelastung Tetani von 27·5 bis $29 \cdot 5^{mm}$ aus; bei 20^g Tetani von 16 bis 14^{mm} und bei 50^g einen kurzen Tetanus von 8^{mm} Höhe. Die Contractionen behielten also ihren tetanischen Charakter — doch mit viel geringerer oder fast keiner Contractur; ihre Höhe nahm mit der steigenden Belastung verhältnissmässig stark ab.

Die bis jetzt beschriebenen Versuche wurden sämmtlich an Temporarien ausgeführt. Auch die Muskeln von Esculenten wiesen nach Glycerinvergiftung Veränderungen auf, aber lange nicht so hochgradig. Die Thiere wiesen vor dem Tode ungefähr dieselben Erscheinungen auf wie die Temporarien. Die erste Reaction trat zuweilen schon bei 25^{cm} Rollenabstand, oft erst bei normaler Reizstärke (19 bis 21^{cm}) ein und bestand meistens nicht in einem hohen Tetanus, sondern in niedrigeren, gewöhnlich schnell verlaufenden Einzelzuckungen, die mit zunehmender Reizstärke immerfort wuchsen. Meistens fiel nur die bedeutende Höhe (25^{mm}, unreducirt) der sonst mit normaler Geschwindigkeit ausgeführten Zuckungen auf. Zuweilen kamen auch ausgesprochen träge, hohe Contractionen vor, die kurzen Tetanis sehr ähnlich waren. Auch wurden Zuckungen mit einer Art kurzer Contractur beobachtet, die, wenn man den Muskel etwa jede zweite bis dritte Secunde reizte, zu einen theilweisen Zusammenfliessen der einzelnen Contractionen Anlass gab (vergl. Fig 6*a*, 18^{cm} Rollenabstand). Einmal führte ein solcher Muskel nach einem Einzelreize (10^{cm} Rollenabstand) nicht weniger als 12 kleine, träge Contractionen aus (vergl. Fig. 6*b*). In einem Versuche (im Herbst 1902) führte ein Esculentapräparat nach Einzelreizen — 35^{cm} vom Nerven aus, 20^{cm} vom Muskel — niedrige Tetani mit schnell absinkendem Plateau aus.

Curarisirung hebt, wie Amidon schon nachgewiesen hat, die Wirkung des Glycerins nicht auf. Fig. 7 zeigt einen schön ausgebildeten Tetanus mit Plateau und Contractur eines zuerst mit Curare, dann mit Glycerin vergifteten Präparates (Einzelreiz, 16 cm Rollenabstand); der Muskel stammte von einer Temporaria. Auffallend ist doch, dass mit der Curarisirung die Steigerung der Erregbarkeit, die Reactionen bei 24 bis 28 cm Rollenabstand völlig wegfallen. Erst bei 17 oder 16 cm

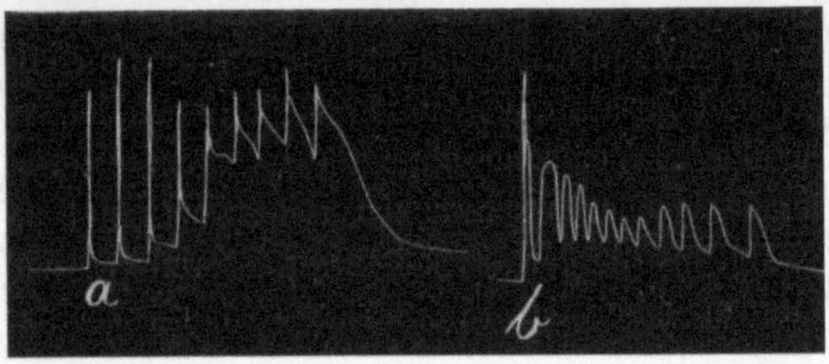

Fig. 6. Esculentamuskel, Glycerinvergiftung. *a* Zusammenfliessen der Contracturen; *b* Zuckungsreihe nach einer Einzelreizung (10 cm R.-A.).

Rollenabstand treten Contractionen, entweder niedrige Einzelzuckungen, oder sofort hohe Tetani, auf. Diese Beobachtung scheint dafür zu sprechen, dass an den nicht curarisirten Präparaten der abnorm starke Effect sehr schwacher, sonst unwirksamer Reize nur durch Vermittelung von *nervösen Gebilden*, die das Curare ausser Thätigkeit versetzt, entstehen kann. Obgleich die Inductionsreize in meinen Versuchen den ganzen Muskel durchliefen, lässt es sich wohl denken, dass sie, wenn sie sehr schwach waren, in erster Linie nur die Nervengebilde im Muskel und durch deren Vermittelung secundär die Muskelsubstanz reizen konnten. Ob man dadurch genöthigt sein wird, eine Erhöhung der Erregbarkeit der motorischen Nervenendapparate im Muskel anzunehmen, ist damit nicht entschieden. Dass die abnorme Contractionsweise des Muskels von einer Störung der Muskelsubstanz selbst abhängt, ist wohl sicher. Die Steigerung der Erregbarkeit kann auch wesentlich in der Muskelsubstanz liegen. Die Erregbarkeit der Nervenapparate ist vielleicht schon normalerweise so gross, dass sie auch durch sehr schwache Reize in Thätigkeit versetzt werden; dass dabei kein Effect entsteht, hängt von der viel geringeren

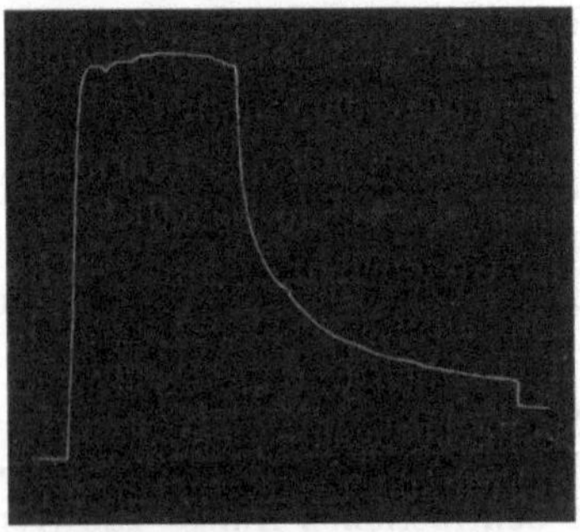

Fig. 7. Curarisirter Glycerinmuskel (Temporaria): Tetanus nach einem Einzelreize (16 cm R.-A.).

Reizbarkeit der normalen Muskelsubstanz ab; wird diese durch das Glycerin erhöht, so treten die Reaktionen bei sehr schwachen Reizen auf, ohne dass man eine erhöhte Nervenerregbarkeit voraussetzen muss. Dass die Reizschwelle bei curarisirten Präparaten durch das Glycerin kaum verändert wird, kann wohl darin begründet sein, dass elektrische Inductionsschläge für die Muskelsubstanz selbst wenig adäquate Reize darstellen. Es ist also meiner Meinung nach durch die hier besprochenen Beobachtungen nicht ganz sicher bewiesen, dass das Glycerin die Erregbarkeit der motorischen Nervengebilde im Muskel steigert. Andererseits scheint mir der Annahme einer solchen Wirkung nichts bestimmtes im Wege zu stehen, besonders wenn wir die eben zu besprechenden Versuche mit *indirecter Reizung* berücksichtigen.

In den hier oben besprochenen Versuchen handelte es sich nur um directe Muskelreizung. Auch bei Reizung der Präparate vom Nerven (Ischiadicus) aus tritt die Wirkung des Glycerins stark und in eigenthümlicher Weise hervor. Der Nerv ruhte an einem kleinen Ebonitbette, woran zwei mit Kupferfäden verbundene Platindrähte so befestigt waren, dass der Nerv mit denselben in Berührung kam. Mit Hülfe einer kreuzlosen Pohl'schen Wippe konnten die Inductionsschläge entweder zum Nerven oder durch den Muskel geleitet werden. Die in diesem Kapitel noch zu beschreibenden Versuche wurden im Herbst 1902 an frisch gesammelten Fröschen ausgeführt.

Nach Controlversuch an einer normalen Temporaria traten bei Reizung vom Nerven aus mit einzelnen Oeffnungsinductionsschlägen minimale Reaction bei 21·5 bis 22 cm Rollenabstand, nach directer Muskelreizung bei 17 bis 19 cm ein. Bei den Glycerinversuchen wurden stets vor der Einspritzung des Giftes die Ischiadici hoch oben am Oberschenkel durchgeschnitten. Nachher wurden 2 ccm einer 50-procentigen Glycerinmischung (also 1 ccm concentrirtes Glycerin) in den Bauchlymphsack injicirt, das Thier im Allgemeinen nach 20 bis 30 Minuten getödtet und präparirt.

Meistens war die Reizbarkeit der Glycerinpräparate vom Nerven aus grösser als bei directer Muskelreizung, und zuweilen war der Unterschied sehr gross. Während bei directer Reizung eine Reaction (Tetanus) nur selten bei 27 bis 28 cm Rollenabstand erhalten wurde, gaben die Nervenreize mehrmals noch bei 42 cm Tetani oder Zuckungen.

Zufällig war auch umgekehrt die directe Reizung etwas wirksamer, wie in folgendem Versuche.

Versuch 2. 1. October. Temporaria. Vom Nerven traten anfangs Reactionen (Tetani) bei 19 und 20 cm Rollenabstand auf, nicht aber bei

21 und 22 cm; vom Muskel dagegen wurde Tetanus noch bei 22 cm hervorgerufen. — Bei fortgesetzter Reizung nahmen nachher die Contractionen bald ab und gingen in niedrige, träge Einzelzuckungen über. Eine Weile später traten dagegen indirect Zuckungen, und sogar ein Tetanus bei 42 cm, direct Zuckungen erst bei 25 cm Rollenabstand auf. — Das andere Präparat desselben Frosches gab nachher Tetani indirect bei 28 und sogar 39 cm, direct erst bei 20 cm. Bei 16 cm Rollenabstand kamen sowohl bei directer als bei indirecter Reizung statt Tetani träge Einzelzuckungen zum Vorschein.

Von Interesse ist auch nachzusehen, wie das Präparat bei unveränderter maximaler Reizstärke sich verhält; es wurde abwechselnd vom Nerven und vom Muskel aus gereizt.

Versuch 3. 3. October. Temporaria. 15 cm Rollenabstand den ganzen Versuch hindurch. Die erste Reaction vom Nerven gestaltete sich zu einem colossalen Tetanus, 37 mm hoch, mit allmählich herabsinkendem Plateau, welcher 21·7 Secunden dauerte. Erste Reaction vom Muskel war 30 mm hoch und dauerte eine viel kürzere Zeit. Uebrigens sanken die Tetanushöhen anfangs bei jeder neuen Reizung immer mehr ab, unabhängig davon, ob direct oder indirect gereizt wurde, wie aus folgenden Zahlen ersichtlich ist:

Nummer der Reizung	Gereiztes Organ	Höhe d. Tet. in Millim. (unreducirt)
1	Nerv	37
2	Muskel	30
3	Nerv	28
4	Muskel	26
5	Nerv	24
6	Muskel	22
7	Nerv	20
8	Muskel	18
9	Nerv	17·5
10	Muskel	18 etc.

Zuletzt ging auch hier die Reihe in träge, niedrigere Einzelzuckungen über.

Dieser Versuch wurde mit einer Reizstärke ausgeführt, die wohl aller Wahrscheinlichkeit nach auch die Muskelsubstanz selbst (bei directer Reizung) in Thätigkeit versetzen konnte. Wie in dem vorigen bemerkt wurde, reagirten curarisirte Präparate bei 16 bezw. 17 cm Rollenabstand. (Die Elemente waren im Herbst neu gefüllt.) Bei fortgesetzter Reizung mit unveränderter Stärke der Inductionsschläge, abwechselnd indirect und direct, nehmen die Tetanushöhen eine Weile völlig geradlinig ab.

In einzelnen Fällen trat, wie es scheint, verhältnissmässig früh eine lähmende Wirkung des Glycerins auf die motorischen Nervenendapparate wenigstens als ein Entwickelungsstadium der Wirkung des Giftes auf — so z. B. im folgenden Versuch 4, der zu dem Zweck angestellt wurde, den Einfluss der Zeit auf die Vergiftungserscheinungen nachzuweisen.

Versuch 4. 4. October. Temporaria. Linkes Bein zuerst gereizt.

Zeit	Gereiztes Organ	Effect bei R.-Abst. Ctm.	Art der Contraction
3h 25′	Nerv	27	Tetanus.
3 30	„	25	Tetanus.
3 41	„	17	Tetanus.
3 45	„	17, 15 u. 10	Minimale Einzelzuckung.
3 47	Muskel	23	Ebenso.
—	„	20—15	Träge Einzelzuckungen zunehmender Höhe.
3 52	Nerv	0	Minimale Zucknng.
—	Muskel	0	Kleiner Tetanus.
Rechtes Bein, etwa 1 Stunde nach der Vergiftung gereizt.			
4h 8′	Muskel	23	Lange dauernder Tetanus.
4 23	„	23	Tetanus, kurz und niedrig.
4 35	„	21	Träge Einzelzuckung.

Dieser Versuch zeigt einen zuerst mehr allmählich, dann nach etwa einer Viertelstunde plötzlich sehr rasch sich entwickelnden Verfall der indirecten Erregbarkeit. Direct bleibt der Muskel viel länger stark erregbar. Ein Stadium curareähnlicher Wirkung tritt hier deutlich hervor. — Aehnliche Erscheinungen, doch mit einer anfangs weit grösseren Erregbarkeit bei Nervenreizen, traten auf in

Versuch 5. 4. October. Temporaria. Linkes Bein.

Zeit	Gereiztes Organ	Effect bei R.-Abst. Ctm.	Art der Contraction
12h 25′	Nerv	40	Tetanus, nahe 25mm Höhe. „Plateau" 22 Sec.
12 30	„	41	Tetanus.
12 35	„	38	Tetanus.

Versuch 5. (Fortsetzung.)

Zeit	Gereiztes Organ	Effect bei R.-Abst. Ctm.	Art der Contraction
12h 41′	Nerv	41	Tetanus.
12 55	„	21—15	Minimale Zuckungen.
—	Muskel	14	Minimum.
—	„	10	Träge Einzelzuckungen.
—	Nerv	0	Keine Reaction.
Rechtes Bein, mehr als 1 Stunde nach der Vergiftung.			
1h 18′	Nerv	38	Tetanus, niedrig, lange dauernd.
1 26	„	38	Tetanus.
1 28	„	42	Tetanus.
1 39	„	32	Tetanus.
Kurz nachher	„	15	Minimale Zuckungen.
—	Muskel	10	Etwas grössere Zuckungen.

In einem anderen, ähnlich angeordneten Versuche 6 wurde anfangs und hauptsächlich der Muskel direct gereizt.

Versuch 6. 7. October. Temporaria. Linkes Bein.

Zeit	Gereiztes Organ	Effect bei R.-Abst. Ctm.	Art der Contraction
3h 25′	Muskel	30	Ziemlich hoher Tetanus.
3 32	„	19	Hoher, kurzer Tetanus. Nachher schnelle Abnahme der Reizbarkeit.
Rechtes Bein.			
4h 2′	Muskel	24	Bedeutender Tetanus (Höhe 39·5 mm, Plateau während 25·2 Sec.).
kurz nachher	„	25	Ebenso (Höhe 34 mm, Plateau 27·2 Sec.! Vgl. Fig. 5 S. 10).
4h 6′	„	27	Starker Tetanus.
4 9	„	22 u. 23	Hohe Tetani.
4 18	„	21	Tetanus.
—	Nerv	26	Tetanus.

Kurz nachher träge Einzelzuckungen.

Der Verlauf bei directer Muskelreizung ist also demjenigen bei indirecter im Ganzen sehr ähnlich. Das später gereizte Präparat erwies sich hier, wie in vielen anderen Versuchen, mehr aushaltend, als das früher untersuchte und führte ganz ungewöhnlich lange dauernde Tetani aus (vergl. Fig. 5, S. 10). Vielleicht hängt dies davon ab, dass bekanntlich ein ausgeschnittenes Nerv-Muskelpräparat vom Frosch während etwa der ersten halben Stunde nach dem Ausschneiden schon normal, ohne jede Vergiftung o. dgl., eine gesteigerte Erregbarkeit aufweist. Unter dem Einfluss dieses Prozesses tritt hier die reizbarkeitssteigernde Wirkung des Glycerins an dem später untersuchten Präparat stärker hervor und führt zuweilen zu ganz enormen Leistungen nach schwachen Einzelreizen. (Andererseits kann diese normal eintretende Reizbarkeitssteigerung des ausgeschnitten liegenden Präparates den Einfluss eines lähmenden, z. B. eines curareartig wirkenden Giftes aufheben, so dass eine scheinbare Erholung zu Tage tritt.[1])

Weiter wurde ein Experiment ausgeführt, um nachzusehen, ob ein glycerinvergiftetes Präparat für schwache Ströme aus einer anderen Quelle reagirte.

Versuch 7. 17. October. Temporaria. Ischiadici überschnitten. Vergiftet wie gewöhnlich. Getödtet und präparirt 37 Minuten nach der Vergiftung. Von einem freigelegten Froschherzen wurden die Actionsströme dem glycerinvergiften Nerv-Muskelpräparat zugeführt: in 0·7 procentiger Kochsalzlösung getränkte Wattebäusche wurden an zwei verschiedenen Punkten des Herzens angelegt und standen durch Leitungsdrähte mit Platinelectroden in Verbindung, mit welchen der Nerv oder der Muskel des Glycerinpräparates gereizt wurde. Der erste Herzschlag, der nach Anlegen der Platinelektroden ausgeführt wurde, rief sofort einen starken Tetanus des Glycerinpräparates hervor — und zwar ebenso gut bei directer, als bei indirecter Reizung. Die Reizung wurde mit demselben Erfolge mehrmals wiederholt.

Ein normales Nerv-Muskelpräparat (Temporaria) wurde unter Anwendung derselben Versuchsanordnung wie in Versuch 7 durch die Actionsströme eines Froschherzens nicht in Thätigkeit gebracht. Die in Versuch 7 beschriebene Erscheinung liefert also ein neues Beispiel von der durch das Glycerin bedingten, bedeutenden Reizbarkeitssteigerung der Präparate.

Zuletzt wurde auch geprüft, wie der in Tetanus versetzte oder in Contractur nach einem Tetanus begriffene Muskel gegen neue, direct oder indirect zugeführte Reize reagirte. Fig. 8 giebt Beispiele solcher Reizversuche an. Auf der Höhe des Tetanus bleiben die neuen Reize meistens ohne jede Wirkung; an dem absteigenden Curvenschenkel sowie an der Contractur treten dagegen nach neuen Reizen von derselben Stärke wie anfangs Contractionen auf.

[1] Vgl. *dies Archiv.* 1900. Bd. XI. S. 198 bis 216.

Diese Contractionen gestalten sich meistens, und besonders im Beginn der reizbaren Periode, zu schnellen oder etwas trägen Einzelzuckungen, die an Höhe zunehmen, je tiefer die Contracturlinie herabsinkt, die jedoch nicht die Höhe des vorhergehenden Tetanus erreichen. (Fig. 8 *a*). Nach einer Zeit, die übrigens bedeutend variirt, wird ein neuer Reiz wieder mit einem Tetanus beantwortet. Ganz ähnlich reagirt bekanntlich meistens ein Veratrinmuskel, den man während der Periode langsam absinkender Contractur wiederholt reizt. — An den Glycerinpräparaten kam auch vor, dass die während der Contracturperiode angebrachten neuen Reize ziemlich bald und wiederholt zu Tetanis statt zu Einzelzuckungen führten (Fig. 8 *b*). Auch wurde zuweilen beobachtet, dass die wiederholten Reize ohne jeden Einfluss auf die Tetanus-Contracturcurve verliefen (Fig. 8 *c*). In diesen Variationen des Verlaufes treten

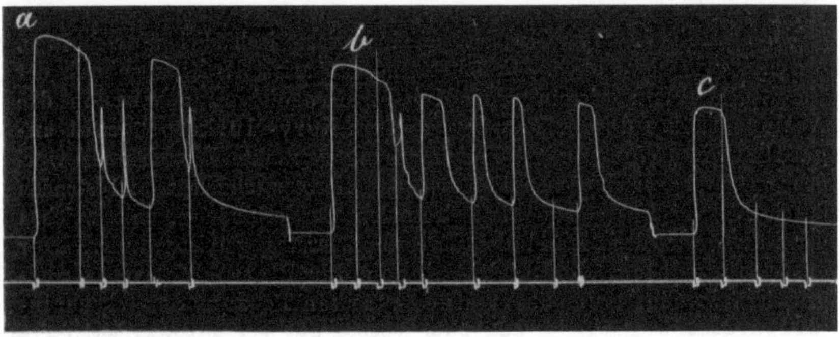

Fig. 8. **Wiederholte Reizung eines in Tetanus bezw. in Contractur befindlichen Glycerinpräparates** (Reizung vom Nerven aus). An der unteren Linie sind die Reizmomente angegeben. *a* bei 30 cm, *b* bei 28 cm, *c* bei 25 cm R.-A.

offenbar schnelle Schwankungen in der sehr labilen Erregbarkeit des tief veränderten Präparates hervor. Indirecte und directe Reize gaben bei diesen Versuchen übereinstimmende Resultate.

Dass der Muskel auf der Höhe des Tetanus neuen Reizen gegenüber unempfindlich erscheint, wird man wohl geneigt sein, nach Analogie mit der Herzkammer während der Systole, dahin zu deuten, dass er ein Stadium der Unerregbarkeit durchmacht. In Bezug auf die hier beschriebenen Tetani der Glycerinpräparate sei jedoch daran erinnert, dass der Muskel dabei sich so stark verkürzte, dass es ihm vielleicht nicht möglich war, sich nach einem Einzelreize stärker zu contrahiren. Es ist nicht ausgeschlossen, dass auch nach den scheinbar unwirksamen Reizen gewisse Prozesse sich im Muskel abspielen, obgleich sie an der Tetanuscurve nicht zum Ausdruck kommen können. Der Umstand, dass zuweilen wiederholte Reize auch während der Contracturperiode ohne Erfolg bleiben, spricht dagegen dafür, dass in diesen Fällen wenigstens die Erregbarkeit thatsächlich herabgesetzt gewesen ist.

Unter Umständen brachten die wiederholten Reize lange dauernde, hohe Contractionszustände oder Contracturen hervor, worunter viele Reize unwirksam blieben, während andere entweder Einzelzuckungen oder neue Tetani (Steigerungen der Contractur) mitführten. — In einem

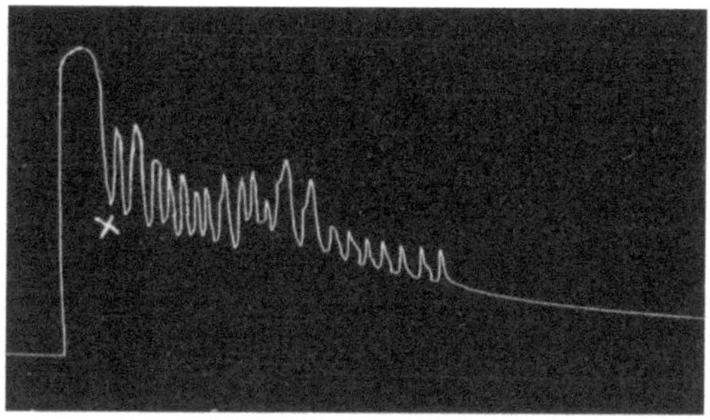

Fig. 9. Tetanus eines Glycerinpräparates (Nervenreizung, 19 cm R.-A.). Bei * wird ein neuer Reiz zugeführt. Nachher folgen spontan 20 Contractionen.

Falle (siehe Fig. 9) wurde der zweite Reiz von einer ganzen Reihe — nicht weniger als 20 — trägen, ziemlich regelmässigen Contractionen gefolgt. In einem anderen Falle traten schliesslich nach Einzelreizen lange Reihen unregelmässiger, träger, klonischer Zuckungen nebst kurzen Tetanis auf. Ein Präparat, das von einem glycerinvergifteten Esculenten

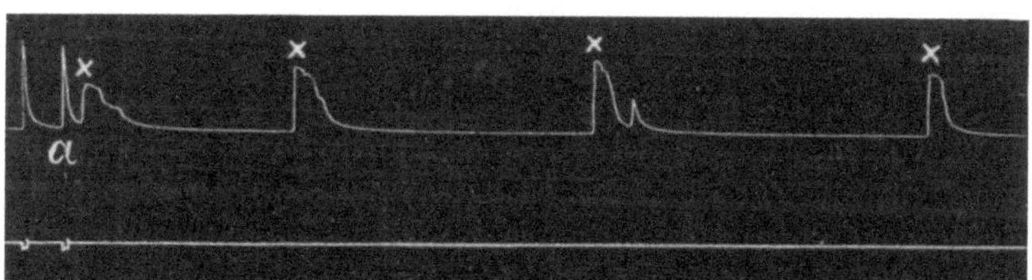

Fig. 10. Glycerinvergifteter Esculentamuskel (Ende eines Versuches). Bei *a* die letzte elektrische Reizung; bei ** spontane, nahezu rhythmisch auftretende Contractionen.

stammte, zeichnete zuletzt nach einem Einzelreize spontan, nahezu rhythmisch, einige ganz niedrige, kurze Tetani mit ziemlich langen Pausen auf (siehe Fig. 10).

Die hier zunächst besprochenen Versuche über Reizung der glycerinvergifteten Präparate vom Nerven aus haben uns zuerst die nicht selten sehr bedeutende Steigerung der Erregbarkeit kennen gelehrt, die das Glycerin hervorrufen kann. Die Frage, ob man hierbei eine gesonderte Wirkung auf die motorischen Nervenendigungen in den Muskeln annehmen muss, habe ich schon oben berührt. Ganz zwingend ist wohl diese Annahme nicht; doch findet sie sowohl in der Grösse der Reizbarkeitserhöhung des nicht entnervten Muskels im Vergleich mit dem curarisirten, als auch in der zuweilen vorkommenden curareartigen Wirkung des Glycerins eine gewisse Stütze. Es ist aber hier wie oft sehr schwer, bei der Wirkung eines den Muskel als Ganzes angreifenden Giftes zwischen dem Einfluss auf die Nervenendigungen und auf die Muskelsubstanz selbst eine ganz bestimmte Grenze zu ziehen.

2. Versuche über die äusserliche Application einiger Gifte, besonders von Veratrin. Contracturwellen.

Wie kommt nun die oben beschriebene Glycerinwirkung zu Stande?

Dass es sich zum Theil wenigstens um eine „Wasserentziehung“, eine Austrocknung handelt, ist wohl sehr wahrscheinlich. Doch scheint es mir fraglich, ob die Phänomene damit genügend erklärt sind. Wie in der Einleitung oben erwähnt wurde, wiesen Nothnagel und Rossbach, was die Glycerinwirkung betrifft, auf die Analogie mit concentrirten Kochsalz- und Zuckerlösungen hin — sie sollten dieselben Erscheinungen, und zwar wohl sicher durch Wasserentziehung, hervorbringen.

Für Kochsalz- und Zuckerlösungen ist wohl eigentlich nur behauptet worden, dass sie bei directer Application auf den Muskel starke Contractionen hervorrufen können, und diese Angabe kann ich nach eigenen Versuchen im Ganzen bestätigen; dasselbe gilt auch für das Glycerin. Ich verfuhr bei meinen Experimenten folgendermassen: kleine Bäusche fettfreier Watte werden mit 25 procentiger Kochsalzlösung (spec. Gew. 1·1472) oder mit 100 procentiger Rohrzuckerlösung (spec. Gew. 1·23) durchfeuchtet und um den isolirten, im Myographion aufgehängten Froschgastrocnemius rasch angebracht, den ganzen Muskel als ein „Umschlag“ umgebend, während die Länge des Muskels registrirt wird. Bei Temporariamuskeln riefen die „Umschläge“ sofort eine kräftige und sehr lange dauernde Contraction hervor; ihre Höhe war doch, mit den oben beschriebenen Glycerintetanis (nach subcutaner

Injection des Giftes) verglichen, nicht besonders gross — meistens 10 bis 20^{mm}. Die Curve verlief im Allgemeinen nicht eben, sondern mit zahlreichen Zacken und Unregelmässigkeiten, dem am Muskel sichtbaren, lebhaften Spiel fibrillärer Zuckungen entsprechend. Wenn man den „Umschlag" entfernte, erschlaffte der Muskel sofort oder sehr bald. Auf Esculentamuskeln schien nur das Kochsalz, nicht der Zucker zu wirken.

Das Glycerin, in derselben Weise angebracht, rief auch sofort eine meistens noch etwas stärkere Contraction (bei Esculenten wie bei Temporarien) hervor, die bis zur Entfernung des „Umschlages" dauerte. Die Curve verlief ebener als mit Kochsalz oder Zucker, wies jedoch ab und zu spontane Zuckungen auf. Während der Einwirkung des Glycerinumschlages war die Erregbarkeit des Muskels für Inductionsschläge nich unbeträchtlich erhöht: so wurde z. B. in einem Falle während der Umschlagsperiode Effect bei 27 bis 28^{cm} Rollenabstand, vor und nach derselben erst bei 24^{cm} erzielt; kurz nach der Entfernung des Umschlages sank die Erregbarkeit des Muskels noch mehr herab (bis zu 19^{cm} Rollenabstand).

So weit über die Folgen der directen Application der hier besprochenen Körper. Was aber hier für den Vergleich zwischen der Kochsalz- bezw. Zuckerwirkung einerseits und der Glycerinwirkung andererseits von grösserer Bedeutung sein dürfte, ist die Thatsache, dass — meiner Erfahrung nach — subcutane Injectionen starker Kochsalz- oder Zuckerlösungen an Fröschen nie dieselben Erscheinungen hervorbrachten wie die Einspritzungen von starkem Glycerin. Ich bekam bei mehreren Versuchen, mit sehr grossen wie mit mässigen und kleinen Gaben, (0·5 bis 0·1^{g} Kochsalz, 1 bis 0·5^{g} Rohrzucker) einfach Schwäche bis zur völligen Lähmung, oder bei kleinen Dosen gar keine Wirkung, dagegen nie diese an Veratrinvergiftung erinnernden Bewegungen, nie diese exquisit gesteigerte mechanische oder elektrische Reizbarkeit der Muskeln. Und doch waren die eingespritzten Lösungen in grösseren Gaben sicherlich in hohem Grade geeignet, eine wasserentziehende Wirkung zu entfalten. Das spec. Gewicht der eingespritzten Rohrzucker- bezw. Kochsalzlösung (1·23 und 1·1472) war höher als dasjenige des Glycerins (mit gleichviel Wasser verdünnt — 1·1187). Kochsalz rief zuerst fibrilläres Zittern und in grosser Gabe schliesslich Steifheit der Muskeln hervor — Wirkungen, die mit denjenigen des Glycerins nichts zu thun hatten.

Seit lange ist wohl bekannt, und viele Experimentatoren haben es in unangenehmer Weise als eine Störung ihrer Arbeit erfahren müssen, dass Austrocknen der Muskeln innerhalb gewisser Grenzen eine Steigerung ihrer Reizbarkeit hervorrufen kann. Um die Stärke dieser Wirkung mit derjenigen des subcutan eingespritzten Glycerins zu vergleichen, brachte ich einen Froschgastrocnemius (Esculenta) in gelinder Wärme unter einer Glasglocke über conc. Schwefelsäure. Nach 1 Stunde schien der Muskel sehr trocken zu sein, gab schon von 27^{cm} Rollenabstand an kleine Zuckungen und bei 12^{cm} Rollenabstand nach einem Einzelreize einen mässig hohen Tetanus (von 22^{mm} Höhe). Die bei noch stärkeren Reizen folgenden Zuckungen waren von normaler Höhe, aber ausgesprochen träge. Die Wirkung des Austrocknens war entschieden viel schwächer als diejenige des subcutan injicirten Glycerins, und doch war der in beschriebener Weise ausgetrocknete Muskel sicherlich viel wasserärmer als die Glycerinmuskeln.

Die hier mitgetheilten Erfahrungen scheinen mir dafür zu sprechen, dass das Glycerin nicht oder nicht nur durch einfache Wasserentziehung, wodurch starke Kochsalz- und Zuckerlösung oder Austrocknen des Muskels ihre Wirkung entfalten, seinen weit stärkeren und eigenthümlicheren Einfluss ausübt. Ich werde in einem folgenden Capitel auf diesen Punkt nochmals zurückkommen. Hier möchte ich zunächst, um das Problem der Glycerinwirkung von einer anderen Seite zu beleuchten, auf eine Reihe von Beobachtungen eingehen, die zum Theil von meiner eigentlichen Aufgabe fern zu liegen scheint, jedoch für dieselbe nicht ohne Bedeutung gewesen ist.

Die eben erwähnten Versuche über die äusserliche Application von starken Kochsalz- oder Zuckerlösungen bezw. Glycerin führten nämlich zu einigen in ähnlicher Weise ausgeführten Experimenten mit Veratrin, über welche ich hier berichten möchte.[1]

Ueber die Wirkung mehrerer Gifte, besonders des Veratrins, auf die Oberfläche des Muskels gebracht, hat Bottazzi[2] kürzlich interessante Beobachtungen veröffentlicht. Auf Grund seiner umfassenden Muskelstudien hat bekanntlich dieser Forscher die Meinung ausgesprochen, dass das Phänomen der Contractur und des sog. Tonus, mögen sie bei Tetanus des Muskels, bei Veratrinvergiftung oder unter anderen Umständen auftreten, als Thätigkeit des nichtspecifisch differencirten Theiles der Muskelsubstanz, des sog. „Sarcoplasmas", aufzufassen ist. Als Versuchsobjecte benutzte Bottazzi ausser Frosch- und Krötenmuskeln auch Atrium von Emys europaea, sowie Oesophagus von Kröte. Diese letzten beiden Organe zeigen bekanntlich (Fano, Bottazzi)

[1] Diese Versuche sind schon im *Centralbl. f. Physiol.* 1902. Bd. XVI. S. 225 in abgekürzter Form veröffentlicht worden.

[2] Ph. Bottazzi, *Arch. f. Anat. u. Physiol.* Physiol. Abth. 1901. S. 377. Vgl. auch *Journ. of physiol.* 1897. Vol. XXI. S. 1 bis 21.

langsame, wellenförmige, rhythmische Tonusschwankungen, die von Giften, vor Allem von Veratrin beeinflusst werden können. Diese Schwankungen sind also charakteristisch für gewisse Formen besonders „sarcoplasmareicher" Musculatur, welche offenbar die Eigenschaft besitzt, allerlei Reize — sei es physiologische, chemische, elektrische u. s. w. — nicht nur mit gewöhnlichen Contractionen, sondern gleichzeitig auch mit langsamen, wellenförmigen Tonusschwankungen zu beantworten.

Zufälliger Weise wurde mir bekannt, das Henze im pharmakologischen Laboratorium zu Leipzig kürzlich eine Beobachtung gemacht hat, die hier von Interesse ist.[1] Dieser Forscher studirte die elektrischen Stromschwankungen, die von einem an sich stromlos präparirten Froschsartorius entstanden, wenn man das eine Ende des Muskels einige Millimeter tief in eine schwache Veratrinlösung eintauchte. Das Galvanometer wies dabei einen starken Strom nach, der aber immerfort an Stärke langsam wechselte: ein Lichtstreifen vom Galvanometerspiegel (das Lichtbild eines geraden Glühlampenfadens) bewegte sich hin und her weite Wege, bald schnell, bald langsamer, mit kürzeren oder längeren Pausen. In Bezug auf die Deutung des Phänomens spricht sich Henze mit Recht sehr vorsichtig aus: für die Auffassung, dass es sich um Actionsströme handelt, spricht die Beobachtung, dass die Schwankungen durch Aetherisiren unterdrükt werden können. Uebrigens bemerkt Henze, dass die Erscheinungen vielleicht im Sinne der Bottazzi'schen Theorie der isolirten Sarcoplasmawirkung zu discutiren wäre. „Die Trägheit und Unregelmässigkeit des Ablaufes der Stromschwankungen entspricht etwa den Contractionen plasmareicher, glatter Muskeln. Vielleicht sind die Oscillationen nur der Ausdruck negativer Schwankungen des Sarcoplasmas."

Auf einem ganz anderen Wege habe ich, zuerst rein zufällig, eine Beobachtung gemacht, die meines Erachtens wahrscheinlich mit derjenigen Henze's ursächlich übereinstimmt. Mit den oben besprochenen Versuchen über die äusserliche Application von Kochsalz- oder Zuckerlösungen auf Froschmuskeln beschäftigt, kam ich auch des Vergleiches halber dazu, einige Experimente mit Veratrin auszuführen (Ende Mai und Anfang Juni 1902). — Die Versuchsthiere, Esculenten, wurden zuerst mit 0·2 ^{mg} Veratrin. hydrochlor. (Merck) subcutan vergiftet. Da sie starke Veratrinsymptome aufwiesen, wurden sie getödtet, der

[1] Henze, Pflüger's *Archiv.* 1902. Bd. XCII. S. 451 bis 472, besonders S. 459 bis 464, sowie 468. Ich hatte im April 1902 Gelegenheit, in Leipzig sein oben erwähntes Veratrinexperiment zu sehen. Meine hier zu besprechende Beobachtung wurde später gemacht.

M. gastrocnemius präparirt und in das Myographion gebracht. Die Registrirtrommel bewegte sich ziemlich langsam. Nachdem diese in Gang gesetzt war, wurde ein kleines Stück Watte, mit Veratrinlösung 1 pro Mille getränkt, rasch rund um den ganzen Muskel geschlagen und in dieser Stellung befestigt. Der Effect geht aus folgendem typischen Versuchsbeispiel hervor.

Versuch 8. 2. Juni 1902. Esculenta. 0·2 ^{ccm} einer Lösung 1 pro Mille von Veratrin (0·2 ^{mg} des Veratrinsalzes) subcutan. Starke Wirkung. Giebt nach der Präparation minimale Reaction bei einzelnen Inductionsschlägen mit 21 ^{cm}, gewaltige Veratrincurven bei 17 bis 15 bis 10 ^{cm} Rollenabstand. Sofort nach Application des Umschlages contrahirte sich der Muskel recht energisch — doch lange nicht so stark, wie nach elektrischen Reizen. Die Schreibfeder zeichnete nachher nicht eine gerade, weder horizontale, noch allmählich absinkende Linie, sondern langgezogene, distincte, recht grosse Wellen, die zwar nicht zeitlich regelmässig, sondern mit Intervallen von 1 bis 2 bis 3 Minuten auf einander folgten, und während etwa einer Viertelstunde beobachtet wurden — wie aus der folgenden Tabelle, sowie aus den Figg. 11 und 12 näher hervorgeht. Nach der erwähnten Zeit nahmen die Wellen ab und hörten ganz auf. An der Oberfläche des Muskels sah man ein Spiel fibrillärer Zuckungen, die jedoch zu schwach waren, um sich an der Curve kund zu geben. Als der Umschlag entfernt wurde, zeichnete der Muskel nochmals eine kleine Welle von 3·4 ^{mm} Höhe (unreducirt). Ein Umschlag von physiologischer Kochsalzlösung hatte nachher fast keine Wirkung. Die elektrische Erregbarkeit des Muskels war dann stark herabgesetzt.

Um den Verlauf der Contracturcurve aus Versuch 8, die mehrere Male rund um die Registrirtrommel lief, leichter zu veranschaulichen, ist das Diagramm Fig. 11 construirt worden. Die Zeitwerthe an der Abscisse sind möglichst zusammengedrängt, die Contractionshöhen (Ordinatenwerthe) dagegen der Deutlichkeit wegen verhältnissmässig übertrieben worden. Fig. 12 giebt einen kurzen Abschnitt der Originalcurve wieder, woraus man ihren allgemeinen Verlauf sehen kann. Da, wie man sich erinnert, die Trommel sich langsam bewegte, so geht aus Fig. 12 hervor, dass es sich nicht um unregelmässige, scharfe Zacken handelt, wie man vielleicht nach Fig. 11 glauben könnte, sondern im Ganzen um mehr gleichmässig verlaufende, langgezogene Wellen. Die Friction der Schreibfeder hat doch wahrscheinlich die Wiedergabe gewisser, schwach zitternder Bewegungen des Muskels, die man deutlich sehen konnte, verhindert.

In noch ein paar anderen, in gleicher Weise ausgeführten Versuchen traten ganz deutliche, wenn auch nicht so grosse Wellen wie in Versuch 8 hervor. (Die Maxima und Minima waren, unreducirt, in

Tabelle zu Versuch 8. Längenveränderungen des Muskels in Millimetern.

Zeit	Direct gemessen, 5 Mal vergrössert		Reducirt zu der wirklichen Höhe der Wellen		Differenz
	Minimum	Maximum	Minimum	Maximum	
— 0″	0	—	0	—	
— 6	—	12·0	—	2·4	+2·4
— 30	10·0	—	2·0	—	−0·4
1′ 5	—	15·0	—	3·0	+1·0
— 30	13·0	—	2·6	—	−0·4
2′ —	—	13·9	—	2·8	+0·2
— 40	11·0	—	2·2	—	−0·6
3 20	—	12·0	—	2·4	+0·2
4 40	6·0	—	1·2	—	−1·2
5 5	—	6·9	—	1·4	+0·2
— 40	4·5	—	0·9	—	−0·5
6 7	—	11·0	—	2·2	+1·3
7 30	3·0	—	0·6	—	−1·6
8 5	—	12·0	—	2·4	+1·8
9 40	3·6	—	0·7	—	−1·7
10 7	—	9·8	—	1·96	+1·26
11 30	3·0	—	0·6	—	−1·36
12	—	9·4	—	1·9	+1·3
13	4·0	—	0·8	—	−1·1
13 50	—	6·5	—	1·3	+0·5
14 30	4·0	—	0·8	—	−0·5
15 5	—	8·5	—	1·7	+0·9
16 10	4·0	—	0·8	—	−0·9

dem einen Falle: 15·9, 15·4, 18·9, 13·3, 16·4, 12, 13 u. s. w., in dem anderen: 22, 11·1, 12·1, 9·8, 10·8, 8·1, 10·0, 7·8, 8·8, 7·6, 8·2, 7·7 u. s. w. Millimeter). Später wurden auch Veratrinumschläge direct an ausgeschnittenen Muskeln angebracht, die von nicht-veratrinvergifteten Fröschen stammten; in diesen Versuchen traten keine Wellen hervor. Die Vergiftung des lebenden Thieres mit Veratrin schien also eine Bedingung oder wenigstens ein beförderndes Moment für das Auftreten der Wellen zu sein.

Nachdem diese Beobachtungen schon vorläufig veröffentlicht worden waren (Centralbl. f. Physiol., siehe oben), wurde es mir bekannt, dass

Biedermann schon früher an Skeletmuskeln des Frosches durch den Einfluss von Veratrinlösung einen erhöhten Erregbarkeitszustand, sowie rhythmische Bewegungen beschrieben hat.[1]

Es liegt meines Erachtens nahe, anzunehmen, dass die von Henze und von mir beobachteten, wellenartig verlaufenden Processe mit

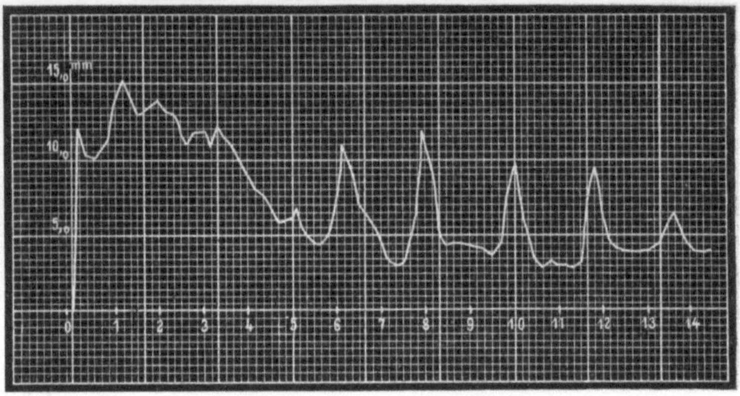

Fig. 11. Veratrincontracturcurve, zusammengedrängt. Die Abscissenwerthe bezeichnen Minuten, die Ordinatenwerthe geben die Längenänderungen des Muskels (unreducirt, d. h. 4·87 mal vergrössert) in Millimetern an.

einander im Zusammenhang stehen, dass die von jenem Forscher nachgewiesenen elektrischen Fluctuationen einen Ausdruck desselben Ver-

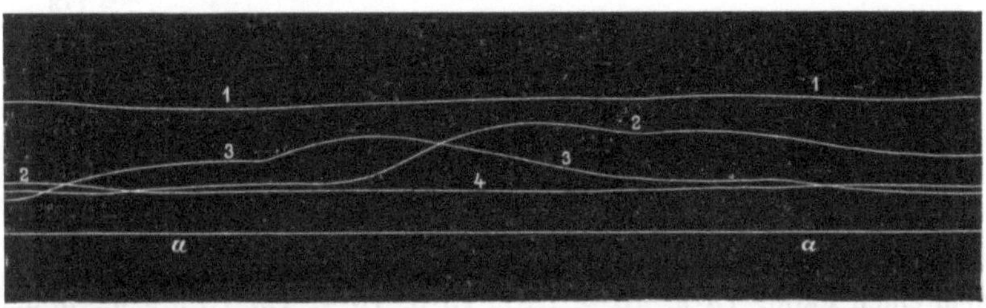

Fig. 12. Abschnitt einer Veratrincontracturcurve. (Original, 4·87-malige Vergrösserung der wirklichen Längenänderungen des Muskels.) *a a* Abscisse. *1*, *2*, *3*, *4* bezeichnen verschiedene Theile der Contracturcurve (ersten, zweiten u. s. w. Umlauf der Trommel).

laufes darstellen, welcher in meinen Versuchen mit Veratrinumschlägen sich durch Längenveränderungen des Muskels kund giebt. Es liegt auch, wie Henze hervorhebt, nahe, daran zu denken, dass die beiden

[1] Biedermann, *Sitz.-Ber. d. Wiener Acad.* 1880. Bd. LXXXII. Abth. III. S. 268 u. folg. Aehnlich wirkt auch das Digitalin.

Phänomene von einer Thätigkeit solcher Elemente des Froschmuskels abhängen, welche dem „Sarcoplasma“ Bottazzi's in den Atrien von Emys sowie im Oesophagus der Kröte entsprechen, und die wahrscheinlich schon normaler Weise, physiologisch, zur Ausführung langsamer wellenförmiger Contractionen geeignet sind.

Zwar hebt Bottazzi hervor (Journ. of. physiol. a. a. O.), dass in den quergestreiften Skeletmuskeln etwas höher stehender Thiere das „Sarcoplasma“ nur in sehr geringer Menge vorhanden ist und wahrscheinlich keine „Automatie“ besitzt. Es ist jedoch nicht unmöglich, dass solche Muskelfasern nicht nur die oft verschwindend kleinen Mengen körnigen Protoplasmas nahe an den Kernen, sondern auch in den Fibrillbündeln (Columnae) selbst ausser den „höher organisirten“ Elementen Bestandtheile sarcoplasmatischer Natur enthalten — oder es treten unter gewissen abnormen Verhältnissen auch bei den specifisch differencirten Elementen des Muskels, sozusagen atavistisch, Phänomene auf, die an den Ursprung auch dieser Gebilde aus „Sarcoplasma“ erinnern.

Durch den Einfluss des Veratrins wird, wie es scheint, die Erregbarkeit sarcoplasmaähnlich wirkender Elemente gesteigert, wodurch eine Neigung zu Wellenbewegungen auch bei Froschmuskeln hervortritt. Wenn es — wie ich glaube — berechtigt ist, die Beobachtungen von Henze und von mir mit denjenigen Bottazzi's zusammenzustellen, so scheinen mir jene der Auffassung Bottazzi's eine etwas erweiterte Bedeutung und dadurch auch eine neue Stütze zu verleihen. Henze spricht in einem Nachtrag zu seiner Arbeit dieselbe Vermuthung aus. Vielleicht lässt sich noch eine Beobachtung von Carvallo und Weiss[1] dahin deuten, dass sogar bei Säugethiermuskeln unter dem Einfluss des Veratrins Wellenphänomene der hier besprochenen Art hervortreten können. Sie geben nämlich an, dass sie an Muskelcurven veratrinvergifteter Kaninchen drei, sogar vier Wellen beobachtet haben.

Wenn man in der Litteratur nachforscht, so findet man, dass die Neigung zu einer rhythmischen Thätigkeit auch unter anderen Umständen beobachtet worden ist. Carslaw[2] sah bei intravasculärer Einspritzung von schwacher Kochsalzlösung (unter 0·5 Procent) in den Hintertheil eines Frosches rhythmische Contractionen der Muskeln eintreten. Biedermann[3] brachte einen curarisirten Froschsartorius in

[1] Carvallo und Weiss, *Journ. de physiol. et pathol. générale.* 1899. Vol. I. S. 1.

[2] Carslaw, *Arch. f. Anat. u. Physiol.* Physiol. Abth. 1887. S. 430.

[3] Biedermann, *Sitzungs-Ber. der Wiener Acad.* 1880. Bd. LXXXII. Abth. III. S. 259 u. flg.

eine Flüssigkeit, die im Liter 5^g NaCl, 2^g Na_2HPO_4, sowie 0·4 bis $0 \cdot 5^g$ Na_2CO_3 enthielt und beobachtete, wie bei niedriger Temperatur (3 bis 10° C) gewisse Theile („Erregungsherde") des Muskels rhythmische Contractionen ausführten. Er weist auch auf die Analogie mit den sog. Luciani'schen Gruppen des Froschherzens sowie mit der rhythmischen Thätigkeit der chemisch gereizten, nervenlosen Herzspitze hin. „Es scheint überhaupt" — so spricht sich Biedermann[1] zusammenfassend über dieses Thema aus — „eine allgemeine Eigenschaft der Muskelsubstanz zu sein, bei allen dauernden Reizen unter gewissen Bedingungen in einen merkbar rhythmischen Erregungszustand zu gerathen." —

3. Vergleich zwischen Veratrincontractur und Glycerintetanus.

Wenn wir nach dieser Abschweifung in das Gebiet der Veratrinwirkung zu unserem eigentlichen Thema zurückkehren und die colossalen Contractionen eines Glycerinmuskels mit den bekannten langgezogenen Veratrincurven (nach einem elektrischen Einzelreize) vergleichen, scheint es mir daraus hervorzugehen, dass die beiden Processe in wesentlichen Punkten physiologisch verschieden sein müssen. Wenn man dem Muskel einzelne Inductionsschläge zuführt und die Stärke dieser Reize, mit unterminimalen anfangend, Schritt für Schritt steigert, treten, wie ich mich überzeugt habe, die ersten Reactionen des veratrinvergifteten Präparates ($0 \cdot 2^{mg}$ subcutan) nicht, wie diejenigen des Glycerinmuskels, oft bei sehr schwachen Reizen, sondern erst bei ungefähr normaler Reizstärke (18, 19, zuweilen 21^{cm} Rollenabstand) auf. Und diese ersten Reactionen stellen minimale, ganz einfache Einzelzuckungen, nicht wie beim Glycerinmuskel colossale Tetani dar. Mit zunehmender Reizstärke werden aber die Veratrincurven rasch höher und weisen bald den eigenthümlichen Charakter der Veratrincontractur auf. Wie oben hervorgehoben, werden statt dessen die Glycerintetani mit Zunahme der Reizstärke meistens niedriger und niedriger, bis sie in träge, immer kleinere Einzelzuckungen übergehen.

Auch die Form der Glycerincurve zeigt, wie oben schon angedeutet wurde, gegenüber derjenigen der Veratrincurve einen constant und scharf hervortretenden Unterschied: jene weist stets ein ziemlich horizontales oder allmählich, zuweilen unter unregelmässigen Zuckungen absinkendes Plateau auf und fällt dann auf einmal schnell ab, als ob man plötzlich mit der Zufuhr tetanisirender Inductionsschläge aufhörte; erst später läuft die Curve in eine allmählich sinkende Contracturlinie

[1] Biedermann, *Elektrophysiologie.* Jena 1895. Abth. I. S. 91.

aus. Der absteigende Schenkel der Veratrincurve stellt bekanntlich eine ununterbrochen, wenn auch mit etwas wechselnder Geschwindigkeit abfallende Contracturlinie dar. Auch waren die Glycerincontractionen nicht selten enorm hoch, höher als ich je eine Veratrincurve gesehen habe.

In einem Punkt wurde dagegen eine Uebereinstimmung beobachtet: wenn man auf der Höhe der Glycerin- bezw. der Veratrincurve das Präparat nochmals reizt, tritt keine Wirkung, keine Veränderung des Curvenverlaufes hervor. Wenn man aber am absteigenden Curvenschenkel reizt, treten in beiden Fällen, wenn die Reize stark genug sind, anfangs meistens nicht ein neuer Tetanus bezw. eine neue Zuckung mit Contractur, sondern verhältnissmässig schnelle Einzelzuckungen ein, deren Höhe, von der Contracturlinie aus gerechnet, immer mehr zunimmt, je tiefer diese Linie herabsinkt, bis schliesslich der Muskel wieder fähig wird, dem Reize mit einer Contraction specifischer Art, d. h. mit Contractur zu antworten.

Für das Veratrin ist dieses Verhalten schon längst bekannt. Meistens hat man die Sache so aufgefasst[1], dass die anhaltende Contractur der Veratrincurve die Zusammenziehung der sog. „rothen“ Muskelfasern darstellen sollte. Diese waren während des allmählichen Absinkens der Contractur für neue Reize meistens unerregbar; die schnell zuckenden „weissen“ oder „hellen“ Fasern dagegen waren erregbar und führten bei neuen Einzelreizen die mit normaler Geschwindigkeit verlaufenden Contractionen aus. Diese Deutung ist von Carvallo und Weiss[2] als unrichtig hingestellt worden, weil sie an weissen Kaninchenmuskeln eine typische Veratrinwirkung erzielen konnten. Wenn man aber auch hier die Anschauung Bottazzi's geltend macht, und zwischen den beiden Arten von Muskelfasern, den rothen und den weissen, keinen principiellen Unterschied aufstellt, scheint mir der Widerspruch sich zu lösen: Da wohl die sog. „weissen“ Fasern ein gewisses Quantum von „Sarcoplasma“ enthalten, oder durch das Veratrin so verändert werden, als ob sie solches enthielten, können auch sie in Veratrincontractur gerathen.

Wenn der Glycerinmuskel nach dem Ablauf des eigentlichen Tetanus in das Contracturstadium übergeht, macht sich auch bei ihm im Allgemeinen ein ähnliches Verhalten geltend: die dem „Sarcoplasma“ entsprechenden Elemente befinden sich in Contractur und sind meistens unerregbar, während die quergestreiften Elemente zucken können. Zuweilen bleiben aber hier während der Contracturperiode

[1] Vgl. Biedermann, a. a. O. S. 93 u. flg.

[2] Carvallo und Weiss, a. a. O.

auch diese letzterwähnten Elemente eine Zeit lang unerregbar, was auf eine tiefere Einwirkung des Glycerins auf sämmtliche Bestandtheile der Muskelfaser, auch auf die quergestreiften, mit Wahrscheinlichkeit hindeutet.

Was schliesslich die Natur der hier verglichenen Contractionsarten, der Veratrin- bezw. der Glycerincontraction betrifft, wird von jener allgemein angegeben, dass sie eine Einzelzuckung, keinen Tetanus darstellt. Schon Fick und Böhm[1] wiesen darauf hin, dass die Veratrincurve in ihrem Verlauf mit einer Tetanuscurve nicht übereinstimmt, sowie dass sie keinen secundären Tetanus hervorrufen kann. Biedermann[2] nennt die Veratrincontractur eine „tonische Verkürzung" und hebt hervor, dass keine Beweise für die Discontinuität der Veratrincurve vorliegen.

Meine eigenen des Vergleiches halber ausgeführten Versuche stützen diese Auffassung. Da meine Beobachtungen über diese Sache auch sonst ein gewisses Interesse darbieten, möchte ich hier ein paar Versuche anführen.

Versuch 9. 21. October 1902. Esculenta. Um 3 Uhr Nachm. 0·2 ^{mg} Veratrin. hydrochlor. Merck subcutan (Lösung 1 pro mille). Starke Wirkung. Präparation 4 ^{h} 10′. N. ischiadicus wurde mit einzelnen Oeffnungsinductionsschlägen (15 ^{cm} Rollenabstand, Platinelektroden) gereizt; von dem Muskel wurde der Actionsstrom (durch in 0·7 procentiger Kochsalzlösung getränkte Wattebäusche) zum Capillarelektrometer Lovén's[3] geleitet. Die Reaction deutet unzweifelhaft darauf hin, dass die langgezogenen Contractionen des Muskels doch als Einzelzuckungen aufzufassen waren; zuerst eine blitzschnell verlaufende „erste Phase", dann eine im Allgemeinen grössere, langsamer in der entgegengesetzten Richtung verlaufende „zweite Phase". Die Bewegungen des Quecksilbermeniscus erfolgten ganz ruhig, ohne das schnelle Zittern, das einem discontinuirlichen Process, einem Tetanus charakteristisch ist. Besonders das Zurückkehren des Meniscus zur Ausgangslage nach der „zweiten Phase" geschah langsam, zuweilen etwas saccadirt, einige Male mit einem Stoss, einem neuen Impulse. Dieses langsame Zurückkehren des Meniscus entspricht der langgezogenen Erschlaffung der Contractur. Am Muskel sieht man zuweilen während dieser Periode einzelne Unregelmässigkeiten der Bewegung, kleine

---

[1] Fick und Böhm, *Verhandl. d. physik.-med. Gesellsch. in Würzburg.* 1872. N. F. III, S. 198.

[2] Biedermann, *Elektrophysiologie.* S. 93.

[3] Chr. Lovén, Om kapillarelektrometern och kvicksilfvertelefonen. In „*Skrifter tillegnade Universitetet i Kjöbenhavn vid dess fyrahundra-ars fest af Karolinska mediko-kirurg. Institutet i Stockholm*". Stockholm 1879. Vgl. auch *Nordiskt medicinskt Arkiv.* 1879. Bd. XI. Nr. 14 (mit französischem Resumé), sowie Virchow-Hirsch's *Jahresbericht.* 1879. I. S. 174.

Zuckungen u. dgl. auftreten, die sich wahrscheinlich in den erwähnten Unebenheiten der Meniscusbewegung abspiegeln. — Wenn man während des ersten Theiles der „zweiten Phase" (während der fortgesetzten Abweichung von der Ausgangslage) den Muskel von neuem reizt, bekommt man eine rapide, ausgiebige „erste Phase" und nachher eine Fortsetzung der schon vorher eingeschlagenen Abweichung in der Richtung der „zweiten Phase". Reizt man dagegen während des Zurückkehrens der „zweiten Phase", bekommt man nur eine ganz kurze, schnelle „erste Phase", sowie ein momentanes Stillstehen der Bewegung (statt der „zweiten Phase"); dann bewegt sich der Meniscus langsam zur Ausgangslage hin.

Diese Eigenthümlichkeiten der Elektrometerausschläge, je nachdem ein neuer Reiz während des früheren oder des späteren Stadiums der „zweiten Phase" des Actionsstromes zugeführt wird, bekommen durch den folgenden Versuch eine noch weitere Beleuchtung.

Versuch 10. 22. October 1902. Esculenta. 11^{h} 12′ Vorm. $0 \cdot 3^{mg}$ Veratrin subcutan. Starke Symptome. Präparation 12^{h} 40′. Reizung (15^{cm} Rollenabstand), sowie Ableitung zu Lovén's Capillarelektrometer wie oben. Ein „Umschlag" aus Watte, in 1 pro mille Veratrinlösung getränkt, wird rund um den Muskelbauch, zwischen den zum Elektrometer ableitenden Elektroden, angelegt. Die „zweite Phase" der Elektrometerausschläge wird dadurch bedeutend verstärkt. Ausserdem treten zwischen den nach den Reizen folgenden zweiphasigen Stromfluctuationen langsame, durch kurze Pausen dann und wann unterbrochene, recht ausgiebige Bewegungen des Quecksilbermeniscus auf — ich kann sie wohl ohne Bedenken „Henze'sche Wellen" nennen.[1]

Diese „spontanen" (natürlich durch den continuirlichen Reiz des Veratrinumschlages hervorgerufenen) Wellen gehen von der gewöhnlichen Ruhelage des Meniscus aus, und zwar in derselben Richtung wie die „zweite Phase" des Actionsstromes nach einem Reize. Man kann an diesen Wellen, wie an der „zweiten Phase", einen ersten Theil, die Abweichung von der Ausgangslage, und einen zweiten, das Zurückkehren, unterscheiden. Wenn man den Muskel während einer Ruhepause an der Ausgangslage oder während des Abweichungstheiles einer Welle indirect (vom Nerven aus) reizt, bekommt man nach einer rapiden „ersten Phase" eine starke bezw. verstärkte, schneller verlaufende „zweite Phase", und gleichzeitig sieht man, dass der Muskel eine starke Contractur aufweist. Reizt man dagegen während des Zurückkehrens einer solchen Welle, so macht der Meniscus eine rapide „erste Phase", bleibt eine kurze Zeit stehen oder bewegt sich ganz wenig in der anderen Richtung („zweite Phase"), um

[1] Nachdem dieser Aufsatz schon fertig vorlag, kam mir die Abhandlung Henze's (a. a. O.) zu, worin ich fand, dass dieser Forscher die elektrischen Wellen schon mit dem Capillarelektrometer nachgewiesen und sogar photographisch registrirt und abgebildet hatte.

nachher seinen trägen Marsch gegen die Ausgangslage fortzusetzen. Die Reizung des Präparates während der Rückkehrperiode bringt nur eine schnelle Einzelzuckung des Muskels hervor.

Die Aehnlichkeit der „zweiten Phase“ des Actionsstromes mit einer „Henze'schen Welle“ in Bezug auf ihr Verhalten gegen Reize des Präparates ist also, wie man sieht, eine sehr grosse, und der Gedanke liegt thatsächlich recht nahe, dass ein Process derselben Natur den beiden Erscheinungen zu Grunde liegt; nur ist der Verlauf bei der „Henze'schen Welle“ wegen des andersartigen, mehr continuirlich wirkenden Reizes ein mehr langgezogener. Dass auch diese Wellen mit Formveränderungen, Verkürzungen des Muskels verbunden sein können, ist oben wahrscheinlich gemacht worden. In dem einen wie im anderen Falle spielt sich der betreffende Process nach Bottazzi's Anschauung, die uns auch hier aufklärend erscheint, im „Sarcoplasma“ des Muskels ab, dessen Erregbarkeit durch das Veratrin in eigenthümlicher Weise gesteigert worden ist, während die schnell zuckenden, quergestreiften Elemente ungefähr normal reagiren. Es ist wohl nicht unmöglich, dass die elektrischen Fluctuationen im Muskel, der Actionsstrom bezw. die „Henze'sche Welle“, auf abnorm reizbare Gebilde, wie das „Sarcoplasma“ des Veratrinmuskels, als innere Reize wirken können, um den Reizzustand auszudehnen und eventuell zu verstärken.

Wenn man sich klar zu machen versucht, wie die Stromfluctuationen im Muskel nach einem Einzelreize verlaufen, wird das oben beschriebene Verhalten der Stromschwankungen nach Reizen während der verschiedenen Theile der „zweiten Phase“ gewissermaassen verständlich. Betrachten wir das Schema der Fig. 13. *MM* bezeichnet einen Muskelstreifen; der Pfeil *R* die Richtung der Reizwelle. Der Pfeil *ab* giebt die Abweichung des

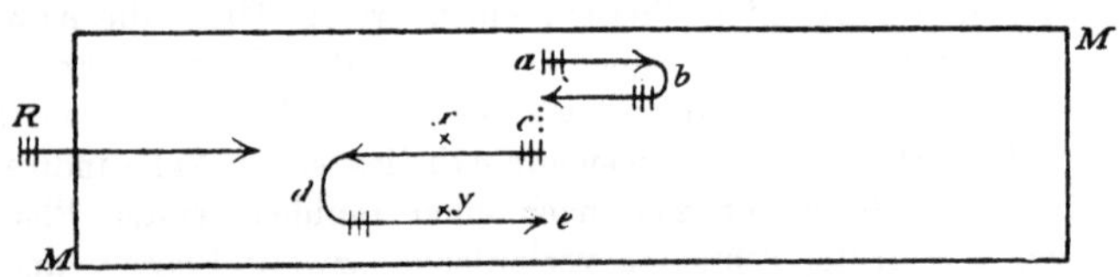

Fig. 13. Schema der Stromfluctuationen im Muskel nach einem Einzelreize (in Bezug auf die Buchstaben siehe den Text).

Actionsstromes im Innern des Muskels während der „ersten Phase“ an (von dem Verhalten des Stromes in der äusseren Leitung zum Elektrometer sehe ich hier ab), *bc* das Zurückkehren zur Ausgangslage, *cd* die Abweichung der „zweiten Phase“ und *de* das schliessliche Zurückkehren. Ein neuer Reiz während der „*ersten* Phase“ (*ab* und *bc*) lässt sich kaum anbringen, weil diese ganze Phase so schnell verläuft. Während der „zweiten Phase" dagegen, die beim Veratrinmuskel langgezogen ist, habe ich, wie oben erwähnt, solche Reize zugeführt. Reizt man z. B. so, dass der neue Reiz während der Periode cd (bei x) eintritt, vollzieht sich zuerst, wie immer, die „erste Phase"; nachher addirt sich aber der erste Theil der neuen „zweiten Phase" zu der früher vorhandenen, gleich gerichteten Stromfluctuation, und eine verstärkte, schnell verlaufende Abweichung in der Richtung cd kommt zu Stande. Reizt man dagegen später, während der Periode de, z. B. bei y, so kommt nach dem schnellen Ablauf der „ersten Phase" keine oder nur eine ganz kleine „zweite Phase" zu Stande — der Meniscus des Elektrometers wird meistens nur ein kurzes Moment still stehen — weil die Stromrichtung der neuen „zweiten Phase" derjenigen des vorher befindlichen Stromes gerade entgegengesetzt ist; sie heben einander vollständig oder zum grössten Theil auf. — Ganz analoge Verhältnisse scheinen auch für die „Henze'schen Wellen" zu gelten.

So weit über die Erscheinungen an Veratrinmuskeln, die anfänglich nur um die Phänomene bei der Glycerinvergiftung zu beleuchten herangezogen wurden. Wie gestaltet sich der „innere" Verlauf in einem glycerinvergifteten Muskel, nach den elektrischen Stromfluctuationen beurtheilt? Das geht aus folgendem Versuch hervor.

Versuch 11. 21. October 1902. Temporaria. Ischiadici überschnitten. 2 ^{ccm} Glycerin (50 procent.) subcutan 12 ^{h} 53′ Nachm. — Präparation 1 ^{h} 23′. N. ischiadicus wird mit einzelnen Oeffnungsinductionsschlägen (20, später 15 ^{cm} Rollenabstand) gereizt. Vom Gastrocnemius werden die Actionsströme vermittelst Kochsalz-Wattebäusche (und Leitungsdrähte) zum Capillarelektrometer hingeleitet. Da der Muskel nach Reizung wie gewöhnlich in Tetanus versetzt wird, bewegt sich der Meniscus des Elektrometers sehr wenig in der für die „erste Phase" des Actionsstromes gewöhnlichen Richtung und weist dann ein sehr deutliches Zittern auf, d. h. er macht zahlreiche, schnell verlaufende, aber wenig ausgiebige Bewegungen. Das Zittern dauert ungefähr ebenso lange wie die starke Contraction des Muskels. Später, wenn die typische Glycerinwirkung vorüber ist und die Reize (15 ^{cm} Rollenabstand) nur Einzelzuckungen auslösen, zittert der Meniscus nicht mehr, sondern führt die gewöhnliche zweiphasige Bewegung aus.

Nachher wird auch der andere Schenkel desselben Frosches präparirt und zeigt dieselben Erscheinungen noch schöner. Das Zittern dauert noch längere Zeit, sogar 15 bis 20 Secunden. Auch hier bewegt sich der Meniscus nur ein kleines Stück in der Richtung der „ersten Phase", führt in dieser Stellung seine zitternden Bewegungen aus und zieht sich dann zu der Ausgangslage zurück, ohne — so viel ich beobachten konnte —

eine „zweite Phase in der anderen Richtung aufzuweisen.[1] Je öfter das Präparat gereizt wird, um so kürzer dauert die Periode des Zitterns, bis endlich auch dieses Präparat nur Einzelzuckungen und die dazu gehörigen Stromfluctuationen liefert. — Bei nachfolgender tetanisirender Reizung vom Nerven aus ist es viel schwieriger, das Zittern des Meniscus deutlich zu sehen, da die Fluctuationen noch viel schneller auftreten und der Elektrometer für diesen Zweck offenbar zu träge reagirt; doch tritt dasselbe bei schwachen Reizen, besonders wenn dieselben eine Zeit lang eingewirkt haben, ganz deutlich hervor.

Dass der sog. Glycerintetanus thatsächlich einen discontinuirlichen Process darstellt, scheint mir aus diesem Versuch klar hervorzugehen. Diese Thatsache ist an sich etwas sonderbar, denn der Reiz ist ein Einzelreiz, ein einzelner Oeffnungsinductionsschlag. Ist dessen ungeachtet der Glycerintetanus wirklich mit einem wahren Tetanus, wie er durch Willensreize oder schnell nach einander folgende Einzelreize entsteht, identisch? In solchem Falle müsste ein in Glycerintetanus nach einem Einzelreize einbegriffener Muskel ein anderes, normales Präparat in secundären Tetanus versetzen können. Trotz wiederholter Versuche gelang dies aber nie: das Glycerinpräparat wurde vom Nerven aus mit einem Oeffnungsschlage gereizt, gerieth in Tetanus; der zweite, normale Muskel, dessen Nerv an zwei verschiedenen Punkten den Glycerinmuskel berührte, gab jedes Mal nur eine kurze Einzelzuckung.

Dieses Resultat spricht ja gegen den discontinuirlichen Charakter des Glycerintetanus. Der erwähnte Widerspruch kann meiner Ansicht nach wahrscheinlich folgendermaassen gelöst werden: der abnorm reizbare Muskel wird *durch seinen eigenen Actionsstrom* immer wieder *gereizt*, bis die Stärke dieser Ströme (sowie vielleicht auch die Reizbarkeit des Muskels) so weit abgenommen hat, dass ein Reizeffect nicht mehr eintritt. Diese Stromfluctuationen, welche sicherlich genügen, um den oft ungeheuer reizbaren Muskel[2] schnell wiederholt zu reizen und dadurch in eine colossale tetanische Contraction zu versetzen, können aber ganz gut so schwach sein, dass sie unfähig sind, ein anderes normales Präparat in secundären Tetanus

[1] In einem anderen Versuche kam zuweilen vor, dass der Meniscus zuerst eine erste Phase ausführte, nachher sich in der Richtung der zweiten Phase hin bewegte, in dieser Stellung „zitterte“ und zuletzt zu der Ausgangslage zurückkehrte. Auch andere Variationen wurden beobachtet.

[2] Ich spreche hier vom Muskel als ein Ganzes und mache keinen Unterschied zwischen Muskelsubstanz und intramusculären Nervengebilden, deren Abgrenzung von einander, wie oben schon hervorgehoben wurde, gewisse Schwierigkeiten bereitet.

zu bringen. Dass aber die gereizten Glycerinmuskeln durch Contact (durch ihre Actionsströme) die gleichfalls glycerinvergifteten Nachbarmuskeln in Tetanus versetzen können, hat schon Langendorff beobachtet (vgl. die Einleitung). Andererseits weist das Ausbleiben des secundären Tetanus, wenn man zur Prüfung ein normales Präparat benutzt, auf das eigenthümliche Verhalten hin, dass der Glycerintetanus, obgleich er eine ganz besonders starke Intensität aufweist, doch nicht so starke Stromschwankungen hervorruft, dass diese beim normalen Präparate einen secundären Tetanus hervorrufen können.

Von einem Glycerinmuskel liess sich dagegen, wie man erwarten konnte, bei einem anderen glycerinvergifteten Präparate in regelrechter Weise ein secundärer Tetanus hervorbringen. Aus Fig. 14 geht das graphisch registrirte Resultat eines solchen Versuches hervor. Die

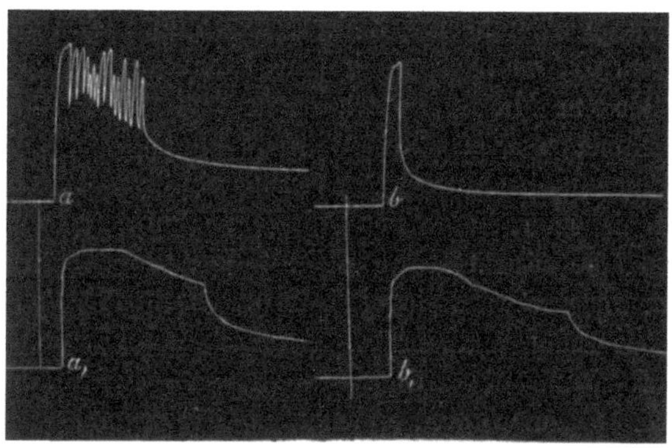

Fig. 14. Secundäre Tetani eines Glycerinpräparates. *a* und *b* Contractionen des primär gereizten Präparates, a_1 und b_1 die secundären Tetani. (Siehe den Text.)

beiden Nerv-Muskelpräparate eines Glycerinfrosches wurden neben einander fixirt und mit parallel zeichnenden Schreibfedern verbunden. Der Nerv des einen Präparates wurde mit einzelnen Oeffnungsinductionsschlägen (20^{cm} Rollenabstand) gereizt. Der Nerv des zweiten Präparates wurde auf der Oberfläche des ersten Muskels so angebracht, dass derselbe den Muskel an zwei verschiedenen Punkten berührte. Da das erste Präparat gereizt wurde und die Curven *a* und *b* ausführte, zeichnete das zweite Präparat die typischen Tetanuscurven a_1 und b_1. Auffallend ist, dass das Plateau der Curve a_1 längere Zeit als dasjenige der Curve *a* dauert. Bei b_1 und *b* tritt dieses Verhalten noch stärker hervor; es ist zweifelhaft, ob die Curve *b* einen kurzen Tetanus oder eine grosse, träge Einzelzuckung darstellt; dessen ungeachtet dauerte b_1

sogar noch länger als a_1. Offenbar ist es nicht nöthig, dass die Actionsströme des ersten Präparates während der ganzen Dauer des secundären Tetanus reizen müssen; es genügen einige dieser schwachen Reizstösse — ja sicherlich schon der Actionsstrom einer Einzelzuckung, um das zweite Präparat, falls es glycerinvergiftet ist, in Thätigkeit zu versetzen. Und nachher reizt es sich selbst eine Zeit lang mit seinen eigenen Actionsströmen, so dass ein verhältnissmässig lange dauernder Tetanus hervorgebracht wird. Dass der Actionsstrom einer Einzelzuckung genügt, um Tetanus eines Glycerinpräparates zu erzielen, geht aus dem Versuche 7 (S. 17) hervor, wo der Actionsstrom eines Froschherzens diesen Effect mitführte.

Warum behält die Veratrincontraction den Charakter einer Einzelzuckung, während unter sonst gleichen Umständen die Contraction des Glycerinmuskels sich zu einer Art Tetanus gestaltet? Was das Veratrin betrifft, so wurde oben hervorgehoben, dass dieses Gift, in minimaler Menge eingespritzt, wahrscheinlich eine specifische Wirkung auf diejenigen Gebilde im Muskel, welche man unter dem Namen „Sarcoplasma" zusammenfasst, entfaltet, während die höher organisirten quergestreiften Elemente der Muskelfaser verhältnismässig unberührt bleiben. Das Glycerin dagegen, in grosser Gabe eingeführt, übt eine Massenwirkung aus, die sämmtliche Gebilde des Muskels, auch die quergestreiften, und ebenso wahrscheinlich die motorischen Nervenendigungen, trifft und hochgradig verändert — daher die viel höhere Steigerung der Erregbarkeit und die grössere Leichtigkeit, durch „innere Reize" in Tetanus versetzt zu werden, welche den Glycerinmuskel auszeichnen.

4. Versuche und Vermuthungen über die Natur der Glycerinwirkung.

Um, wenn möglich, etwas tiefer in diese Frage einzudringen, untersuchte ich, ob in dem glycerinvergifteten Muskel irgend welche mehr auffallende mikroskopische Veränderungen sich nachweisen liessen. Im histologischen Laboratorium des Carolinischen Instituts und nach Anweisung von Professor E. Holmgren wurden kleine Muskelstücke theils von einem normalen, theils von einem glycerinvergifteten Frosch, gehärtet, in Paraffin geschnitten und nach mehreren verschiedenen Methoden gefärbt. Die besten Bilder gaben Präparate, die, anfangs mit Trichlormilchsäure, dann Alkohol steigender Concentration und mit Schwefelkohlenstoff behandelt, nach Anfertigung der Schnitte mit Weigert's Elastinfärbungsflüssigkeit tingirt wurden. Die Muskelfasern wurden dunkel graublau gefärbt und an Querschnitten traten die Columnae als distincte, dunkle Punkte scharf hervor. Fig. 15 zeigt zwei solche Präparate, *a* von einem normalen, *b* von einem vergifteten Muskel. Während in dem normalen Muskel am reinen Querschnitt der Faser die Columnae ziemlich gleichmässig vertheilt und überall scharf durchschnitten sind, sieht man in gewissen Fasern des vergifteten Muskels (*b*) an der einen Seite die Columnae vom Sorcolemma retrahirt, so dass zwischen diesen Gebilden Spatien entstehen. Einige Fäden (schiefgehende Columnae?) laufen in radiärer Richtung über das Spatium hinweg. Dass es sich wahrscheinlich nicht um eine schiefe Durchschneidung oder Zerrung dieser Muskelfaser gehandelt hat, scheint mir daraus hervorzugehen, dass nur einzelne Fasern, die zwischen anderen,

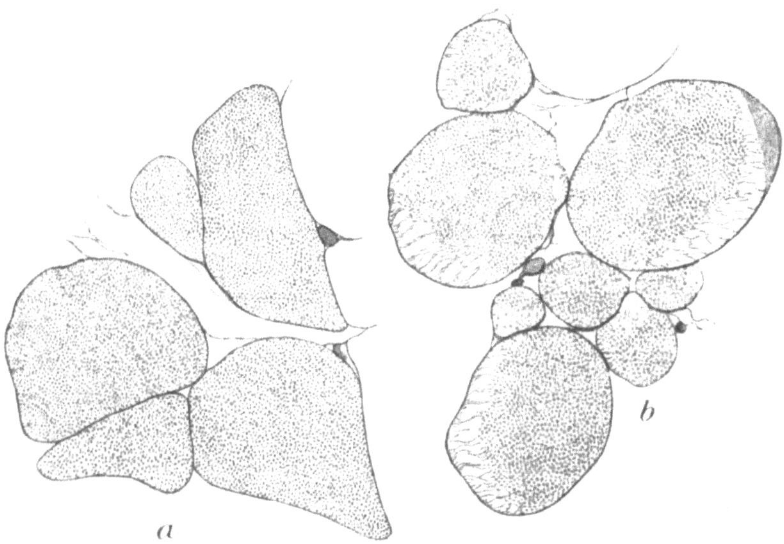

Fig. 15. Querschnitte *a* eines normalen, *b* eines glycerinvergifteten Froschmuskels. In *b* Retraction der Columnae mit Bildung von Lücken. Verick Obj. 4, Oc. 1. Gezeichnet von Frl. E. Johansson.

normaler aussehenden eingeschoben waren, die Veränderung aufwiesen. Auch ist diese Veränderung nicht an derselben Seite sämmtlicher so veränderter Muskelfasern, sondern an verschiedenen Seiten derselben zu sehen. In einigen (vergifteten) Fasern war sie nur angedeutet. In Schnitten aus normalen Muskeln sah ich sie nicht; auch nicht in Präparaten von einem Muskel, der erst nach dem Ausschneiden während einiger Minuten direct in Glycerin gelegt worden war.

Dass die hier beschriebene Veränderung eine vitale Reaction der Muskelfasern gegen das Glycerin darstellt, ist wohl wahrscheinlich. Sie imponirt am meisten als eine Art Schrumpfungserscheinung des Faserinnern. Von dem Zusammenhange dieses Phänomens mit der

Entstehung der Vergiftungssymptome lässt sich aber vorläufig nichts Weiteres aussprechen. So ist es ja auch oft der Fall mit anderen Veränderungen, die man nach Vergiftungen in gewissen Zellen oder Geweben mikroskopisch nachgewiesen hat.

Auf einem noch ganz anderen Weg habe ich versucht, mein Thema experimentell zu beleuchten. Der Umstand, dass die Glycerinmuskelwirkung bei Temporarien viel stärker ausgeprägt ist als bei Esculenten, erinnerte an eine Beobachtung von Vernon,[1] worauf v. Fürth[2] die Aufmerksamkeit hinleitet, nämlich dass beim Erwärmen Temporariamuskeln bei wesentlich niedrigerer Temperatur als Esculentamuskeln die wahrscheinlich auf Gerinnung beruhende sog. „secundäre Contraction“ aufweisen. Schon das bekannte, von Schmiedeberg zuerst nachgewiesene Verhalten der beiden Froscharten gegen das Coffeïn weist hin auf eine grössere Neigung der Temporariamuskeln, gerinnungsartige Veränderungen aufzuweisen. Und da man doch immer einen gewissen Zusammenhang zwischen Contractionsprocess und Gerinnung ahnt, lag es nahe daran zu denken, dass vielleicht die Glycerinwirkung darauf beruhen könnte, dass dieser Körper die Gerinnung des Muskeleiweisses begünstigte — und zwar in höherem Masse bei Temporarien als bei Esculenten, weil jene sozusagen gerinnungsgieriger sind als diese.

Um diesen Gedanken zu prüfen[3], zerschnitt ich frisch präparirte Temporarienmuskeln, zerrieb sie mit reinem Sand, setzte ganz wenig 0·7 procentige Kochsalzlösung hinzu, presste den Saft durch ein Tuch, filtrirte und goss zuletzt das „Muskelplasma“ in kleine Reagenzgläser — eine gleich grosse Menge (3^{ccm}) in jedes Glas. Nachher wurden die Gläser mit wechselnden Mengen ($0·1$ bis $0·5^{ccm}$) concentrirten Glycerins beschickt und weiter mit so viel physiologischer Kochsalzlösung versetzt, dass alle Gläser gleich grosse Flüssigkeitsmengen enthielten; in ein Glas wurde der Controle wegen nur Kochsalzlösung, kein Glycerin dem Muskelplasma zugefügt. In jedes Rohr wurde, um Entwickelung von Bakterien möglichst zu vermeiden, ein Stückchen Thymol gelegt; nachher Verschluss mit Watte und Umschütteln. Die Röhren sahen jetzt gleich aus, sämmtlich nahezu klar, schwach opalescent. Sie wurden zusammen bei einer Temperatur von etwa 30° C hingestellt und ungefähr jede Stunde beobachtet. Ich kann unterlassen, die Einzelheiten mitzutheilen, da das Resultat wiederholte Male ganz un-

[1] Vernon, *Journ. of Physiol.* 1899. Bd. XXIV. S. 239 bis 287.

[2] v. Fürth, Hoppe-Seyler's *Zeitschrift für physiol. Chemie.* 1900. Bd. XXXI. S. 348.

[3] In Bezug auf die Methode vgl. v. Fürth, *Arch. f. experim. Path. u. Pharm.* 1896. Bd. XXXVII. S. 389.

zweideutig zeigte, dass das Glycerin für die Gerinnung des Froschmuskelplasmas gar nicht die vorausgesetzte Bedeutung aufwies. Im Gegentheil — je mehr Glycerin die Röhren enthielten, um so langsamer gerannen sie, und die an Glycerin reichsten zeigten während mehrerer Tage überhaupt keine deutliche Coagulation.

Ueber die Deutung dieses unerwarteten Verhaltens lassen sich nur Vermuthungen aussprechen. Es kann sein, dass das Glycerin an sich hemmend auf die Gerinnung, oder sogar auflösend auf die Muskeleiweissstoffe wirkt, obgleich man doch eher erwarten sollte, dass es durch seine wasserentziehende Kraft die Neigung zum Gerinnen befördern würde. Eine ganz andere Erklärung lässt sich aber nicht sicher ausschliessen. Trotz des Zusatzes von Thymol konnten in den Röhren Bakterien (Micrococcen) nachgewiesen werden, und nach dem, was man über das Verhalten des Glycerins zu Gährungs- und Fäulnissprocessen u. s. w. weiss, ist es wohl anzunehmen, dass die Microorganismen in den glycerinarmen bezw. glycerinfreien Röhren sich besser entwickelten als in den glycerinreichen, wodurch die Gerinnung in jenen Röhren begünstigt, in diesen dagegen gehemmt werden konnte. Ich habe mich nicht mit der Entscheidung dieser Fragen weiter beschäftigen wollen, da die ganze Untersuchung über das Verhalten des Glycerins zur Gerinnung offenbar zur Lösung meiner Aufgabe nicht beitragen konnte.

Damit ist nicht ausgeschlossen, dass vielleicht doch das Glycerin, zwar nicht direct, gerinnungsbefördernd wirken, aber sozusagen auf einem Umwege, *intra vitam*, den mit dem Contractionsprocess verknüpften Zustand der Muskelsubstanz begünstigen kann. Zu einer solchen Auffassung bin ich theils durch Erfahrungen anderer Forscher, theils durch gewisse Eigenthümlichkeiten im Verlauf der oben beschriebenen Glycerinmuskelwirkung geleitet.

Die Aufgabe war zunächst die, zu erklären, warum das Glycerin auf die Muskeln stärker als gewisse, einfach wasserentziehende Momente (Kochsalz, Zucker, Austrocknen) einwirkte. Wäre es vielleicht möglich, dass das Glycerin in die Muskelfaser hineindringen und dadurch in höherem Masse als nur durch Wasserentziehung von aussen her die Isotonie des Faserinnern stören könnte? Giebt es Erfahrungen, welche darauf hindeuten, dass das Glycerin in Zellen eindringt? Diese Frage muss bejaht werden. So hat Hedin[1] nachgewiesen, das Glycerin in die rothen Blutkörperchen eindringt. Sofort nach dem Zugeben verhält sich das Glycerin zum Blute wie die Zuckerarten: das Blutkörperchenvolumen wird in demselben Grade vermindert wie durch eine (mit

---

[1] Hedin, *Arch. f. d. ges. Physiol.* 1897. Bd. LXVIII. S. 293. 329 u. A.

dem Glycerin) isotonische Salz- oder Zuckermenge (Wasserentziehung von aussen her). Allmählich dringt ein gewisser Theil des anfänglichen Glycerinüberschusses des Plasmas in die Blutkörperchen ein: ihr Volumen wird dann bald dasselbe, als wenn kein Glycerin im Blute vorhanden wäre. Diese Veränderungen werden in zwei Stunden durchgemacht — verlaufen also ziemlich langsam. — Schon seit lange ist bekannt, dass das Glycerin das Hämoglobin aus den rothen Blutkörperchen auslösen kann, was wohl wahrscheinlich mit seinem Eindringen in dieselben in Zusammenhang steht.

Weiter hat Overton[1] gezeigt, dass Glycerin in Pflanzenzellen eindringt und allmählich Plasmolyse verursacht, Mineralsalze und Zuckerarten dagegen nicht.

In einer neuen Arbeit beschreibt Overton[2] directe Versuche über das Eindringen von Glycerin in Muskeln und kommt zu dem Schluss, dass dieser Körper, wenn auch ziemlich langsam, doch thatsächlich in die Muskelfasern eindringt. Er lässt ausgeschnittene Froschsartorien zuerst bis zur Gewichtsconstanz in 0·6 oder 0·7 procent. NaCl liegen und bringt sie nachher in eine Mischung von 0·3 oder 0·4procentigen NaCl mit 1 Procent Glycerin, wobei die Muskeln allmählich recht bedeutend an Gewicht zunehmen (z. B. von 0·243^g bis 0·320^g in 6 Stunden, bis 0·365 in 18 Stunden). (Wenn man, wie in meinen Versuchen, vor dem Ausschneiden der Muskeln vom Blute aus das Glycerin zuführt, kann man wohl ein schnelleres Eindringen als wahrscheinlich voraussetzen.) Nach Overton beruht diese Gewichtszunahme auf einem Eindringen des Glycerins nebst Wasser in die Muskelfasern selbst, nicht auf eine Ansammlung von Flüssigkeit in den Perimysiumlücken. Sowohl in Hedin's wie in Overton's Untersuchungen ist der Unterschied zwischen dem Glycerin einerseits, den Mineralsalzen, wie Kochsalz, und den Zuckerarten andererseits vorhanden, dass jenes in die betreffenden Gebilde (Blutkörperchen, Pflanzenzellen, Muskelfasern) eindringt, diese aber nicht. Nach Overton's Anschauung hängt das von der Existenz einer „semipermeablen“ Grenzschicht ab. Als solche betrachtet er in der Muskelfaser nicht das Sarcolemma, sondern eine Schicht von „Sarcoplasma“, die innerhalb des Sarcolemmas vorhanden sein soll. Inwieweit Overton berechtigt ist, das Sarcolemma mit der Cellulosamembran der Pflanzenzellen zu analogisiren und eine continuirliche Sarcoplasmaschicht innerhalb des Sarcolemmas anzunehmen, darüber wage ich mich

---

[1] Overton, *Vierteljahrsschr. d. Naturf. Gesellsch. in Zürich.* 40. Jahrg. 1895. Citirt nach Hedin, a. a. O. S. 240 u. flg.

[2] Overton, Pflüger's *Archiv.* 1902. Bd. XCII. S. 115 bis 280, besonders S. 197 u. flg.

nicht zu äussern; histologisch ist diese Sarcoplasmaschicht meines Wissens nicht nachgewiesen worden.

Als Bedingung für das Eindringen in die Zellen, vielleicht auch gewissermaassen als eine Ursache dazu, fasst man — nach den bekannten Untersuchungen von Hans Meyer, Overton u. A. über die Wirkung der Narcotica — wohl heutzutage ziemlich allgemein die Thatsache auf, dass der eindringende Körper irgend einen Stoff (oder einige Stoffe) der Zellen auflöst oder sich darin selbst löst, oder in etwaige andere chemische Beziehung zu denselben treten kann; vor Allem gilt es solche Bestandtheile der Zellen — „fettartige Körper“ wie Lecithin, Colesterin u. dgl., kurz die sog. „Lipoide“ — die sonst das Eindringen vieler Stoffe verhindern oder erschweren. In den Muskeln soll Lecithin regelmässig vorkommen und sogar bei der Muskelarbeit zersetzt werden.[1] Wie diese Substanz in der Muskelfaser lokalisirt ist, wissen wir nicht — ebensowenig ist es uns bekannt, ob das Glycerin solche „Lipoide“ auflöst.[2] Mit Oel, welches sich den „Lipoiden“ ähnlich verhalten soll, mischt es sich nicht. Es ist also möglich, dass das Eindringen des Glycerins in die Zellen — hier zunächst in die Muskelfaser — auf seinem Verhalten zu ganz anderen Stoffen beruht, oder mit irgend einer noch unbekannten Veränderung der Sarcolemmascheide oder des „Sarcoplasmas“ in Zusammenhang steht.

Wie das supponirte Eindringen des Glycerins vor sich geht, müssen wir also bis auf Weiteres dahinstellen. Was aber hier geschieht, steht meines Erachtens in enger Beziehung zu einer anderen Frage: Welche kann die Ursache dazu sein, dass die eigenthümliche Glycerinwirkung so schnell aufhört und oft in ihren Gegensatz, in Abschwächung übergeht? An blutdurchströmten Muskeln im unversehrten Thier wird bei nicht zu grosser Gabe offenbar das Glycerin entfernt, die Muskeln werden restituirt und die Wirkung geht vorüber. Man kann glycerinvergiftete Frösche sehen, die lange steif wie Holz in Krampfstellung daliegen, nach ein paar Stunden sich doch vollständig erholen; in

[1] Hammarsten, *Lehrb. d. physiol. Chem.* Wiesbaden 1895. 3. Aufl. S. 334 und 340.

[2] Um das Verhalten des Glycerins zu einem lipoidartigen Gewebebestandtheil zu beleuchten, habe ich zerzupfte Froschnerven in starkes Glycerin gelegt, dieselben nach einigen Minuten, nach drei Stunden, sowie nach etwa 24 Stunden herausgenommen, in 0·7 proc. Kochsalzlösung gewaschen, mit Osmium (1 proc., 24 Stunden) behandelt und nachher mikroskopisch untersucht. Nach drei Stunden ist das Myelin nur aus einzelnen Nervenfasern ausgezogen; nach 24 Stunden ist das meiste Myelin verschwunden. Man sieht nur einzelne, zuweilen zahlreiche schwarze Körnchen — im Uebrigen tritt das Netzwerk des sog. Keratohyalins schön hervor.

solchen Fällen handelt es sich unzweifelhaft um eine Restitution nach Entfernung des Giftes.

Im ausgeschnittenen, circulationslosen Muskel aber liegt natürlich die Sache anders, und besonders bei solchen „überlebenden“ Präparaten sieht man diesen überaus schnellen Uebergang von abnorm gesteigerter Erregbarkeit und Leistungsfähigkeit zum Gegensatz vorkommen. Nach einigen gewaltigen tetanischen Contractionen bei sehr schwachen Reizen fängt der Muskel trotz zunehmender Reizstärke plötzlich an, Einzelzuckungen auszuführen, die bald abnorm niedrig werden. — Ich habe mir den Verlauf — in gewisser Analogie mit den Befunden Hedin's auf den Blutkörperchen — etwa folgendermaassen vorgestellt: das Glycerin wirkt zuerst von aussen her wasserentziehend auf die Muskelfaser. Dann fängt es bald an — auf Grund noch nicht sicher bekannter Ursachen — durch die Grenzschicht der Muskelfaser einzudringen, um mit steigender Concentration direct und weit mächtiger als vorher auf die contractilen Elemente des Faserinnern einzuwirken. Wenn die Isotonie dieser Gebilde, die ja sicherlich für ihre Function von grösster Bedeutung ist, schon durch eine Wasserentziehung von aussen (ausserhalb des Sarcolemmas) bis zu gewissem Grade beeinflusst wurde, ist dies nach dem Eindringen des Glycerins in noch höherem Maasse der Fall. Anfangs schafft diese Störung der Isotonie gewisse Bedingungen für eine mächtige Erhöhung der Erregbarkeit und der Leistungsfähigkeit der contractilen Elemente — und wahrscheinlich auch der motorischen Nervenendorgane herbei. Nach dem Eindringen noch grösserer Glycerinmengen, die auf die zarten Gebilde schädlich einwirken, und nachdem die gewaltigen, nicht mehr weder quantitativ noch zeitlich in normaler Weise beschränkten Leistungen des Muskels denselben angegriffen und erschöpft haben, nehmen die Tetani trotz der Steigerung der Reizstärke an Höhe und Dauer mehr und mehr ab, bis sie ziemlich plötzlich in träge und bald auch abnorm niedrige Einzelzuckungen übergehen.

Beim lebenden, unversehrten Thier kann, wie erwähnt, der Process viel länger dauern und doch zuletzt zu Erholung führen. Das durch die Muskeln strömende Blut bringt wohl eine Zeit lang immer neue Glycerinmengen mit, die die Veränderung unterhalten und innerhalb gewisser Grenzen steigern; es führt aber auch Material mit sich zum Unterhalt des Muskels, es hebt noch in anderer Beziehung die Widerstandsfähigkeit desselben, es schwemmt auch immerfort Glycerin mit sich hinweg und trägt überhaupt dazu bei, die schädliche Wirkung des Giftes zu beschränken. War die Gabe nicht gar zu gross, so geht die Veränderung wieder vorüber. So lässt es sich, wie ich glaube, leicht erklären, dass der Verlauf der Vergiftung beim lebenden Thier und beim ausgeschnittenen Muskel so grosse Verschiedenheit aufwies.

In der hier besprochenen Hypothese zur Erklärung der Wirkung des Glycerins auf die Muskeln muss ein Punkt noch mit einigen Worten erörtert werden. Es wird vorausgesetzt, dass eine gewisse, durch die Wasserentziehung bedingte Störung der Isotonie des Inneren der Muskelfaser einen mächtigen, und zwar in erster Linie einen steigernden Einfluss auf die Leistungsfähigkeit des Muskels ausüben kann. Die Richtigkeit dieser Voraussetzung lässt sich wohl vermuthen, wenn auch bis auf Weiteres lange nicht beweisen. Durch die Ausziehung des Wassers aus den Muskelfasern wird die Concentration der darin normal vorkommenden Salze wesentlich verändert, ein Umstand, der bekanntlich für die Thätigkeit der Muskeln von durchgreifender Bedeutung ist. Es sei hier z. B. an die Untersuchung von O. Nasse[1] erinnert; er fand, dass Lösungen von Soda, Glaubersalz und Borax die Muskeln ungewöhnlich reizbar machten, so dass sie „nach nur momentaner Berührung mit den Elektroden eines Inductionsapparates sich tetanisch zusammenzogen und einige Zeit in Tetanus verharrten". Weiter sei erwähnt die Untersuchung von Locke;[2] er wies nach, dass, wenn man einen Froschsartorius längere Zeit ($^1/_2$ bis 2 Stunden) in 0·6 procent. Kochsalzlösung liegen lässt, derselbe bei starken Einzelreizen, besonders Oeffnungsinductionsschlägen, enorm hohe Contractionen von mehreren Secunden Dauer ausführt, nachher, plötzlich erschlafft, nur noch eine kleine Contractur aufweist. Diese Erscheinung ist thatsächlich derjenigen nach Glycerinvergiftung sehr ähnlich. Nach Untersuchungen von Ringer[3] steigert Chlorkalium die Leistungsfähigkeit des Froschmuskels (Sartorius) und begünstigt, gleich wie Kalksalze, die Ausdauer und die Erholung desselben. Biedermann[4] fand, dass ausser Kochsalz mehrere andere Natronsalze, Phosphat, Carbonat und, obgleich schwächer, auch Sulphat — zusammen mit etwas Kochsalz — die Erregbarkeit des Froschmuskels steigerte. Es wäre daher wohl nicht unmöglich, dass Veränderungen der Concentration der Salze (und vielleicht auch anderer Substanzen) die Glycerinmuskelwirkung bedingen oder zu derselben mächtig beitragen könnten. Diese Wirkung wäre also wesentlich eine secundäre, durch die Störung der Isotonie bedingte, keine directe Giftwirkung.

Ich will übrigens mit diesen hypothetischen Andeutungen natürlich

[1] O. Nasse, *Arch. f. d. ges. Physiol.* 1869. Bd. II. S. 117.

[2] Locke, *Ebenda.* 1893. Bd. LIV. S. 501.

[3] S. Ringer, *Journ. of physiol.* 1887. Bd. VIII. S. 20.

[4] Biedermann, *Elektrophysiologie.* Jena 1895. Abth. I. S. 89 u. flg.

nicht andere Möglichkeiten — z. B. eine directe, noch ganz unaufgeklärte Wirkung des Glycerins auf die Muskelelemente — leugnen; nur scheint es mir, wenn man die Eigenschaften des Glycerins berücksichtigt, nahe zu liegen, dass man auf dem Gebiete der physikalischen Chemie die Lösung des hier besprochenen Problems — wie vieler anderer — in erster Linie suchen muss.

Es scheint mir in diesem Zusammenhang von Interesse zu sein, an die bekannte Hypothese von Blix[1] zur Aufklärung der inneren Processe im Muskel bei der Contraction zu erinnern. Er nimmt an, „dass durch den Reizimpuls ein chemischer Austausch zwischen den Inotagmen" (Engelmann's Name der kleinen contractilen Protoplasmastäbchen) „und das sie umfliessende Menstruum eingeleitet wird. Dabei bilden sich neue chemische Combinationen an der Oberfläche der Inotagmen. Wenn nun diese neuen Verbindungen die Eigenschaft haben, die Adhäsion zwischen der Oberfläche der Inotagmen und der umgebenden Flüssigkeit zu schwächen oder zu heben, so müssen die Inotagmen der Kugelform zustreben, und zwar mit einer Kraft, welche in Anbetracht der starken Oberflächenkrümmung der kleinen Stäbe nicht allzu gering veranschlagt werden dürfte". — Blix nimmt weiter an, „dass der an der Oberfläche der Inotagmen beim Reiz entstandene physikalisch wirksame Stoff nur eine labile Verbindung wäre, welche die Uebergangsstufe zu festeren chemischen Combinationen bildet". — An einem anderen Orte[2] sagt er: „Alles beruht auf einer (gesteigerten) Umsetzung und (vermehrten) Anhäufung der Umsetzungsproducte an der Oberfläche bezw. in den Vacuolen des Protoplasmas — und könnte gut mit dem gemeinsamen Namen Secretion charakterisirt werden.

Das Secret, welches gasförmig oder flüssig (auch schleimig oder gallertartig) sein kann, verändert das specifische Gewicht, den osmotischen Druck oder die Oberflächenspannung u. s. w.".

Der Umstand, dass man durch den Einfluss eines Körpers, der, wie das Glycerin, aller Wahrscheinlichkeit nach durch Entziehung von Wasser in hohem Maasse und in ganz eigenthümlicher Weise die osmotischen Verhältnisse der Muskelfaser stört, auch gleichzeitig die Function des Muskels in geradezu enormem Grade — mehr als alle anderen mir bekannten Gifte — verändern kann, spricht meines Erachtens für die Richtigkeit einer Auffassung der Muskelcontraction wie die von Blix entworfene, wo physikalisch-chemische Kräfte eine

[1] *Dies Archiv.* 1894. Bd. V. S. 184.
[2] *Ebenda.* 1895. Bd. VI. S. 251.

grosse Rolle spielen. Dass solche Kräfte auch in so kleinen Gebilden wie Zellen gross sein können und *viribus unitis* bedeutender Leistungen fähig sind, das geht u. A. aus Erfahrungen auf dem Gebiete der Pflanzenphysiologie hervor. Diese Kräfte sollen nicht nur den „Turgor" der frischen Pflanzenorgane, die Bewegungen der Mimosablätter und dgl. bedingen, sondern auch die Säfte von den tief in der Erde verborgenen Wurzelspitzen, bis zu den höchsten Zweigen und Blättern der Eiche steigen lassen und den inneren Druck gewisser Pflanzenzellen zu vielen Atmosphären emportreiben können.

Die Ergebnisse und Anschauungen, wozu die oben mitgetheilten Untersuchungen geführt haben, lassen sich in folgenden Sätzen zusammenfassen:

1. Wenn man Frösche, am besten Temporarien, mit grossen Glyceringaben (0·5 bis 1^{g}) subcutan vergiftet und nach Entwickelung der Vergiftung die motorischen Nerven oder die Muskeln mit einzelnen Oeffnungsinductionsschlägen reizt, treten bei sehr schwachen Reizen (zuweilen bei 42^{cm} Rollenabstand für die Nerven, 28^{cm} bei Muskel — normal bei 18 bis 22^{cm}) nicht minimale Einzelzuckungen, sondern enorm hohe und eine Zeit lang (bis zu 27 Secunden) andauernde Tetani auf. Das „Plateau" der Tetanuscurve ging plötzlich in den absteigenden Curvenschenkel über, der später in eine allmählich absinkende Contracturlinie herauslief. — Bei wiederholten, verstärkten Reizen nahmen die Höhe und die Dauer der Tetani immerfort und zwar rasch ab, bis sie in oft abnorm niedrige, träge Einzelzuckungen übergingen.

2. Curarisirung der Frösche vor der Glycerinvergiftung hebt — wie Amidon schon früher nachgewiesen hat — den Einfluss des Glycerins auf die Muskeln nicht auf, setzt aber die Erregbarkeit derselben deutlich herab (von 24 bis 28^{cm} bis zu 16 bis 17^{cm} Rollenabstand). Damit ist zwar nicht streng bewiesen, doch wahrscheinlich gemacht, dass die enorm gesteigerte Erregbarkeit der nicht entnervten Präparate zum Theil wenigstens von einer Reizbarkeitssteigerung der motorischen Nervenendigungen abhängig ist.

3. Andererseits kam zuweilen vor, dass die indirecte Erregbarkeit früher als die directe herabgesetzt wurde, dass also vorübergehend eine curareähnliche Wirkung des Glycerins hervortrat.

4. Wenn die beiden Schenkelpräparate desselben Frosches nacheinander untersucht wurden, wies das später untersuchte immer eine stärkere Wirkung des Giftes auf, was wohl von der normalen Reizbarkeits-

steigerung der ausgeschnittenen Nerven und Muskeln (dem ersten Stadium des „Absterbens“) abhängt.

5. Die Actionsströme eines schlagenden Froschherzens genügten, um das glycerinvergiftete Präparat in Tetanus zu versetzen — und zwar sowohl bei directer als bei indirecter Reizung.

6. Auf der Höhe des Tetanus rufen neue Reize keine Wirkung hervor; während der Contracturperiode dagegen bringen sie meistens schnelle Einzelzuckungen, zuweilen bald neue Tetani zum Vorschein; unter Umständen blieben sie auch recht lange vollkommen erfolglos. Einige Male wurden Einzelreize mit einer ganzen Reihe (12, sogar 20) Zuckungen beantwortet.

7. Aeusserlich am Muskel angebracht, ruft starke Kochsalz- und Zuckerlösung wie Veratrin (alles vorher bekannt), und auch Glycerin, eine mehr oder weniger ausgeprägte „Contractur“ hervor. Glycerin steigert dabei die Reizbarkeit des Muskels. Subcutane Injectionen von Kochsalz- oder Zuckerlösung wirken aber nicht wie Glycerin; eher hat Austrocknung des Muskels einen ähnlichen Einfluss, aber viel schwächer.

8. Wenn man einen Frosch mit Veratrin ($0 \cdot 2^{mg}$) subcutan vergiftet und nachher einen ausgeschnittenen Muskel mit Veratrin äusserlich behandelt, entsteht eine ziemlich starke Contractur, die langsame, grosse, einigermaassen rhythmisch auftretende Wellen aufweist (an eine ältere Beobachtung von Biedermann erinnernd). Aehnlich verlaufende elektrische Fluctuationen im Muskel waren früher von Henze entdeckt worden. Das Phänomen erinnert an die von Fano, Bottazzi u. A. studirten Wellenerscheinungen (im „Sarcoplasma“).

9. Ein Vergleich zwischen Veratrincontractur und Glycerintetanus lässt gewisse Unterschiede hervortreten: Glycerin steigert die Erregbarkeit weit mehr als Veratrin; die Form der Glycerincontraction ist die eines Tetanus, die Form der Veratrincurve dagegen die einer Einzelzuckung mit Contractur; bei Steigerung der Reizstärke (vom Minimum aus) nehmen die Glycerintetani stets ab, die Veratrincontractionen bis zu einer gewissen Grenze zu; die Actionsströme des Veratrinmuskels, in Lovén's Kapillarelektrometer beobachtet, wiesen den zweiphasigen Charakter einer Einzelzuckung auf, diejenige des Glycerinmuskels dagegen (nach Einzelreizen vom Nerven) eine deutliche Discontinuität, ein während der Dauer des Tetanus fortbestehendes Zittern.

10. Der Glycerintetanus eines Muskels bringt durch Berührung (vermittelst seiner Actionsströme) ebenfalls glycerinvergiftete Nachbarmuskeln in Tetanus (Langendorff), erzeugt aber beim normalen Nerv-Muskelpräparat (Frosch) nur secundäre Zuckungen, keinen secundären

Tetanus. Der Glycerintetanus nach einem Einzelreize entsteht wahrscheinlich dadurch, dass der abnorm reizbare Muskel durch seine eigenen Actionsströme immer wieder eine Zeit lang, gereizt wird. Die Stärke dieses Stromes genügt, um den Glycerinmuskel selbst in die stärkste Thätigkeit zu versetzen, reicht aber nicht dazu aus, ein normales Präparat zu reizen. In einem anderen Glycerinpräparate ruft es dagegen secundären Tetanus hervor, der, einmal in Gang gesetzt, eine längere Zeit als die Contraction des primär gereizten Muskels dauern kann.

11. Während das Veratrin hauptsächlich auf das „Sarcoplasma“ (die nicht höher differencirten Elemente des Muskels) einwirkt (Bottazzi), beeinflusst das Glycerin wahrscheinlich, durch eine nicht-specifisch localisirte Massenwirkung, sämmtliche Gebilde des Muskels, auch die quergestreiften und die nervösen (die motorischen Nervenendigungen) — dadurch die bedeutend stärkere Veränderung seiner Functionen.

12. Mikroskopisch (am Querschnitt) lässt sich eine Bildung von Lücken an der Peripherie gewisser Muskelfasern nachweisen (Bedeutung?) — Eine gerinnungsbefördernde Wirkung des Glycerins auf Froschmuskelplasma lässt sich nicht feststellen. — Seine Wirkung beruht wahrscheinlich auf seinem wasserentziehenden Vermögen. (Aeltere Auffassung.) Die bedeutende Stärke dieser Wirkung, welche diejenige anderer wasserentziehender Momente weit übertrifft, hängt nach Verfassers Vermuthung damit zusammen, dass das Glycerin, welches — wie in die rothen Blutkörperchen (Hedin) und in Pflanzenzellen (Overton) — auch in die Muskelfasern hineindringt (Overton), dabei weit mächtiger als von aussen her die Gebilde im Faserinneren beeinflusst (die Isotonie derselben stört); der Effect — zuerst eine starke, zuweilen geradezu enorme Steigerung der Reizbarkeit und Leistungsfähigkeit — schlägt dann an ausgeschnittenen Präparaten bald in eine Beschädigung über. Daher der schnelle Verfall der Leistungen.

13. Dass ein Agens wie das Glycerin, das wohl eben durch seinen Einfluss auf die physikalisch-chemischen Eigenschaften des Muskels, und wahrscheinlich nur durch diesen, seine Wirkung entfaltet, so ungewöhnlich starke Veränderungen der Functionen dieses Organs mitführt, spricht gewissermaassen für die Richtigkeit einer solchen Theorie der Muskelcontraction (wie die von Blix entworfene), worin physikalisch-chemische Kräfte eine hervorragende Rolle spielen.

Stockholm, im November 1902.

Thierische Säfte und Gewebe in physikalisch-chemischer Beziehung.

VII. Mittheilung:

Zur Frage von den autolytischen Erscheinungen in Blutserum und Muskelsaft.[1]

Von

Max. Oker-Blom.

(Aus dem physiologischen Institut zu Helsingfors.)

Im Jahre 1875 fand Grübler Leucin in der noch frischen Lunge, und zwar nahm der Gehalt an diesem Stoffe einige Stunden nach dem Tode bedeutend zu. Durch diese Entdeckung ward gezeigt, dass die im Körper normal vorkommenden Eiweisskörper nach dem Tode Spaltungen erleiden. Dass die Spaltung der Eiweisskörper der Organe einer fermentativen Wirkung von Stoffen in den bezw. Geweben zuzuschreiben sei, wurde von Salkowsky (1) 1891 hervorgehoben, der eine „Autodigestion" (später „Autolyse" genannt) in der Leber und im Muskel nachwies.

Spätere Untersuchungen von Schwiening (2) Biondi (3) und Jakoby (4 und 5) haben gezeigt, dass in der Leber mehrere fermentative Processe stattfinden, und der letztgenannte Forscher hat überdies die früheren Angaben Grübler's über die autolysirende Wirkung des Lungengewebes bestätigt.

Das wahrscheinliche Vorkommen von Arginin in der Milz ist von Gulewitsch (7) hervorgehoben; dass die Milz ohne jeden Zweifel der Sitz autolytischer Erscheinungen ist, ist sodann von Hedin (8) und Rowland sichergestellt worden, welche dabei proteolytische Enzyme

[1] Der Redaction am 1. December 1902 zugegangen.

u. A. auch in der Niere und den Lymphdrüsen aller von ihnen untersuchten Thierarten beobachtet haben.

In Uebereinstimmung mit früheren Angaben über Autolyse im Muskel fanden ebenfalls Hedin und Rowland ein proteolytisches Enzym in dem Skelettmuskel. Ferner hat Hedin gezeigt, dass das aus der Milz erhaltene Enzym die Eiweisskörper des Blutes zu spalten vermag.

Bezüglich der Wirkungen des Muskelenzyms hat Salkowski erwiesen dass die ganze Production von Xanthinkörpern, deren der Muskel fähig ist, autolytischen Processen zuzuschreiben ist, wobei die genannten Körper in Lösung gehen. Schwiening, der dies ebenfalls nachwies, fand, wenn der Process sich eine genügende Zeit (ein Jahr) entwickeln konnte, unter den Zersetzungsproducten auch Leucin und Tyrosin.

Angesichts dieses recht allgemeinen Vorkommens von proteolytischen Enzymen konnte der Verdacht nahe liegen, dass das Blut der Träger von solchen Stoffen sei. Im Jahre 1897 konstatirte Spitzer (9), dass das von der Leber erhaltene Enzym an Stärke nicht verliert, wenn das Organ erst mit Wasser anhaltend gespült wird. Nach derselben Richtung untersuchten Hedin (8) und Rowland das Blutplasma vom Pferd und Rind, konnten aber mittelst des von ihnen angewandten Verfahrens proteolytische Eigenschaften ebenso wenig entdecken; dagegen glauben die genannten Forscher solche im Presssafte von zermalmten Blutkörpern gefunden zu haben. Jakoby bringt den Mangel an proteolytischen Enzymen im Blute in Zusammenhang mit ihrer von ihm nachgewiesenen geringen Diffusibilität, wodurch sie in den Blutzellen zurückgehalten werden.

Aus den angeführten Forschungsergebnissen erfahren wir somit, dass die Autolyse eine in den thierischen Geweben recht allgemein vorkommende Erscheinung darsellt; und es dürfte kaum einem Zweifel unterliegen, dass ein grosser Theil der postmortalen Veränderungen im Organismus auf autolytischem Grunde steht.

Kürzlich hat Schmidt-Nielsen (10) für die Mortificirung von fetteren Fischarten beim Salzungsprocesse bezw. für das Auftreten von Xanthinbasen die Autolyse verantwortlich gemacht.

Wie weit die autolytische Eiweissspaltung unter für sie günstigen Bedingungen und ohne Nebeneinflüsse gehen und welche Producte sie alle erzeugen kann, darüber sind unsere Kenntnisse noch sehr dürftig.

Bezüglich derjenigen Spaltungsprocesse, welchen die Eiweisskörper des Organismus in Folge der Wirkung der Bakterien anheimfallen, wissen wir (Cohnheim) (11) nach den Untersuchungen Hoppe-Seyler's und Nencki's, dass sie der Trypsindigestion gleichzustellen sind. Hierbei entstehen u. A. verschiedene Amidosäuren, mehr oder weniger dissociationsfähige Elektrolyte.

Im Anschluss an unlängst veröffentlichte Untersuchungen (12) über die Brauchbarkeit der elektrischen Leitfähigkeit als Indicator beim Beurtheilen von Spaltungsprocessen im gelösten Eiweiss, habe ich einige Versuche angestellt, um die autolytischen, sowie einige damit zu vergleichende bakterielle Processe im Blutserum und im Muskelsaft zu verfolgen; und zwar wollte ich zusehen, in wie weit die genannte Methode sich für die Beantwortung folgender Fragen eignen würde:

1. Kommen autolytische Processe im Muskelsaft und im Blutserum vor, und haben die beiden Flüssigkeiten in der genannten Beziehung irgend einen Einfluss aufeinander?

2. Wie verhält sich die Eiweissspaltung im Muskelsaft und im Blutserum unter dem Einfluss von Bakterien?

Es liegt in der Natur der Sache, dass wir hinsichtlich der gestellten Fragen unsere Erwartungen nicht zu hoch spannen dürfen, da wir für die Beurtheilung einen Maassstab verwenden, welcher — wie es mit der elektrischen Leitfähigkeit der Fall ist — sozusagen ein collectiver ist. Gleich z. B. dem specifischen Gewichte, der Gefrierpunktserniedrigung u. s. w. ist die elektrische Leitfähigkeit ebenfalls ein collectiver Ausdruck, der gleichzeitig von mehreren Factoren einen Einfluss erleiden kann. Während jene physikalischen Functionen von Concentrationsverschiebungen einer gemischten Lösung in einer bestimmten Richtung ebenfalls nur in einer und derselben Richtung beeinflusst werden, trifft dies für die elektrische Leitfähigkeit nicht unter allen Bedingungen zu.

Diese nimmt nämlich mit dem Gehalte der Lösung an dissociationsfähigen Stoffen, d. h. Elektrolyten zu, während dagegen die Gegenwart von nichtleitenden Stoffen, zu denen die nativen Eiweisskörper zu rechnen sind, in entgegengesetzter Richtung wirken, indem sie die Leitfähigkeit verringern, und zwar um so mehr, je grösser ihre Concentration ist. Im Allgemeinen wird jedoch die letztgenannte Wirkung im Vergleich mit der die Leitfähigkeit befördernden seitens der Elektrolyte von untergeordneter Bedeutung und kommt mehr als ein Corr針tiv für diese in Betracht.

Sehen wir von diesem Correctiv, d. h. von dem grösseren, bezw. kleineren Widerstand, welcher den Ionen bei ihrem Elektricitäts-Transport begegnet, ab, so bedeutet jede Erhöhung der Leitfähigkeit — gleiche Temperatur vorausgesetzt —, dass entweder neue Ionen hinzugekommen sind, oder dass eine Umgestaltung von schon vorhandenen eingetreten ist und die Entstehung von mit grösserer Beweglichkeit begabten Ionen hervorgerufen hat, bezw. dass diese beiden Factoren gleichzeitig wirksam gewesen sind.

Denken wir uns in unserem Falle die neuen Ionen auf Kosten der Nichtelektrolyte der Lösung, d. h. der Eiweisskörper, entstanden, so trägt eine Abnahme ihrer Concentration zu der Erhöhung der Leitfähigkeit der Lösung noch etwas bei.

Das Verfahren war bei der Untersuchung folgendes:

Die Temperatur der Flüssigkeit, welche Gegenstand der Untersuchung war, wurde in einer gut geschlossenen Flasche im Thermostat auf 39 bis 40° C. gehalten. Wo die Bakterienwirkung vermieden werden sollte, war die Flüssigkeit (mit einer Ausnahme) mit Toluol versetzt; und es soll gleich bemerkt werden, dass seine Wirkung der Erwartung vollständig entsprach.

Die Bestimmung der Leitfähigkeit erfolgte, wie üblich, nach der Wechselstrommethode und wurde bei 25° C. vorgenommen.

Im Interesse der Uebersichtlichkeit sind die bezw. Werthe 10 000 Mal grösser angegeben. In diesem Zusammenhange mag hervorgehoben werden, dass bei den Messungen darauf zu achten war, dass keine Toluolperle zwischen den Elektroden haften blieb, wodurch die Ergebnisse gefälscht worden und zwar zu niedrig ausgefallen wären.

Gegenstand der Versuche waren der aus frischem Rindfleisch gepresste Saft, sowie das aus coagulirtem Rinderblute gewonnene Serum, mit welchen Flüssigkeiten meistens Parallelversuche angestellt wurden. Das Fleisch, aus dem der Saft gewonnen wurde, war etwa einen Tag alt und ebenso hatte das Blut etwa 15 bis 18 Stunden gestanden, als das Serum abpipettirt und der Versuch eingeleitet wurde.

Versuch 1. Fleischsaft + Toluol.

Datum	Zeit	Leitfähigkeit	Differenz
17./VII.	8 Uhr Vorm.	123·8	—
25./VII.	10 „ „ (das Filtrat)	149·0	+25·2
28./VII.	10 „ „ „	151·0	+27·2

Die Flüssigkeit war und blieb während des Versuches sauer und erwies sich am Ende desselben — auf Nährgelatine geprüft — als steril.

Versuch 2. 60 ccm Fleischsaft wurden mit 10 ccm gesättigter Sublimatlösung versetzt; das Filtrat bot folgendes Verhalten:

Datum	Zeit	Leitfähigkeit	Differenz
19./VII.	2^h 15′ Nachm.	99·7	—
20./VII.	2 25 „	104·1	+ 4·4
21./VII.	1 30 „	105·8	+ 5·1
25./VII.	10 — Vorm.	110·1	+10·4
28./VII.	10 — „	113·6	+13·9
1./VIII.	10 — „	112·8	+13·1

Die Flüssigkeit war und blieb steril.

Versuch 3. Fleischsaft + Toluol.

Datum	Zeit	Leitfähigkeit	Differenz
22./VII.	1^h —′ Nachm.	88·9	—
23./VII.	12 15 „ (im Filtrate)	118·6	+19·7
25./VII.	12 15 „ „	125·3	+36·4
28./VII.	10 — Vorm. „	129·2	+40·3

Die Flüssigkeit verhielt sich steril.

Aus diesen drei Versuchen ersehen wir, dass die elektrische Leitfähigkeit des Fleischsaftes bei Ausschliessung jeder Bakterienwirkung unter den angegebenen Verhältnissen zunimmt, was sich in höherem Grade besonders an den ersten Versuchstagen kundgiebt.

Abgesehen von Versuch 2, bei welchem die Messungen das Filtrat des mit Sublimat theilweise gefällten Saftes betrafen und wo im Laufe des Versuches keine weitere Fällung erschien, wurde die Versuchsflüssigkeit sowohl bei Versuch 1 und 3, als auch bei allen folgenden Versuchen, bei welchen Fleischsaft vorkam, vor jeder Messung filtrirt.

Da in Folge der theilweise eingetretenen Coagulation der Flüssigkeit im Laufe des Versuches ein Theil des Eiweisses aus der Lösung heraustrat, konnte der Verdacht nahe liegen, dass die Zunahme der elektrischen Leitfähigkeit lediglich darin begründet sei, dass den schon von Anfang an vorhandenen Elektrolyten nunmehr günstigere Bedingungen geboten seien. Deshalb wurden die obigen Versuche mit einem vierten complettirt, bei welchem der Stickstoff (in zwei Parallelversuchen) nach Kjeldahl bestimmt wurde, zunächst in der Flüssigkeit von dem Versuche und sodann im Filtrate, nachdem dasselbe nach einer Versuchsdauer von einigen Tagen keine Tendenz zu steigen mehr aufwies.

Versuch 4. Fleischsaft + Toluol.

Datum	Zeit	Leitfähigkeit	Differenz	Eiweissgehalt
2./VIII.	12^h Vorm.	116·6	—	9·2 %
3./VIII.	10 „	126·0	+ 9·6	—
4./VIII.	10 „	133·4	+16·8	—
5./VIII.	12 „	135·0	+18·4	—
6./VIII.	1 Nachm.	135·0	+18·4	—
8./VIII.	10 Vorm.	135·7	+19·1	5·6 %

Wir erfahren, dass der Eiweissgehalt der Flüssigkeit im Laufe des Versuches von 9·2 Procent auf 5·6 Procent abnimmt; 3·6 Procent Eiweiss war somit aus der Flüssigkeit herausgetreten.

Nach Sjöquist setzt je 1 g Eiweiss, das in 100 ccm Flüssigkeit gelöst ist, die Leitfähigkeit dieser um 1·52 Procent herab, was für 3·6 Procent Eiweiss einer Herabsetzung um 5·6 Procent entspricht. Die ursprüngliche Leitfähigkeit des Fleischsaftes 116·6 wäre somit durch die theilweise Coagulation des Eiweisses, bezw. durch sein Austreten aus der Lösung um 5·6 Procent, bezw. 6·4 Einheiten gestiegen und hätte den Werth 123·0 angenommen, welcher also den Anfangswerth repräsentirt, womit die nachher zunehmende Leitfähigkeit zu vergleichen ist.

Wenn wir diese Correction ausführen, so finden wir, dass die resp. Zunahmen der Leitfähigkeit bei Versuch 4 die Werthe 3·0, 10·4 12·0, 12·0 und 12·7 annehmen, woraus also erhellt, dass das Zunehmen der Leitfähigkeit des Fleischsaftes nur zum kleineren Theile dem partiellen Austreten von Eiweiss aus der Lösung zuzuschreiben ist, wogegen dasselbe — nach meiner Meinung — zum weitaus grössten Theile in den autolytischen Erscheinungen, welche im Safte des todten Muskels vor sich gehen, bezw. im Entstehen von neuen Elektrolyten, eventuell in Umlagerungen von schon vorhandenen zu suchen ist.

Der Fleischsaft, der im Anfang des Versuches, mit Lackmus geprüft, sauer war, schien zur Zeit, als die Leitfähigkeit keine Neigung weiter zu wachsen mehr zeigte, immer noch, obgleich in geringerem Grade, sauer zu reagiren. Genauere Bestimmungen der Acidität wurden nicht angestellt.

Vergleichen wir Blutserum mit dem Fleischsafte, so macht sich in Bezug auf das Verhalten der elektrischen Leitfähigkeit eine ausgesprochene Verschiedenheit geltend.

Versuch 5. Stark hämoglobinhaltiges Serum + Toluol.

Datum	Leitfähigkeit
19./VII.	118·0
20./VII.	118·6
21./VII.	118·6
25./VII.	118·6
4./VIII.	119·4

Versuch 6. Serum + Toluol.

Bei mehreren vom 29. Juli bis zum 8. August vorgenommenen Messungen variirte die Leitfähigkeit lediglich zwischen den Werthen 112·7 und 113·4.

Versuch 7. Serum + Toluol.

Vom 22. Juli bis zum 4. August wechselte die Leitfähigkeit, mehrmals geprüft, zwischen 117·3 bis 116·9.

Aus den Ergebnissen der Versuche 5 bis 7 ersehen wir, dass das Blutserum, von welchem jede Bakterienwirkung durch einen Zusatz von Toluol fern gehalten war, seine Leitfähigkeit nicht ändert, wenigstens nicht im Laufe der ersten 12 bis 15 Tage. Zu bemerken ist, dass das Serum bei Versuch 5 in Folge davon, dass das Blut schon vor dem Coaguliren mit Toluol versetzt wurde, stark hämoglobinhaltig war, während bei den Versuchen 6 und 7 das Toluol erst dem abgeschiedenen Serum zugefügt wurde.

Um zu eruiren, in wieweit Serum irgend einen Einfluss auf die autolytischen Erscheinungen im Fleischsaft ausüben könnte, was ja ein gewisses praktisches Interesse hätte, wurden folgende zwei Parallelversuche angestellt.

Versuch 8. *A*: Gleiche Theile Fleischsaft (aus Vers. 3) und Serum (aus Vers. 7) + Toluol. *B*: Gleiche Theile Fleischsaft und destillirtes Wasser + Toluol. Die Leitfähigkeitsmessungen betreffen die bezw. Filtrate:

Datum	*A*		*B*	
	Leitfähigkeit	Differenz	Leitfähigkeit	Differenz
22./VII.	112·0	—	63·2	—
23./VII.	114·3	+ 2·3	67·7	+ 3·5
25./VII.	121·6	+ 9·6	69·0	+ 5·8
28./VII.	124·5	+12·5	72·1	+ 8·9
31./VII.	125·3	+13·3	73·8	+10·6
4./VIII.	130·1	+18·1	77·4	+14·2
7./VIII.	128·4	+16·4	80·5	+17·3
11./VIII.	128·1	+16·1	79·3	+16·1

Versuch 9. *A*: Gleiche Theile Fleischsaft und Serum + Toluol. *B*: Gleiche Theile Fleischsaft und destillirtes Wasser + Toluol. Die Leitfähigkeiten der bezw. Filtrate waren folgende:

Datum	*A*		*B*	
	Leitfähigkeit	Differenz	Leitfähigkeit	Differenz
5./VIII.	115·3	—	57·2	—
6./VIII.	120·1	+ 4·8	61·5	+4·3
8./VIII.	124·5	+ 9·2	63·8	+6·6
10./VIII.	126·8	+12·5	65·2	+8·0
12./VIII.	130·0	+14·7	65·8	+8·6
19./VIII.	130·0	+14·7	67·0	+9·8

Auch bei diesen Versuchen, bei denen der Fleischsaft mit gleichen Theilen von einerseits Serum und andererseits destillirtem Wasser gemengt war, finden wir ein gleichartiges Zunehmen der Leitfähigkeit, wie es auch mit dem ungemischten Fleischsaft der Fall war. Dies Zunehmen findet hier jedenfalls langsamer statt und erreicht erst nach einer längeren Versuchsdauer seinen maximalen Werth.

Vergleichen wir die Serummischung des Fleischsaftes mit seiner entsprechenden Verdünnung mit Wasser, so stellt sich heraus, dass die Leitfähigkeit in jener etwas rascher wächst, sowie dass die Zunahmen dort etwas höhere Werthe annehmen, als in dieser. Berücksichtigen wir hierbei noch, dass der Eiweissgehalt der Serummischung etwa doppelt so hoch wie derjenige der Wassermischung ist, so leuchtet ein, dass derselbe Zuschuss von leitenden Bestandtheilen in jener weniger zum Ausdruck kommt, als in dieser. Mit einem Worte, die Ergebnisse sind nicht ohne weiteres vergleichbar, sondern dasselbe Plus in der Leitfähigkeit dieser zwei Parallelserien entspricht einer grösseren Anzahl, bezw. besser leitenden Elektrolyten in der Serummischung. Hieraus erhellt somit, dass die autolytischen Erscheinungen in der letzteren eine relativ bedeutendere Rolle spielen, und wir können dann kaum umhin, zu vermuthen, dass die Eiweisskörper des beigemischten Serums hierbei gewissermassen betheiligt sind, da ja das im Fleischsafte enthaltene fermentative Element in beiden Mischungen die gleiche Concentration hat.

In Anschluss an diese Versuche will ich des Vergleiches halber folgende drei Parallelserien anführen, welche — in dem Maasse, als die Leitfähigkeit als Maassstab für das Verhalten dienen kann — ein Bild vom Umfange der Spaltungserscheinungen im Fleischsaft und im Serum unter dem Einfluss einiger Bakterien zeigen mögen.

Der Aufgabe dieser Untersuchung gemäss war es von Interesse, die Leitfähigkeitsveränderungen der genannten thierischen Säfte bei der Fäulniss zu beobachten. Die bakterielle Impfung geschah daher bei Versuch 10 mittelst etwa eine Woche alten faulenden Blutwassers, sowie bei Versuch 11 mit einer eine Woche alten Heuinfusion.

Bei Versuch 12 kam zu demselben Zwecke die eine Woche alte Bouilloncultur von Bacterium coli zur Anwendung. Bei allen diesen Versuchen war die Möglichkeit einer zufälligen Infection mit anderen Bakterien selbstverständlich nicht ausgeschlossen.

Die Temperatur der in gut geschlossenen Flaschen aufbewahrten Flüssigkeiten wurde im Thermostat auf 39 bis 40 ° C. gehalten.

Versuch 10. Drei Tropfen faulenden Blutwassers wurden zu 30 ccm frischen Serums, bezw. frischen Fleischsaftes gegeben.

Datum	Serum		Fleischsaft	
	Leitfähigkeit	Differenz	Leitfähigkeit	Differenz
6./VIII.	123·0	—	123·0	—
7./VIII.	130·0	+ 7·0	176·9	+ 43·9
8./VIII.	159·6	+ 36·6	216·9	+ 93·9
9./VIII.	194·5	+ 71·5	239·8	+116·8
10./VIII.	215·0	+ 92·0	264·6	+141·6
11./VIII.	235·2	+112·2	287·9	+164·9
19./VIII.	376·1	+243·1	521·4	+398·4

Versuch 11. 2 ccm Heuinfusion wurden zu je 28 ccm Serum, bezw. Fleischsaft gegeben.

Datum	Serum		Fleischsaft	
	Leitfähigkeit	Differenz	Leitfähigkeit	Differenz
6./VIII.	118·0	—	117·3	—
7./VIII.	122·4	+ 4·4	170·4	+ 43·1
8./VIII.	133·3	+ 15·3	196·0	+ 78·7
9./VIII.	169·1	+ 58·1	226·7	+109·4
10./VIII.	200·9	+ 82·1	235·4	+118·1
11./VIII.	218·9	+100·9	259·3	+142·0
19./VIII.	307·9	+189·9	541·0	+423·7

Versuch 12. 2 ccm Bouilloncultur von Bacterium coli wurden je 25 ccm Serum, bezw. Fleischsaft zugesetzt.

Datum	Serum		Fleischsaft	
	Leitfähigkeit	Differenz	Leitfähigkeit	Differenz
29./VII.	118·0	—	120·2	—
30./VII.	119·4	+ 1·4	145·0	+24·8
31./VII.	120·7	+ 2·7	167·9	+47·7
1./VIII.	126·8	+ 8·8	—	—
4./VIII.	190·6	+72·6	189·0	+68·8

Aus den Versuchen 10, 11 und 12 geht zunächst hervor, dass sowohl Serum wie Fleischsaft ihre Leitfähigkeit durch bakterielle Einflüsse in hohem Grade vergrössern. Vergleichen wir aber die Ergebnisse der resp. Parallelserien, so finden wir in der fraglichen Beziehung quantitative Verschiedenheiten zwischen Serum und Fleischsaft. Während die Leitfähigkeit des Fleischsaftes schon in den ersten 24 Stunden ein bedeutendes Wachsen zeigt (bezw. 43·9, 43·1 und 24·8), sowie im Laufe der nächstfolgenden Tage eine ungefähr entsprechende Zunahme erfährt, steigt die Leitfähigkeit des Serums in den ersten Versuchstagen viel weniger (in den ersten 24 Stunden bezw. 7·0, 4·4 und 1·4), um später allerdings einem etwas steileren Wachsen entgegenzugehen, ohne jedoch — wie es scheinen will — die Werthe der hohen Zunahme des Fleischsaftes bei Versuch 10 und 11 zu erreichen. In der letzten Beziehung zeigt der Versuch 12 gleichwohl ein abweichendes Verhalten, indem die Differenzen zwischen der ursprünglichen und der im Laufe der bakteriellen Wirkung erreichten Leitfähigkeit sich mit der Zeit ausgleichen.

Es macht somit den Eindruck, als wären die Eiweisskörper des Serums gegen die Zerstörungsprocesse der betreffenden Bakterien widerstandsfähiger; eventuell könnten die Versuchsresultate auch zu der Vermuthung führen, dass es sich für die Bakterien schwieriger gestaltet, die nativen Eiweisskörper anzugreifen, während sie in die Spaltungserscheinungen leichter eingreifen, sobald diese von der Autolyse gewissermaassen eingeleitet werden. Möglicherweise haben auch die baktericiden Eigenschaften des Serums ein Wort hier mitzusprechen.

Aus dem Obigen erhellt, dass die nach Salkowski, Schwiening, Hedin u. A. im Muskel, bezw. in Fleischsaft postmortal stattfindende Autolyse Veränderungen in dem aus frischem Rindfleisch gepressten Safte hervorruft, welche sich in einer Erhöhung seiner elektrischen Leitfähigkeit kund geben, sowie dass die genannte Leitfähigkeit somit unter gewissen Umständen einen Maassstab für die vorsichgehende Autolyse darstellt.

Weiter hat sich gezeigt, dass diese Erhöhung der Leitfähigkeit eine Grenze hat, welche unter günstigen Bedingungen im Laufe einiger weniger Tage erreicht wird.

Die Zunahme der Leitfähigkeit des Fleischsaftes kann nur in geringerem Maasse dem durch Koagulation stattfindenden Austreten des Eiweisses aus der betreffenden Flüssigkeit zugeschrieben werden, während — wie es mir scheinen will — der weitaus grösste Theil auf Rechnung der Spaltungsprocesse, bezw. auf das Entstehen von neuen elektrolytischen Producten oder von gewissen, für den Elektricitätstransport vortheilhafteren, Umlagerungen von schon vorhandenen Elektrolyten zu setzen ist.

In dem Maasse, als die Leitfähigkeitsveränderungen einen Maassstab für die autolytischen Processe darstellen, lassen die obigen Versuche in Uebereinstimmung mit den Angaben Salkowski's und Hedin's erkennen, dass das Serum des Rinderblutes nicht der Sitz von Autolyse ist, wenn ihm nicht die Träger derselben durch zugesetzten Fleischsaft zugeführt werden, wobei sodann auch die Eiweisskörper des Serums den autolytischen Processen anheimzufallen scheinen.

Ueber die genauere Art der autolytisch entstehenden Spaltungsproducte, welche zur besseren Leitfähigkeit beitragen, geben diese Versuche selbstverständlich keine Auskunft.

Bei Fäulniss von Fleischsaft und Serum scheint die Autolyse den bakteriellen Process wesentlich zu untersützen.

Ich kann daher den Angaben Salkowski's und Hedin's nur beipflichten, dass nämlich das im Muskel enthaltene autolytische Princip in der organisirten Zelle eingeschlossen sein muss, von wo aus es bei der Verblutung des Thieres jedenfalls noch nicht in das Blut, bezw. Blutserum ausdringt.

Litteratur.

1. Salkowski, *Zeitschr. f. kl. Med.* 1891. Suppl.
2. Schwiening, Virchow's *Arch.* Bd. CXXXVI. 1894.
3. Biondi, Virchow's *Arch.* Bd. CVIL. 1896.
4. Jacoby, Virchow's *Arch.* Bd. CLVII. 1899.
5. Jacoby, *Zeitschr. f. physiol. Chem.* Bd. XXX. 1900.
6. Jacoby, *Zeitschr. f. physiol. Chem.* Bd. XXXIII. 1902.
7. Gulewitsch u. Jochelsohn, *Zeitschr. f. physiol. Chem.* Bd. XXX. 1900.
8. Hedin u. Rowland, *Zeitschr. f. physiol. Chem.* Bd. XXXII. 1901.
9. Spitzer, Pflüger's *Arch.* Bd. LXVII. 1897.
10. Schmidt-Nielsen, *Det kongl. Norske Videnskab. Selkkabs. Skrifter.* Nr. 5. 1901.
11. Cohnheim, *Chemie d. Eiweisskörper.* Braunschweig 1900.
12. Oker-Blom, *Dieses Archiv.* Bd. XIII. 1902.

Die Einwirkung verschiedener Variabelen auf die Kohlensäureabgabe bei positiver Muskelthätigkeit.

Von

J. E. Johansson und Gunnar Koraen.

(Aus dem physiologischen Laboratorium des Carolinischen medico-chirurgischen Institutes in Stockholm.)

I.

Die unten mitzutheilenden Versuchsreihen sind gleichzeitig mit denjenigen ausgeführt worden, welche wir in diesem Archive Bd. XIII S. 229 veröffentlicht haben. Die Anordnung dieser wie die der früheren Versuche gründet sich auf die Ergebnisse der von Johansson in diesem Archive Bd. XI mitgetheilten Versuchsreihen: Wenn eine Versuchsperson in verschiedenen Versuchsperioden derselben Dauer eine Reihe möglichst gleichförmiger Muskelbewegungen ausführt, nimmt die CO_2-Abgabe mit der Zahl der Bewegungen proportional zu. Für diese Regelmässigkeit der CO_2-Abgabe erwies es sich als unerlässliche Voraussetzungen:

1. Der Einfluss der Nahrungsaufnahme muss ausgeschlossen werden.

2. Die Versuchsperson muss alle Extrabewegungen vermeiden.

3. Bei höheren Belastungen darf die Zahl der Bewegungen in einer Versuchsperiode eine gewisse Grenze nicht übersteigen.

4. Es kommt noch eine Bedingung hinzu, welche in der genannten Arbeit nicht speciell erwähnt wurde: Die Versuchsperson muss eine gewisse Uebung besitzen.

Um zu zeigen wie es möglich ist zu controliren, dass die Versuchsperson die nöthige Uebung erworben hat, werden hier drei Versuchsreihen mitgetheilt, welche mit dem früher beschriebenen Arbeitsapparate ausgeführt worden sind.

Tabelle I.

Reihe 1. Hebung; $P = 21 \cdot 7^{kg}$; $H = 0 \cdot 5^{m}$; $Z = 1 \cdot 1$ Sec.; $D = 0^{cm}$.
Versuchsperson K.

Datum des Versuches	N	H m	Z Sec.	CO_2 g in 1 Stunde beob.	corr. $H = 0 \cdot 5$ m $Z = 1 \cdot 1$ Sec.	ausgeglichen $[CO_2] = q + pN$	$\varDelta$
1901							
a) 20. Febr.	303	0·509	1·10	38·1	37·9	39·1	−1·2
21. „	300	0·498	1·10	40·8	40·9	39·0	+1·9
22. „	299	0·498	1·10	39·0	39·0	38·9	+0·1
23. „	301	0·500	1·09	39·7	39·7	39·0	+0·7
16. März	299	0·500	1·10	38·7	38·7	38·9	−0·2
18. „	301	0·500	1·09	37·9	37·9	39·0	−1·1
b) 25. Febr.	602	0·498	1·10	60·9	—	—	—
26. „	601	0·500	1·09	61·8	—	—	—
27. „	602	0·511	1·10	60·4	—	—	—
14. März	601	0·500	1·07	56·2	56·4	55·7	+0·7
16. „	602	0·500	1·07	55·3	55·5	55·7	−0·2
27. „	601	0·500	1·08	55·7	55·8	55·7	+0·1
28. „	600	0·500	1·14	54·5	54·3	55·6	−1·3
c) 22. Febr.	721	0·516	1·10	72·1	—	—	—
23. „	722	0·507	1·09	71·2	—	—	—
12. März	720	0·500	1·14	64·5	64·3	62·3	+2·0
13. „	720	0·500	1·20	61·5	60·8	62·3	−1·5
d) 25. Febr.	898	0·498	1·09	85·9	—	—	—
26. „	899	0·498	1·10	88·7	—	—	—
27. „	900	0·511	1·10	86·0	—	—	—
28. „	901	0·500	1·12	85·0	—	—	—
14. März	900	0·500	1·08	76·7	—	—	—
18. „	902	0·500	1·09	71·4	71·5	72·4	−0·9
27. „	901	0·500	1·08	71·7	71·9	72·4	−0·5
28. „	900	0·500	1·14	74·1	73·7	72·3	+1·4

$p = 0 \cdot 0556$, $q = 22 \cdot 3$[1], $r = \pm 0 \cdot 8$, $r_p = \pm 0 \cdot 0009$, $r_q = \pm 0 \cdot 5$.

In Tab. I bezeichnet P die Belastung; N die Anzahl der Hebungen in einer Versuchsperiode; H die Höhe einer Hebung; Z die Dauer

[1] Als Ruhewerth wurde bei einer im Jahre 1899 ausgeführten Versuchsreihe $22 \cdot 2^{g}$ CO_2 in 1 Stunde direct beobachtet. *Dies Archiv.* Bd. XI. S. 178.

einer Hebung; *D* die Anfangslage des Schlittens. Die CO_2-Abgabe ist von der Dauer und der Höhe der Hebungen abhängig. Um den Einfluss der Anzahl der Hebungen darzulegen, müssen die einzelnen Versuche im Bezug auf die Höhe und Dauer der Hebungen vergleichbar sein. Die beobachteten Werthe der CO_2-Abgabe — Col. 5 in Tab. I — sind daher entsprechend den Schwankungen jener Grössen corrigirt worden — Col. 6. Wie man diese Correctionen berechnet, soll weiter unten gezeigt werden.

Vor dem Anfange der Versuchsreihe 1 — Tab. I — hatte sich die Versuchsperson K. nur sehr wenig mit dem Arbeitsapparate geübt. Vom 20.—28. Febr. arbeitete er täglich mit der Belastung 20 kg. Während dieser Zeit sieht man keinen Einfluss dieser täglichen Uebung.

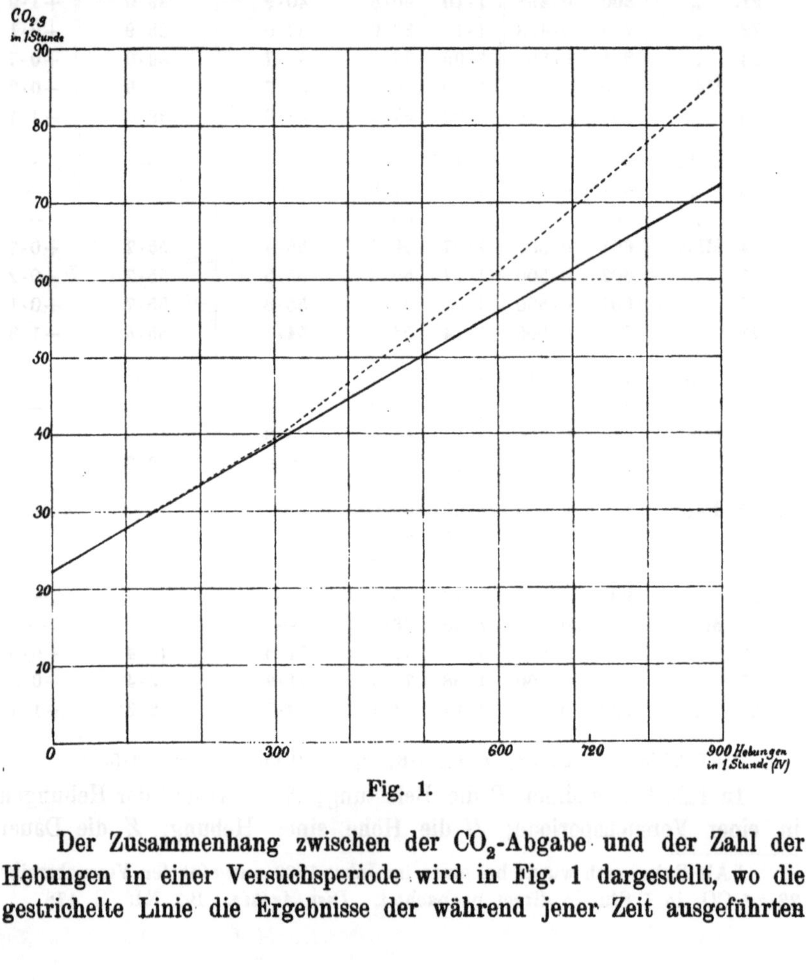

Fig. 1.

Der Zusammenhang zwischen der CO_2-Abgabe und der Zahl der Hebungen in einer Versuchsperiode wird in Fig. 1 dargestellt, wo die gestrichelte Linie die Ergebnisse der während jener Zeit ausgeführten

Versuche wiedergiebt. Die CO_2-Abgabe wächst offenbar schneller als proportional mit der Zahl der Hebungen. Die Versuchsperson setzte indessen die Versuche fort, aber mit der Belastung 30 kg. Am 12. März wurde die Belastung 20 kg wiedergenommen. Jetzt werden ganz andere Werthe der CO_2-Abgabe erhalten als vor der Trainirung mit 30 kg Belastung: Die CO_2-Abgabe wächst proportional mit der Zahl der Hebungen.

Bei den Versuchen $N = 300$ beträgt die CO_2-Abgabe denselben Werth nach wie vor der Trainirung mit der grösseren Belastung. Durch die Uebung wird also der Bereich erweitert, innerhalb welches die CO_2-Abgabe proportional mit der Zahl der Bewegungen wächst.

Um eine hinreichende Uebung herzustellen, ist es offenbar zu empfehlen, eine grössere Belastung zu nehmen als diejenige, welche bei den eigentlichen Versuchen zur Anwendung kommen soll.

Diejenigen Werthe der CO_2-Abgabe in Tab. I, welche der hinreichenden Uebung entsprechen, werden nach der Formel $[CO_2] = q + pN$ mittels der Methode der kleinsten Quadrate ausgeglichen. Die wahrscheinlichsten Werthe von q — „Ruhewerth" der CO_2-Abgabe für die betreffende Versuchsperson — und von p — die Zunahme der CO_2-Abgabe für je eine Hebung — werden gleichzeitig in üblicher Weise berechnet nebst den wahrscheinlichen Fehlern r_p und r_q jener Grössen. In Fig. 1 werden jene ausgeglichenen Werthe durch die ausgezogene Linie dargestellt.

Die Versuchsperson J. hat vor den Versuchsreihen 2 und 3 (Tab. II und III) mehrere andere zu verschiedenen Zeiten ausgeführt. Unmittelbar vor jenen Reihen waren aber seit 7 Monaten keine Versuche vorgenommen worden und die Versuchsperson hatte daher die erworbene Uebung zum Theil verloren. Wie die nöthige Uebung allmählich wieder hergestellt wird, ist aus der Reihe 2: *c*, — $N = 600$ in $^1/_2$ Stunde — ersichtlich. Die CO_2-Abgabe sinkt allmählich von 47 bis 38 g. Bei den Reihen 2: *a* und 2: *b*, wo die Zahl der Hebungen nur 300 bezw. 450 in $^1/_2$ Stunde beträgt, findet nicht jene Abnahme der CO_2-Abgabe statt, d. h. für diese Arbeitsleistungen ist die Uebung schon am Anfang der Versuchsreihe hinreichend gewesen. Durch die während der Versuchsreihe erworbene Uebung wird der Bereich, innerhalb welches die CO_2-Abgabe der Zahl der Hebungen proportional wächst, bis auf 600 in $^1/_2$ Stunde erweitert, entsprechend etwa 10400 m-kg in 1 Stunde.

Bei der Belastung 32·1 kg — Tab. III — wird die Grenze jener

Regelmässigkeit der CO_2-Abgabe bei etwa 360 Hebungen in $^1/_2$ Stunde d. h. 9200 m-kg in 1 Stunde, erreicht.

Tabelle II.

Reihe 2. Hebung; $P = 21 \cdot 7$ kg; $D = 0$. Versuchsperson J.

Datum des Versuches	N	H m	Z Sec. beob.	Z Sec. corr. $H = 0 \cdot 400$	CO_2 g in $^1/_2$ Stunde beob.	corr. $H = 0 \cdot 400$	ausgeglichen $[CO_2] = q + pN$	$\varDelta$
1901								
a) 7. Nov.	304	0·409	0·97	0·94	27·2	27·0	—	—
8. „	298	0·409	0·94	0·92	25·9	25·7	25·2	+0·5
9. „	296	0·408	0·85	0·83	24·5	24·3	25·1	−0·8
11. „	298	0·411	0·92	0·89	25·8	25·5	25·2	+0·3
15. „	298	0·401	0·97	0·97	25·2	25·2	25·2	—
23. „	298	0·394	0·94	0·95	24·3	24·5	25·2	−0·7
b) 8. „	458	0·409	0·90	0·88	32·1	31·7	32·6	−0·9
9. „	452	0·409	0·89	0·87	33·8	33·4	32·3	+1·1
11. „	454	0·406	0·90	0·88	35·2	35·0	—	—
15. „	450	0·399	0·91	0·91	33·2	33·2	32·2	+1·0
23. „	453	0·398	0·93	0·93	32·3	32·4	32·3	+0·1
c) 7. „	597	0·410	0·95	0·93	47·0	46·5	—	—
8. „	602	0·412	0·90	0·88	45·1	44·5	—	—
9. „	602	0·409	0·88	0·86	42·1	41·6	—	—
11. „	598	0·408	0·92	0·90	42·3	41·9	—	—
14. „	606	0·395	0·91	0·92	41·6	41·9	—	—
15. „	606	0·401	0·92	0·92	40·8	40·7	—	—
23. „	580	0·397	0·93	0·93	38·3	38·5	38·2	+0·3
26. „	600	0·400	0·89	0·89	38·2	38·2	39·1	−0·9

$p = 0 \cdot 0461$, $q = 11 \cdot 5$, $r = \pm 0 \cdot 52$, $r_p = \pm 0 \cdot 0014$, $r_q = \pm 0 \cdot 6$.

Tabelle III.

Reihe 3. Hebung; $P = 32 \cdot 1$ kg; $D = 0$. Versuchsperson J.

Datum des Versuches	N	H m	Z Sec. beob.	Z Sec. corr $H = 0 \cdot 400$	CO_2 g in $^1/_2$ Stunde beob.	corr. $H = 0 \cdot 400$	ausgeglichen $[CO_2] = q + pN$	$\varDelta$
1901								
25. Nov.	90	0·403	0·91	0·91	18·4	18·4	17·7	+0·7
26. „	182	0·405	0·86	0·85	23·5	23·4	24·5	−1·1
12. „	303	0·404	0·90	0·89	33·6	33·4	33·3	+0·1
12. „	358	0·407	0·94	0·92	38·0	37·7	37·4	+0·3
12. „	450	0·407	0·93	0·91	50·8	50·4	—	—

$p = 0 \cdot 0734$, $q \pm 11 \cdot 1$, $r = \pm 0 \cdot 64$, $r_p = \pm 0 \cdot 0031$, $r_q = \pm 0 \cdot 78$.

Die jetzt angeführten Versuchsreihen bestätigen die frühere Angabe, dass die CO_2-Abgabe bis eine gewisse Grenze proportional mit der Zahl der Contractionen wächst und haben die Abhängigkeit dieses Grenzwerthes von der Uebung dargelegt.

II.

Die Aufgabe der vorliegenden Untersuchung, ist den Einfluss verschiedener Variabelen auf die CO_2-Abgabe bei positiver Muskelarbeit zu ermitteln. Mittels des früher beschriebenen Arbeitsapparates führt die Versuchsperson eine gewisse Anzahl (N) „Hebungen" in einer bestimmten Versuchsperiode $^1/_2$ oder 1 Stunde aus. Bei den verschiedenen Versuchsreihen werden die Dauer (Z) — d. h. die Geschwindigkeit — der Hebungen, die Anfangslage (D) — d. h. der Verkürzungsgrad der betreffenden Muskeln in demjenigen Momente wo die Hebung des Gewichtes anfängt — die Höhe (H) und die Belastung (P) variirt.

Eine Uebersicht der ausgeführten Versuchsreihen wird hier mitgetheilt.

	Reihe	Tabelle	Variabel	Versuchsp.
4	a. b. c	IV und V	Dauer [Z]	J.
5	a. b. c	VI und VII	Belastung [P]	J.
6	a. b. c			
7	a. b. c	VIII und IX	„	K.
8	a. b. c. d. e	X und XI	Anfangslage [D]	J.
9	a. b. c			
10	a. b. c. d. e	XII und XIII	„	K.

III.

Wir wollen zuerst den Einfluss der Dauer oder der Geschwindigkeit der Contractionen erörtern (s. Tab. IV und V).

Tab. IV enthält eine Versuchsreihe mit variirender Dauer der Hebungen. Wie bei den früher[1] mitgetheilten Versuchen wird diejenige CO_2-Abgabe, p, berechnet, welche einer Hebung entspricht — Col. 7 —. Die Belastung (P) schwankt etwas mit der Geschwindigkeit.[2] Die mittlere Höhe (H) der Hebungen bietet auch einige Schwankungen bei den verschiedenen Versuchen dar. Um miteinander vergleichbare

---

[1] *Dies Archiv.* Bd. XIII. S. 233.

[2] *Ebendas.* Bd. XI. S. 284.

Tabelle IV.

Reihe 4. Hebung; $D = 0^{cm}$. Versuchsperson J.

Datum des Versuches	P kg	H m	N	Z Sec.	$CO_2{}^g$ in 1 Stunde	$CO_2{}^g$ entsprechend einer Hebung (p)
17. März 1900	22·0	0·486	902	0·5	70·1	0·052
30. „ „	22·0	0·487	902	0·5	70·8	0·053
Decbr. 1898[1]	21·7	0·500	120—880	1·1	30—76	0·059
Jan. 1899[2]	21·7	0·500	120—1200	1·0	30—94	0·057
23. Aug. „	21·2	0·496	604	2·4	66·3	0·071
31. „ „	21·1	0·499	455	3·8	64·1	0·090
1. Septbr. „	21·1	0·501	361	3·4	51·9	0·079
19. März 1900	21·1	0·489	450	3·7	59·1	0·080
17. „ „	21·0	0·495	360	5·4	60·4	0·103
30. „ „	21·0	0·497	361	5·8	61·8	0·107
16. „ „	21·0	0·499	180	11·8	52·9	0·164
19. „ „	21·0	0·501	179	12·3	55·1	0·178

Tabelle V.

Reihe 4. Hebung; $P = 20^{kg}$; $H = 0·5^{m}$; $D = 0^{cm}$. Versuchsperson J.

Z	$CO_2{}^g$ entsprechend einer Hebung, p, beobachtet	berechnet $p = s + tZ$	$\varDelta$	
0·5	0·048	0·049	−0·001	
0·5	0·049	0·049	0·000	$t = 0·0099 + 0·0001$
1·1	0·055	0·055	0·000	$s = 0·0434 \pm 0·0007$
1·0	0·053	0·054	−0·001	
2·4	0·068	0·067	+0·001	
3·8	0·085	0·081	+0·004	
3·4	0·075	0·077	−0·002	
3·7	0·077	0·080	−0·003	
5·4	0·099	0·097	+0·002	
5·8	0·102	0·101	+0·001	
11·8	0·157	0·161	−0·004	
12·3	0·169	0·166	+0·003	

Zahlenwerthe der CO_2-Abgabe für je eine Hebung zu erhalten, werden die Zahlen der Col. 7 auf die Höhe $H = 0·500^{m}$ und die Belastung 20^{kg} bezogen — Tab. V Col. 2 —. Eine entsprechende Correction muss auch betreffs der Zahlenwerthe (Z) der Dauer der Hebungen vorgenommen

[1] Reihe von 16 Versuchen. (*Dies Archiv.* Bd. XI. S. 295).

[2] Reihe von 21 Versuchen. (*Dies Archiv.* Bd. XI. S. 296.)

werden. Bei der Reihe 4 beträgt aber diese Correction nur einige Hundertstel einer Secunde und wird daher nicht speciell angegeben. Bei den folgenden Reihen werden sowohl die beobachteten wie die corrigirten Zahlenwerthe Z angeführt. Die in Tab. V Col. 2 angeführten Zahlen sind folgender Weise erhalten worden. Die Zahlen der Col. 7 Tab. IV werden zuerst auf die Belastung $P = 20^{\text{kg}}$ bezogen. Aus den dabei erhaltenen Werthen werden vorläufig die Grössen s und t (siehe unten) approximativ berechnet, und mittels dieser approximativen Werthe werden dann die Correctionen erhalten. Erforderlichen Falles wird diese Procedur zweimal wiederholt.

Die Zahlen der Col. 2 Tab. V, welche sich alle auf dieselbe Belastung, $P = 20^{\text{kg}}$, und dieselbe Höhe der Hebungen, $H = 0{,}500^{\text{m}}$, beziehen, sind mit einander vergleichbar und werden zur Berechnung der wahrscheinlichsten Werthe von s und t in der Formel

$$p = s + tZ$$

verwerthet. Die wahrscheinlichen Fehler r_t und r_s jener Grössen und der wahrscheinliche Fehler r einer Beobachtung werden in üblicher Weise berechnet. Die nach der obigen Formel ausgeglichenen Werthe der CO_2-Abgabe für eine Hebung werden in Col. 3 angeführt. Wie aus den Differenzen Δ zwischen den Zahlen der Col. 2 und 3 zu ersehen ist, ist die Anwendung der obigen Formel berechtigt. Dasselbe geht auch aus den Versuchsreihen 5 : *b*, 7 : *b*, 9 : *a*, 10 : *a* hervor.

Es hat sich also erwiesen, dass die CO_2-Abgabe bei positiver Muskelarbeit der Dauer der Contractionen proportional wächst.

Die Ausführung einer Bewegung verlangt eine gewisse Zeit. Die CO_2-Abgabe, welche einer gewissen Muskelthätigkeit entspricht, ist also immer von der Grösse Z abhängig. Um den Einfluss anderer Variabelen darzulegen, müssen die betreffenden Versuche in Bezug auf die Dauer der Contractionen vergleichbar sein.

Am besten verfährt man in derjenigen Weise, dass man mehrere Versuchsreihen derselben Anordnung wie die Reihe 4 ausführt, und für jede solche Reihe der betreffenden Variabelen einen verschiedenen Zahlenwerth ertheilt. Aus jeder Versuchsreihe werden die Grössen s und t berechnet. Man bestimmt also in jedem Falle theils die Zunahme — t — der CO_2-Abgabe für je 1 Sec. längere Dauer der Bewegung, theils diejenige CO_2-Abgabe, welche einer momentanen Ausführung der betreffenden Bewegung entspricht — s —. Aus den verschiedenen Zahlenwerthen der Grössen s und t, welche man auf diese Weise erhält, stellt sich der Einfluss der betreffenden Variabelen auf die CO_2-Abgabe heraus.

Da es sich deutlich genug erwiesen hatte, dass die CO_2-Abgabe der Dauer der Contractionen proportional wächst, war es nicht nothwendig, in jedem Falle mehrere Bestimmungen auszuführen, als entsprechend zwei verschiedenen Werthen der Dauer (Z).

Tabelle VI.
Positive Muskelarbeit (Hebung). Variirende Belastung. $D = 0^{cm}$.
Versuchsperson J.

Datum des Versuches	P kg	H m	N	Z Sec. beob.	CO_2 g in einer Versuchsperiode	CO_2 g entsprechend einer Heb. (p)
Reihe 5.					$^1/_2$ Stunde	
a) 25. Nov. 1901	10·9	0·401	593	0·91	26·2	0·0245
26. „ „	10·9	0·403	597	0·85	25·5	0·0231
19. „ „	10·5	0·403	178	7·77	21·1	0·0530
22. „ „	10·5	0·404	182	7·80	21·5	0·0540
					$^1/_2$ Stunde	
b) „ „ [1]	21·7	0·400	300—600	0·91	24—38	0·0461
20. „ „	21·1	0·400	228	3·65	27·7	0·0703
21. „ „	21·1	0·403	223	3·61	28·5	0·0755
16. „ „	21·0	0·408	120	7·63	26·1	0·1203
18. „ „	21·0	0·409	120	7·87	25·7	0·1170
22. „ „	21·0	0·405	120	7·99	24·0	0·1028
					$^1/_2$ Stunde	
c) „ „ [2]	32·1	0·400	90—360	0·89	18—38	0·0734
20. „ „	31·5	0·406	150	3·67	28·7	0·1135
21. „ „	31·5	0·404	150	3·68	27·1	0·1029
Reihe 6.					1 Stunde	
a) 6. April 1900	11·0	0·512	1202	0·53	56·1	0·0273
Febr. 1899[3]	10·9	0·500	120—1272	1·00	26—60	0·0298
6. April 1900	10·5	0·518	181	13·84	40·7	0·0961
					1 Stunde	
b) [4]	20·0	0·500	120—1200	0·5—12·3	30—94	0·048—0·169
					1 Stunde	
c) Jan. 1899[5]	32·1	0·500	120—600	1·00	32—75	0·0894
3. April 1900	31·5	0·504	240	5·69	67·0	0·1821
5. „ „	31·5	0·507	240	5·90	67·8	0·1854

[1] Reihe von 11 Versuchen. Reihe 2 (Tab. II).
[2] „ „ 4 „ Reihe 3 (Tab. III).
[3] „ „ 20 „ (*Dies Archiv.* Bd. XI. S. 296.)
[4] „ „ 12 „ Reihe 4 (Tab. V).
[5] „ „ 22 „ (*Dies Archiv.* Bd. XI. S. 297.)

Tabelle VII.

Positive Muskelarbeit (Hebung). Variirende Belastung. $D = 0^{cm}$.
Versuchsperson J.

Z (Sec.) corr. $[H]$	CO_2 g entsprechend einer Hebung, p, corr. $[P]$	corr. $[H]$	ausgeglichen $p=s+tZ$	
	Reihe 5: a. $H = 0 \cdot 4^m$; $P = 10^{kg}$.			
0·91	0·0225	0·0225	—	$t = 0 \cdot 0042$
0·85	0·0212	0·0211	—	
7·71	0·0505	0·0501	—	$s = 0 \cdot 0181$
7·72	0·0514	0·0509	—	
	b. $H = 0 \cdot 4^m$; $P = 20^{kg}$.			
0·91	0·0424	0·0424	0·0436	$t = 0 \cdot 0092 \pm 0 \cdot 0008$
3·65	0·0666	0·0666	0·0688	
3·58	0·0716	0·0711	0·0681	$s = 0 \cdot 0352 \pm 0 \cdot 0045$
7·48	0·1146	0·1125	0·1040	
7·70	0·1114	0·1090	0·1060	$r = \pm 0 \cdot 0050$
7·89	0·0979	0·0965	0·1078	
	c. $H = 0 \cdot 4^m$; $P = 30^{kg}$.			
0·89	0·0686	0·0686	—	$t = 0 \cdot 0121$
3·62	0·1081	0·1066	—	
3·64	0·0980	0·0969	—	$s = 0 \cdot 0578$
	Reihe 6: a. $H = 0 \cdot 5^m$; $P = 10^{kg}$.			
0·52	0·0248	0·0238	0·0246	$t = 0 \cdot 0049$
1·00	0·0273	0·0273	0·0269	
13·36	0·0915	0·0874	0·0871	$s = 0 \cdot 0221$
	b. $H = 0 \cdot 5^m$; $P = 20^{kg}$.			
—	—	—	—	$t = 0 \cdot 0099 \pm 0 \cdot 0001$
—	—	—	—	$s = 0 \cdot 0434 \pm 0 \cdot 0007$
	c. $H = 0 \cdot 5^m$; $P = 30^{kg}$.			
1·00	0·0836	0·0836	—	$t = 0 \cdot 0190$
5·65	0·1734	0·1723	—	
5·83	0·1766	0·1747	—	$s = 0 \cdot 0646$

Tabelle VIII.

Reihe 7. Positive Muskelarbeit (Hebung). Variirende Belastung. $H = 0 \cdot 5$ m; $D = 0$ cm. Versuchsperson K.

	Datum des Versuches		P kg	N	Z Sec.	CO_2 g in $1/2$ Stunde	CO_2 g entsprechend einer Hebung (p)
a)	29. Mai	1901	10·9	454	1·14	23·6	0·0275
	30. „	„	10·9	451	1·10	22·5	0·0253
	29. „	„	10·5	221	4·81	18·7	0·0344
	29. „	„	10·5	230	4·78	19·3	0·0357
b)	März	„ [1]	21·7	150—450	1·10	19—36	0·0556
	18. Mai	„	21·1	200	3·29	26·9	0·0790
	18. „	„	21·1	205	3·33	27·4	0·0795
	18. „	„	21·0	188	4·91	29·6	0·0984
	17. „	„	21·0	179	5·10	28·7	0·0983
c)	31. „	„	32·1	158	1·10	23·9	0·0810
	30. „	„	31·8	113	2·94	24·4	0·1177
	30. „	„	31·8	108	3·22	24·9	0·1278

Tabelle IX.

Reihe 7. Hebung. Variirende Belastung; $H = 0 \cdot 5$ m; $D = 0$ cm. Versuchsperson K.

Z	CO_2 g entsprechend einer Hebung, p,		Δ	
	corr. $[P]$	ausgeglichen $p = s + tZ$		
a)	$P = 10$ kg			
1·14	0·0252	—		$t = 0 \cdot 0025$
1·10	0·0232	—		
4·81	0·0328	—		$s = 0 \cdot 0214$
4·78	0·0340	—		
b)	$P = 20$ kg			
1·10	0·0512	0·0512	0·0000	$t = 0 \cdot 0109 \pm 0 \cdot 00018$
3·29	0·0749	0·0750	−0·0001	
3·33	0·0754	0·0754	0·0000	$s = 0 \cdot 0393 \pm 0 \cdot 00069$
4·91	0·0937	0·0926	+0·0011	
5·10	0·0936	0·0946	−0·0010	$r = \pm 0 \cdot 0006$
c)	$P = 30$ kg			
1·10	0·0757	—		$t = 0 \cdot 0203$
2·94	0·1110	—		
3·22	0·1206	—		$s = 0 \cdot 0534$

[1] Reihe von 15 Versuchen. Reihe 1. Tab. I.

Tabelle X.

Positive Muskelarbeit (Hebung). Variirende Anfangslage. Versuchspers. J.

Datum des Versuches	*P* kg	*H* m	*N*	*Z* Sec. beob.	CO_2 g in einer Stunde	CO_2 g entsprechend einer Hebung (*p*)
Reihe 8.						
a) $D = 0^{cm}$						
20. März 1900	21·7	0·099	1799	0·25	49·3	0·0145
24. „ „	21·0	0·108	720	2·69	41·9	0·0258
b) $D = 10^{cm}$						
20. März „	21·7	0·100	1798	0·26	50·9	0·0154
31. „ „	21·0	0·108	722	2·65	46·9	0·0327
c) $D = 20^{cm}$						
10. April 1900	21·7	0·102	1806	0·22	50·7	0·0152
10. „ „	21·0	0·104	720	1·96	43·6	0·0282
26. März „	21·0	0·107	721	2·46	46·6	0·0323
d) $D = 30^{cm}$						
21. März 1900	21·7	0·102	1818	0·25	53·7	0·0167
31. „ „	21·0	0·107	715	2·72	51·3	0·0392
e) $D = 40^{cm}$						
21. März 1900	21·7	0·102	1686	0·25	54·6	0·0186
10. Oct. 1899	21·7	0·109	1820	0·30	59·4	0·0199
11. „ „	21·0	0·109	1197	0·80	57·4	0·0285
26. März 1900	21·0	0·101	716	2·18	53·9	0·0427
Reihe 9.						
a) $D = 0^{cm}$						
22. März 1900	21·7	0·202	1802	0·33	68·1	0·0249
Jan. 1899[1]	21·7	0·200	360—1800	0·36	32—69	0·0244
Aug. „ [2]	21·7	0·200	120—1850	0·50	25—72	0·0256
„ „ [3]	21·1	0·200	120— 900	1·40	26—50	0·0300
24. März 1900	21·0	0·212	360	5·31	42·1	0·0522
b) $D = 20^{cm}$						
22. März 1900	21·8	0·202	1802	0·30	69·6	0·0257
7. Febr. „	21·7	0·217	1203	0·50	56·8	0·0278
6. „ „	21·1	0·227	902	1·45	57·7	0·0381
24. März „	21·0	0·212	361	5·48	48·6	0·0701
c) $D = 30^{cm}$						
22. März 1900	22·0	0·202	1796	0·21	73·6	0·0280
2. April „	21·0	0·202	360	4·70	51·8	0·0792

[1] Reihe von 14 Versuchen (*Dieses Archiv.* Bd. XI. S. 297).
[2] „ „ 8 „ („ „ „ XI. „ 299).
[3] „ „ 11 „ („ „ „ XI. „ 299).

Tabelle XI.

Positive Muskelarbeit (Hebung). Variirende Anfangslage. Versuchspers. J.

	D cm	Z Sec. corr. $[H]$	CO_2 g entsprechend einer Hebung, p, corr. $P = 20$ kg	corr. $[H]$	ausgeglichen $p = s + tZ$	
			Reihe 8. $H = 0{\cdot}10$ m.			
a)	0	0·25	0·0134	0·0134		$t = 0{\cdot}0043$
	0	2·49	0·0246	0·0231		$s = 0{\cdot}0123$
b)	10	0·26	0·0142	0·0142		$t = 0{\cdot}0068$
	10	2·45	0·0311	0·0291		$s = 0{\cdot}0124$
c)	20	0·22	0·0140	0·0138	0·0145	$t = 0{\cdot}0068$
	20	1·88	0·0269	0·0261	0·0259	
	20	2·30	0·0308	0·0293	0·0288	$s = 0{\cdot}0130$
d)	30	0·25	0·0154	0·0152		$t = 0{\cdot}0088$
	30	2·55	0·0373	0·0353		$s = 0{\cdot}0130$
e)	40	0·25	0·0171	0·0169	0·0177	$t = 0{\cdot}0121$
	40	0·28	0·0183	0·0174	0·0180	
	40	0·74	0·0271	0·0257	0·0237	$s = 0{\cdot}0147$
	40	2·16	0·0407	0·0404	0·0409	
			Reihe 9. $H = 0{\cdot}20$ m.			
a)	0	0·33	0·0229	0·0228	0·0226	$t = 0{\cdot}00527 \pm 0{\cdot}00004$
	0	0·36	0·0225	0·0225	0·0228	
	0	0·50	0·0236	0·0236	0·0235	$s = 0{\cdot}0209 \pm 0{\cdot}00009$
	0	1·40	0·0284	0·0284	0·0283	
	0	5·01	0·0497	0·0473	0·0473	$r = \pm\, 0{\cdot}00015$
b)	20	0·30	0·0237	0·0235	0·0238	
	20	0·46	0·0256	0·0248	0·0251	$t = 0{\cdot}0082$
	20	1·28	0·0361	0·0326	0·0318	
	20	5·18	0·0668	0·0635	0·0637	$s = 0{\cdot}0214$
c)	30	0·21	0·0254	0·0252		$t = 0{\cdot}0111$
	30	4·65	0·0755	0·0747		$s = 0{\cdot}0239$

Tabelle XII. Reihe 10. Positive Muskelarbeit (Hebung). Variirende Anfangslage [D]. Versuchsperson K.

Datum des Versuches	P kg	H m	N	Z Sec. beob.	CO_2 g in ½ Std.	CO_2 g entspr. einer Heb. p
a) $D = 0$ cm						
20. Mai 1901	21·7	0·104	900	0·29	25·4	0·159
20. " "	21·7	0·102	900	0·29	23·9	0·142
21. " "	21·0	0·104	450	0·91	18·2	0·158
21. " "	21·0	0·104	450	1·03	19·2	0·180
20. " "	21·0	0·104	360	2·09	18·9	0·217
21. " "	21·0	0·104	360	2·29	19·7	0·235
b) $D = 10$ cm						
22. Mai 1901	21·7	0·102	903	0·29	24·1	0·0144
22. " "	21·0	0·107	451	0·99	19·1	0·0177
22. " "	21·0	0·107	453	1·02	19·4	0·0183
c) $D = 20$ cm						
23. Mai 1901	21·7	0·100	892	0·29	23·5	0·0139
23. " "	21·7	0·100	918	0·29	23·9	0·0139
23. " "	21·0	0·102	453	0·98	18·0	0·0152
23. " "	21·0	0·102	452	1·02	18·1	0·0155
d) $D = 30$ cm						
24. Mai 1901	21·7	0·102	900	0·29	25·2	0·0157
24. " "	21·7	0·102	902	0·29	26·1	1·0166
24. " "	21·0	0·102	453	0·91	19·8	0·0192
24. " "	21·0	0·102	453	0·98	20·5	0·0207
e) $D = 40$ cm						
25. Mai 1901	21·7	0·107	902	0·29	30·0	0·0210
25. " "	21·7	0·104	893	0·29	29·1	0·0202
25. " "	21·0	0·104	450	0·94	23·3	0·0271
28. " "	21·0	0·102	450	1·03	24·0	0·0287

Tabelle XIII. Reihe 10. Positive Muskelarbeit (Hebung). Variirende Anfangslage [D]. Versuchsperson K.

D cm	Z Sec. corr. $H = 0·100$ m	CO_2 g entsprech. einer Heb., p, corr. $P = 20$ kg	corr. $H = 0·100$ m	ausgegl. $p = s + tZ$	
a) 0	0·28	0·0147	0·0144	0·0133	$t = 0·0041 \pm 0·0003$
0	0·28	0·0131	0·0129	0·0133	
0	0·88	0·0150	0·0146	0·0158	$s = 0·0122 \pm 0·0004$
0	0·99	0·0171	0·0167	0·0163	
0	2·00	0·0207	0·0201	0·0204	$r = \pm 0·0006$
0	2·20	0·0224	0·0218	0·0213	

Tabelle XIII. (Fortsetzung.)

D cm	Z Sec. corr. $H = 0\cdot100^m$	CO_2 g entsprech. einer Heb., p, corr. $P = 20^{kg}$	corr. $H = 0\cdot100^m$	ausgeg'. $p = s + tZ$	
b) 10	0·28	0·0133	0·0131	—	$t = 0\cdot0048$
10	0·93	0·0169	0·0161	—	
10	0·95	0·0174	0·0166	—	$s = 0\cdot0118$
c) 20	0·29	0·0128	0·0128	—	[$t = 0\cdot0024$]
20	0·29	1·0128	0·0128	—	
20	0·96	0·0145	0·0143	—	$s = 0\cdot0120$
20	1·00	0·0148	0·0146	—	
d) 30	0·28	0·0145	0·0143	—	$t = 0\cdot0062$
30	0·28	1·0153	0·0151	—	
30	0·89	0·0183	0·0180	—	$s = 0\cdot0130$
30	0·96	0·0197	0·0194	—	
e) 40	0·27	0·0194	0·0186	—	$t = 0\cdot0112$
40	0·28	0·0186	0·0182	—	
40	0·90	0·0258	0·0251	—	$s = 0\cdot0153$
40	1·01	0·0273	0·0269	—	

IV.

Aus den Versuchsreihen 5, 6 und 7 wird der Einfluss **variirender Belastung** auf die CO_2-Abgabe bei positiver Muskelarbeit ersichtlich. In Tab. XIV sind die betreffenden *s*- und *t*-Werthe zusammengestellt worden. Die Ausgangslage ist bei allen Versuchen dieselbe, $D = 0^{cm}$, gewesen. Bei der Reihe 5 beträgt die Höhe *H* der Hebungen $0\cdot4^m$, bei den Reihen 6 und 7 $0\cdot5^m$. Die Reihen 5 und 6 sind von der Versuchsperson J., die Reihe 7 von K. ausgeführt worden.

Tabelle XIV. Der Einfluss der Belastung auf die CO_2-Abgabe bei positiver Muskelarbeit.

Reihe	P kg	A m-kg	s CO_2 g	s/P	$v = \frac{s-w}{A}$	t CO_2 g	t/P	Vers.-Person
5. a	10	4	0·0181	0·0018	0·0039	0·0042	0·00042	J.
b	20	8	0·0352	0·0018	0·0038	0·0092	0·00046	J.
c	30	12	0·0578	0·0019	0·0042	0·0121	0·00040	J.
6. a	10	5	0·0221	0·0022	0·0039	0·0049	0·00049	J.
b	20	10	0·0434	0·0022	0·0038	0·0099	0·00050	J.
c	30	15	0·0646	0·0022	0·0038	0·0190	0·00063	J.
7. a	10	5	0·0214	0·0021	0·0039	[0·0025]	—	K.
b	20	10	0·0393	0·0020	0·0036	0·0109	0·00054	K.
c	30	15	0·0534	0·0018	0·0032	0·0203	0·00067	K.

Aus der Tab. XIV geht hervor, dass sowohl die s- wie die t-Werthe der Belastung proportional wachsen.

Die Zahlen $\frac{s}{P}$ und $\frac{t}{P}$ — Col. 5 und 8 — bei den untereinander vergleichbaren Reihen stimmen so gut man überhaupt verlangen kann im Betracht der Schwierigkeiten, mit welchen die Ausführung dieser Versuche verbunden ist. Es ist doch zu bemerken, dass bei den Reihen $6:c$ und $7:c$ das Verhältniss $\frac{t}{P}$ eine beträchtlichere Abweichung darbietet, als was auf zufällige Versuchsfehler bezogen werden kann. Jene Abweichung wird aber dadurch erklärlich, dass bei der betreffenden Belastung — 30 kg — die langsame Hebung sehr anstrengend ist. Besonders ist der letzte Abschnitt von $D = 40$ cm bis $D = 50$ cm mühsam und wahrscheinlich werden dabei auch andere Muskeln in Anspruch genommen als diejenigen, welche sich bei den schneller ausgeführten Hebungen betheiligen.

Der offenbar ganz zu niedrige t-Werth bei der Reihe $7:a$ ist wahrscheinlich auf einen Versuchungsfehler zu beziehen. Dieser Fehler hat doch den entsprechenden s-Werth nicht in höherem Grade beeinflussen können, und ich habe daher diese Reihe nicht ganz verwerfen wollen.

Die erwähnten Abweichungen können die Schlussfolgerung nicht vereiteln, dass die CO_2-Abgabe bei positiver Muskelarbeit der Belastung proportional zunimmt. Man muss aber die Einschränkung hinzufügen, dass bei grösserer Belastung — etwa 30 kg für die betreffenden Versuchspersonen — eine langsame Ausführung der Contractionen eine grössere Zunahme der CO_2-Abgabe bewirkt, als was der obigen Regel entspricht.

V.

Wir wollen jetzt untersuchen wie die Höhe (H) der „Hebungen“, d. h. der Umfang der Contractionen oder die bei den Contractionen stattfindende Verkürzung der sich betheiligenden Muskeln die CO_2-Abgabe beeinflusst.

In Tab. XV sind die s-Werthe aus den Reihen $8:a$; $9:a$; $5:b$; $6:b$ zusammengestellt worden. Die Belastung beträgt bei allen Reihen 20 kg und die Anfangslage ist auch unverändert dieselbe gewesen, $D = 0$ cm. Die betreffenden s-Werthe wachsen offenbar der Höhe der Hebungen proportional. Wie wir eben gesehen haben, nehmen jene Werthe auch der Belastung proportional zu. Es hat sich somit herausgestellt, dass die CO_2-Abgabe, welche einer momentan verlaufenden Verkürzung belasteter Muskeln entspricht, der verrichteten äusseren Arbeit proportional ist.

Tabelle XV.

Der Einfluss des Umfanges der Contractionen — Höhe der „Hebungen" — auf die CO_2-Abgabe bei positiver Muskelarbeit.

Reihe	H m	A m-kg	s, CO_2 g, beob.	s, CO_2 g, berechnet $s = w + vA$	Δ	
8. a	0·100	2	0·0123	0·0127	−0·0004	v=0·00383 ± 0·00006
9. a	0·200	4	0·0209	0·0203	+0·0006	w=0·0050 ± 0·0004
5. b	0·400	8	0·0352	0·0356	−0·0004	
6. b	0·500	10	0·0434	0·0433	+0·0001	

In der Formel

$$s = w + vA$$

bezeichnet A die äussere Arbeit, v die CO_2-Abgabe für 1 m-kg äussere Arbeit — n. b. momentan verrichtet — und w diejenige CO_2-Abgabe, welche von der Höhe der Hebung unabhängig ist. Die wahrscheinlichen Werthe der Grössen v und w nebst den wahrscheinlichen Fehlern lassen sich in üblicher Weise herleiten.

Die Grösse w entspricht derjenigen Muskelthätigkeit, welche der Hebung des Gewichtes vorgeht. Die Versuchsperson muss die Griffe des Schlittens fassen und den betreffenden Armmuskeln den nöthigen Spannungsgrad ertheilen, ehe das Gewicht gehoben werden kann. Die Grösse w ist zunächst mit der Grösse s zu vergleichen, welche bei den Versuchsreihen mit statischer Muskelthätigkeit berechnet wurde.[1] Die betreffenden Versuchsreihen sind doch nicht mit einander ganz vergleichbar. Bei den Versuchen mit statischer Muskelarbeit liess die Versuchsperson, wie schon erwähnt worden ist, während der Pausen zwischen den Contractionen die Hände auf dem Tische ruhen, in der Absicht, eine möglichst vollständige Erschlaffung der Armmuskeln herzustellen. Bei den Versuchen mit positiver Muskelarbeit liess die Versuchsperson dagegen die Hände auf den Griffen des Schlittens ruhen und brauchte also nicht dieselben vor jeder Contraction zu heben.

Die Grösse w, auf die Belastung 10 kg bezogen, beträgt 0·0025 g

[1] *Dies Archiv.* Bd. XIII. S. 235.

CO_2. Wenn man die betreffenden *w*-Werthe von den in Tab. XIV angeführten *s*-Werthen abzieht, erhält man denjenigen Antheil der CO_2-Abgabe, welcher auf die eigentliche äussere Arbeit zu beziehen ist. Col. 6, Tab. XIV enthält diese Grösse auf $1^{\text{m-kg}}$ berechnet. Die betreffenden Zahlen stimmen mit dem Werthe *v* in Tab. XV.

Aus den von der Versuchsperson J. ausgeführten Versuchen hat es sich also erwiesen, dass bei der betreffenden Bewegung $1^{\text{m-kg}}$ äussere Arbeit $0 \cdot 00383 \pm 0 \cdot 00006^{\text{g}}$ CO_2 entspricht, n. b. wenn die Bewegung momentan verläuft.

Für die Versuchsperson K. ist die Grösse *w* nicht bestimmt worden. Wir können aber als einen annähernden Werth derselben den entsprechenden *s*-Werth aus den Versuchen mit statischer Muskelarbeit[1] annehmen. Auf diese Weise sind die in Col. 6, Tab. XIV angeführten Werthe für die Versuchsperson K. erhalten worden. Dieselben stimmen mit dem obigen Werthe für die Versuchsperson J. sehr gut überein.

Die Grösse *t* wächst proportional mit der Belastung. Wie wird dieselbe von der Höhe der Hebungen beeinflusst? In Tab. XVI werden diejenigen *t*-Werthe zusammengestellt, welche den *s*-Werthen der Tab. XV entsprechen.

Tabelle XVI.

Reihe	H m	A m-kg	t CO_2 g	$\frac{t}{A}$
8: a	0·1	2	0·0043	0·0022
9: a	0·2	4	0·0053	0·0013
5: b	0·4	8	0·0092	0·0011
6: b	0·5	10	0·0099	0·0010

Die *t*-Werthe wachsen offenbar mit der Höhe der Hebungen, stehen aber nicht in einem so einfachen Verhältniss zu der äusseren Arbeit, wie die entsprechenden *s*-Werthe. Die Homogenität des Ausdruckes $p = s + tZ$ setzt übrigens voraus, dass *t* nicht von derselben Dimension ist wie *s*. Wie weiter unten gezeigt werden soll, sind die *t*-Werthe ausser von der Belastung hauptsächlichst von der Stellung der Arme während der Arbeit abhängig.

---

[1] *Dies Archiv.* Bd. XIII. S. 240. Reihe 4: f; $s = 0 \cdot 0038$ für die Belastung 20^{kg} und $D = 0^{\text{cm}}$.

VI.

Wir wollen jetzt untersuchen, wie die *s*- und *t*-Werthe von der Anfangslage (*D*) beeinflusst werden. In Tab. XVII sind jene Werthe aus den Reihen 8—10 zusammengestellt worden. Die beiden Reihen 8 und 10 stimmen sehr gut. Der *t*-Werth aus der Reihe 10:*c* ist offenbar fehlerhaft und muss daher ausgeschlossen werden. Wie man a priori erwarten konnte, werden sowohl die *s*- wie die *t*-Werthe grösser, je mehr die Muskeln sich vor der Ausführung der äusseren Arbeit contrahiren müssen. Die Zunahme der *s*-Werthe wird doch erst bei der Anfangslage $D = 30^{cm}$ recht deutlich. Die Zunahme der *t*-Werthe macht sich dagegen schon bei den niedrigen Contractionsgraden bemerkbar.

Tabelle XVII.

Der Einfluss der Anfangslage [*D*] auf die CO_2-Abgabe bei positiver Muskelarbeit.

	D	*A*	*s* CO_2 g		*t* CO_2 g	
	cm	m-kg	Versuchsp. J.	Versuchsp. K.	Versuchsp. J.	Versuchsp. K.
Reihe 8 u. 10						
a	0	2	0·0123	0·0122	0·0043	0·0041
b	10	2	0·0124	0·0118	0·0068	0·0048
c	20	2	0·0130	0·0120	0·0068	—
d	30	2	0·0130	0·0130	0·0088	0·0062
e	40	2	0·0147	0·0153	0·0121	0·0112
Reihe 9						
a	0	4	0·0209	—	0·0053	—
b	20	4	0·0214	—	0·0082	—
c	30	4	0·0239	—	0·0111	—

Es wäre von Interesse zu untersuchen, ob die CO_2-Abgabe für 1^{m-kg} äussere Arbeit, *v*, von dem Contractionsgrade der Muskeln, im Momente wo die äussere Arbeit anfängt, abhängig ist. Hierfür wäre es aber nothwendig, die entsprechenden Werthe der Grösse *w* zu kennen. Ausserdem sind die Zahlenwerthe in Tab. XVII nicht sicher genug. Die letzte Decimalstelle ist jedenfalls ziemlich unsicher. Soviel ist doch aus jenen Zahlen zu sehen, dass bei der Ausführung einer gewissen äusseren Arbeit mit den Beugern des Armes wenigstens innerhalb der ersten 4 Fünftel des ganzen Bereiches der Bewegung, die Anfangsstellung der Arme die CO_2-Abgabe sehr wenig beeinflusst, n. b. wenn die Bewegung schnell genug ausgeführt wird. Bei langsamen Bewegungen macht sich dagegen der Einfluss des Verkürzungsgrades der Muskeln sehr bemerkbar.

Wenn man die *t*-Werthe aus der Reihe 8 mit denjenigen aus der Reihe 9 zusammenstellt — Tab. XVIII — erweist sich ein bestimmter Zusammenhang zwischen der Grösse *t* und den verschiedenen Lagen, welche die Arme bei der betreffenden Bewegung successiv einnehmen.

Tabelle XVIII.

	Hebung von	Hebung bis	*t*
Reihe 8: a.	0 cm	10 cm	0·0043 g CO_2
„ 8: b.	10	20	0·0068
Mittel	0	20	0·0055
Reihe 9: a.	0	20	0·0053
Reihe 8: c.	20	30	0·0068
„ 8: d.	30	40	0·0088
Mittel	20	40	0·0078
Reihe 9: b.	20	40	0·0082
Reihe 8: d.	30	40	0·0088
„ 8: e.	40	50	0·0121
Mittel	30	50	0·0105
Reihe 9: c.	30	50	0·0111
Reihe 8: a.	0	10	0·0043
b.	10	20	0·0068
c.	20	30	0·0068
d.	30	40	0·0088
e.	40	50	0·0121
Mittel	0	50	0·0078
Reihe 4 (6: b)	0	50	0·0099

Die *t*-Werthe aus der Reihe 9 stimmen offenbar sehr gut mit den entsprechenden Mitteln aus der Reihe 8. Die *t*-Werthe sind also nicht, wie die *s*-Werthe, auf die verrichtete äussere Arbeit zu beziehen, sondern nur von der Belastung und der Armstellung abhängig.

Bei den Reihen 5: *b* und 6: *b* stimmen die *t*-Werthe nicht mit den aus den Reihen 8 oder 9 berechneten Mitteln. Dieses Verhalten scheint die oben ausgesprochene Schlussfolge zu vereiteln — dass die Grösse *t* für jede Lage des Schlittens, d. h. für die successiven Verkürzungsgrade der betreffenden Muskeln je einen bestimmten Werth hat. Es ist aber zu bemerken, dass bei einer Hebung von der Lage $D = 0^{cm}$ bis $D = 40^{cm}$ oder $D = 50^{cm}$ die Stellung der Hände im Verhältniss zu den Griffen des Schlittens sich nicht auf dieselbe Weise anpasst, wie bei den kürzeren Hebungen. Man behält während der Bewegung dieselbe Fassung der Griffe wie beim Anfang der Bewegung. Bei der Lage $D = 0^{cm}$ werden die Griffe nicht auf dieselbe Weise gefasst wie bei der Lage $D = 40^{cm}$. Im vorigen Falle werden die Griffe hauptsächlich von den Fingern, im letzteren dagegen von der ganzen Hohlhand umfasst. Bei einer Hebung von $D = 0^{cm}$ bis $D = 50^{cm}$ wird die Fassung der Griffe gegen das Ende der Bewegung ungünstiger als im Anfang. Wenn man während der Bewegung die Fassung der Griffe ändert, wird eine Frictionsarbeit verrichtet. Die Abweichung der *t*-Werthe bei den Reihen 6: *b* und 5: *b* von den aus den Reihen 8 und 9 berechneten Mitteln kann also gut erklärt werden.

Aus dem oben Gesagten geht es hervor, das die Grösse *t* dieselbe Bedeutung hat bei den Versuchen mit positiver Muskelarbeit, wie bei denjenigen mit negativen. Tab. XIX enthält eine Zusammenstellung jener *t*-Werthe und der entsprechenden Werthe, welche aus den Versuchen mit statischer und negativer Muskelarbeit berechnet worden sind.[1]

Tabelle XIX.

Hebung oder Senkung von	bis (oder umgekehrt)	*t* $CO_2{}^{g}$ in 1 Sec. bei der Belastung $P = 20^{kg}$ bei Hebung	bei Senkung	berechnet aus den Versuchen mit stat. Arbeit
$D = 0^{cm}$	$D = 10^{cm}$	0·0043	—	0·0028
$D = 0$	$D = 20$	0·0053	0·0034	0·0032
$D = 0$	$D = 40$	0·0092	0·0052	0·0046
$D = 0$	$D = 50$	0·0099	0·0049	0·0057
$D = 10$	$D = 20$	0·0068		0·0037
$D = 20$	$D = 30$	0·0068		0·0051
$D = 30$	$D = 40$	0·0088		0·0070
$D = 40$	$D = 50$	0·0121		0·0102

[1] *Dies Archiv.* Bd. XIII. S. 237. 244 u. 245.

Die *t*-Werthe bei negativer und statischer Arbeit stimmen mit einander. Diejenigen bei positiver Arbeit sind dagegen entschieden grösser.

Es hat sich also erwiesen, dass die CO_2-Abgabe bei positiver Muskelthätigkeit, ausser von der Grösse der geleisteten äusseren Arbeit, auch von der Ausgangslage und der Dauer der betreffenden Bewegung abhängt. Der Einfluss der Dauer ist grösser, als dies dem Beibehalten des betreffenden Verkürzungsgrades der Muskeln in den successiv auf einander folgenden Abschnitten der Bewegung entspricht.

Zur Kenntniss des Phosphorumsatzes bei dem erwachsenen Menschen.

Von

Docent Dr. Robert Ehrström,
Assistent der medicinischen Klinik zu Helsingfors (Finnland).
(Aus dem physiologischen Laboratorium zu Helsingfors.)

Die Stoffwechsellehre hat während der letzten Jahrzehnte Anlass zu einer ausserordentlich grossen Menge von Untersuchungsserien gegeben. Man erhält eine Vorstellung von der Menge derselben, wenn man die letzten Jahrgänge von Maly's „Jahresbericht über die Fortschritte der Thierchemie" durchsieht, wo der vierte und fünfte Theil Referate über Fragen des Stoffwechsels enthalten. Trotz einer solchen Massenproduction giebt es grosse Gebiete, die so gut wie vollkommen bei Seite gelassen worden sind, obgleich ihre Bedeutung für die Auffassung des Ganzen offen zu Tage liegt. Dieses gilt unter anderem für die Rolle der Aschenbestandtheile bei dem Lebensprocess. Unter ihnen nimmt ein Element eine besondere Stellung ein insofern, dass es nicht allein ein „Aschenbestandtheil" ist, wie der Ausdruck — mit Recht oder Unrecht — gewöhnlich lautet. Der Phosphor ist nicht nur in den Phosphaten enthalten, die aufgelöst in den Flüssigkeiten des Körpers vorkommen, und in den Phosphaten, welche, locker an die organische Substanz gebunden, das Skelett aufbauen, sondern man findet ihn auch im Lecithin und in Eiweisssubstanzen des Körpers, fest in den organischen Complex eingesprengt. Es ist selbstverständlich, dass die Bedeutung des Phosphors beim Stoffwechsel im Organismus nicht eingehend genug beachtet werden kann. Und doch besitzt man kaum die nothdürftigste Kenntniss darüber, wie der Körper die Zu- und Ausfuhr des Phosphors regulirt. Da jede Erweiterung der Kenntnisse in dieser Richtung von Interesse ist, habe ich, auf Veranlassung von Herr Professor Tigerstedt in einem Selbstversuch den Verlauf des Phosphorumsatzes studiert.

Der Zweck des Versuches bestand darin, anfangs das Verhalten des Phosphors in den Einnahmen und Ausgaben bei frei gewählter Kost zu ergründen, ferner, von den daraus gefundenen Zahlwerthen ausgehend, zu sehen, wie der Phosphorumsatz sich bei constanter Nahrung, in welcher der Phosphor organisch gebunden enthalten war, gestaltet, und schliesslich festzustellen, welcher Unterschied sich geltend machte, wenn ein bestimmter Theil des organisch gebundenen Phosphors in der Nahrung durch Phosphat ersetzt wurde. Detaillirt angegeben wurde gewählt folgende

Versuchsanordnung.

Die Versuchsperson war der Verfasser selbst, vollkommen gesund, 27·8 Jahre alt, Gewicht 74·5 ^{kg}, Länge 173 ^{cm}. Der Versuchstag wurde berechnet von 10 Uhr Vorm. des einen Tages bis um dieselbe Zeit des folgenden Tages. Die Mahlzeiten waren drei und wurden um $^1/_2$11 Uhr Vorm., 4 Uhr Nachm. und 9 Uhr Abends eingenommen. Zum Schlaf wurden ungefähr 8 Stunden verwandt.

Der Harn wurde sorgfältig aufgehoben und immer am folgenden Tage analysirt. Die Fäces wurden mit Kohlenpulver für die verschiedenen Perioden abgegrenzt. Sie wurden direct in eine Porzellanschale abgesetzt und im Wasserbad nach Ansäuerung mit Schwefelsäure eingetrocknet. Die Abgrenzung gelang in allen Fällen gut. Die Defäcation fand regelmässig einmal täglich während der ganzen Versuchszeit statt.

N wurde in gewöhnlicher Weise nach Kjeldahl bestimmt. Als Titrirflüssigkeit wurden $n/_{10}$ Lösungen und als Indicator Lacmoid gebraucht.

Das P-Phosphat im Harn wurde durch Titrirung mit Uranyllösung und Cochenille als Indicator bestimmt.

Das Total-P im Harn und das P in der Nahrung und in den Fäces wurden laut Neumann[1] bestimmt. Nach dieser Methode wird die organische Substanz mit Schwefelsäure und Salpetersäure verbrannt. Die Lösung wird mit Ammoniummolybdat gefällt. Die Fällung wird in $n/_2$ Natriumhydrat gelöst, und der Ueberschuss von Natriumhydrat mit $n/_2$ Salzsäure und Phenolphtalein als Indicator zurücktitrirt. Die Methode ist bequem, und die gemachten Doppelanalysen ergaben in der Regel ein gutes Resultat. Es kam zwar bisweilen vor, dass einzelne

[1] Neumann, *Arch. f. Anat. u. Physiol.* Phys. Abth. 1900. S. 159.

Analysen misslangen, ohne dass man ergründen konnte, worin die Ursache zu suchen war. Es scheint deshalb, als ob Erhitzung und Abwägung der Molybdänfällung im Siebtiegel nach Woy[1] vielleicht vorzuziehen wären. Vollkommen zuverlässige Resultate können jedenfalls durch die Titrirmethode gewonnen werden.

Das Fett in der Nahrung und in den Fäces wurde nach Soxhlet durch Aetherextraction während 24 Stunden bestimmt; Wasser und Asche in gewöhnlicher Weise; das Kohlehydrat aus der Differenz. Der Eiweissgehalt wurde mit 6·25 als Factor ausgerechnet.

Sämmtliche Zahlen sind Durchschnittszahlen von gut übereinstimmenden Doppelanalysen.

Die Versuchsperioden waren drei. In der ersten Periode war die Kost wie gewöhnlich, jedoch ohne grössere Variationen am Morgen und am Abend, damit die Anzahl der Nahrungsanalysen nicht unnütz vergrössert werden sollte. Während der verschiedenen Versuchstage war die Nahrung folgende:

Den 10. Januar.

1. 325 g Milch, 185 g Kaffee, 20 g Sahne, 10 g Zucker, 12 g Zwieback, 85 g Eier.

2. 300 g Bouillon, 180 g Kaffee, 175 g gekochten Zander, 70 g Kartoffeln, 10 g Butter, 20 g Sahne, 15 g Zucker, 5 g Zwieback.

3. 650 g Milch, 75 g Kartoffeln, 29 g Brod, 30 g Butter, 22 g Käse, 40 g Schinken.

Den 11. Januar.

1. 400 g Milch, 95 g Kaffee, 10 g Sahne, 5 g Zucker, 10 g Zwieback, 90 g Eier.

2. 300 g Bouillon, 185 g Kaffee, 120 g gebratenen Stint, 65 g Kartoffeln, 20 g Butter, 20 g Sahne, 10 g Zucker.

3. 800 g Milch, 75 g Kartoffeln, 25 g Butter, 45 g Schinken, 35 g Zwieback.

Den 12. Januar.

1. 300 g Milch, 165 g Kaffee, 20 g Sahne, 10 g Zucker, 30 g Zwieback, 90 g Eier.

2. 300 g Bouillon, 80 g Kaffee, 60 g gebratenen Auerhahn, 50 g Kartoffeln, 15 g Butter, 10 g Sahne, 10 g Zucker.

3. 800 g Milch, 130 g Kartoffeln, 30 g Butter, 50 g gebratenen Stint, 20 g Schinken, 13 g Brod, 13 g Käse, 15 g Zwieback.

Den 13. Januar.

1. 400 g Milch, 110 g Kaffee, 10 g Sahne, 10 g Zucker, 90 g Eier.

2. 300 g Bouillon, 150 g Beeff, 85 g Kartoffeln, 180 g Kaffee, 10 g Butter, 20 g Sahne, 10 g Zucker, 100 g Milch.

[1] Woy, *Chemiker-Zeitung.* Juni 1897.

3. 800 g Milch, 95 g Beef, 145 g Kartoffeln, 15 g Butter, 20 g Brod, 10 g Käse, 10 g Zucker.

Den 14. Januar.

1. 300 g Milch, 105 g Kaffee, 10 g Sahne, 10 g Zucker, 17 g Zwieback, 90 g Eier.

2. 270 g Moosbeerengrütze, 190 g Kaffee, 75 g Rinderbraten, 75 g Kartoffeln, 35 g Butter, 20 g Sahne, 15 g Zucker, 60 g Milch.

3. 740 g Milch, 180 g Kartoffeln, 35 g Butter, 35 g Schinken, 25 g Brod, 15 g Käse.

Den 15. Januar.

1. 300 g Milch, 180 g Kaffee, 20 g Sahne, 20 g Zucker, 20 g Zwieback, 90 g Eier.

2. 270 g Moosbeerengrütze, 150 g Kaffee, 20 g Sahne, 10 g Zucker, 80 g Rinderbraten, 100 g Kartoffeln, 25 g Butter, 60 g Milch.

3. 600 g Milch, 40 g Butter, 10 g Käse, 135 g Kartoffeln, 45 g Schinken, 28 g Brod.

Den 16. Januar.

1. 400 g Milch, 170 g Kaffee, 20 g Sahne, 15 g Zucker, 90 g Eier.

2. 250 g Moosbeerengrütze, 130 g gebratenen Stint, 150 g Kartoffeln, 25 g Butter, 90 g Kaffee, 10 g Sahne, 7 g Zucker, 100 g Milch.

3. 600 g Milch, 170 g Kartoffeln, 40 g Schinken, 30 g gebratenen Stint, 25 g Butter.

Auf diese Periode von 7 Tagen folgte eine Zwischenperiode von 9 Tagen, wo die Analysen der früheren Periode zu Ende geführt wurden. Dann wurden der Harn und die Fäces aufgehoben, die Nahrung jedoch nicht analysirt.

Während der zweiten Periode, die 6 Tage dauerte, wurde die Kost in der Weise zusammengestellt, dass der Phosphor so weit wie möglich in Form von Kaseïn in der Nahrung enthalten war. Ausser Milch wurde während dieser Zeit ein Kaseïnpräparat, Proton, welches fabrikmässig von der Gesellschaft Separator in Stockholm dargestellt wird, eingenommen. Es war ursprünglich meine Absicht gewesen, das Proton direct in Wasser aufgelöst zu verzehren. Der Geschmack der Lösung war jedoch so unangenehm, dass ich schon am folgenden Tage davon abstehen musste. Deshalb wurde während der folgenden 5 Tage die bestimmte Protonmenge in Brod eingebacken. Diese Protonbrode waren sehr wohlschmeckend, wenn auch etwas mächtig.

Die Kost war während der verschiedenen Tage die folgende:

Den 26. Januar.

1. 40 g Proton, 200 g Aepfel, 25 g Butter, 60 g Zucker, 100 g Kartoffeln, 200 g Sahne, 200 g Kaffee.

2. 25 g Proton, 50 g Butter, 200 g Aepfel.

3. 10 g Proton, 750 g Milch, 35 g Butter, 200 g Aepfel, 200 g Kartoffeln, 50 g Zucker.

Den 27. Januar.

1. 400 g Milch, 90 g Kaffee, 10 g Sahne, 60 g Zucker, 200 g Aepfel, 200 g Kartoffeln, 30 g Butter.

2. 20 g Proton, 80 g Butter, 200 g Weizenmehl, 40 g Zucker, 50 g Milch, 20 g Sahne, 180 g Kaffee.

3. 40 g Butter, 100 g Mehl, 10 g Proton, 10 g Zucker, 325 g Milch.

Vom 28. bis zum 31. Januar.

Protonbrod, gebacken aus 300 g Mehl, 50 g Proton, 120 g Butter, 30 g Zucker und 60 g Milch, zwischen den drei Mahlzeiten gleich vertheilt.

Ausserdem Morgens und Mittags 180 g Kaffee, 20 g Zucker, 20 g Sahne und zum Frühstück 100 g Milch, zu Mittag 300 g Milch und zum Abend 540 g Milch.

Nach dieser Periode folgte eine Zwischenperiode von 2 Tagen, und darauf die dritte und letzte Periode, während welcher die Nahrung dieselbe war wie in der vorhergehenden Periode, mit Ausnahme davon, dass anstatt Proton 2·23 gr $CaHPO_4$ eingenommen wurde. Calciumphosphat wurde deshalb gewählt, weil neben dem P-Umsatz auch die Grösse des Ca-Umsatzes bestimmt wurde, und es deshalb von Interesse war, zu sehen, welchen Einfluss die Zufuhr eines Ca-Salzes auf die Ca-Bilanz haben würde. Die Analysen des Ca-Gehaltes der Nahrung, des Harnes und der Fäces werden später publicirt werden.

Die Analysen der Nahrungsmittel sind in der Tab. I zusammengestellt.

Betreffs der Menge von N, P, Eiweiss, Fett und Kohlehydrat in der Nahrung während der verschiedenen Versuchstage wird auf die Tabellen II und X hingewiesen.

Die Resultate der ausgeführten Analysen bei den Stoffwechselversuchen sind in der Tabelle II zusammengefasst.

Das gegenseitige Verhalten des P- und N-Umsatzes.

Das am meisten ins Auge fallende bei der Betrachtung der Tab. II ist die durchgehende Positivität der Phosphorbilanz. In der Periode mit frei gewählter Kost setzt der Körper 0·61 g P pro Tag an, und dieses trotzdem der Calorienbedarf nicht genügend ist. In der Protonperiode beinahe dieselbe Menge 0·64 g P. In der letzten Periode gleichen sich die Ausgaben und Einnahmen beinahe aus, obgleich eine Phosphorretention wohl vorhanden ist, eine Retention von 0·23 g pro die, also grösser als dass dieselbe innerhalb der Grenzen eventueller Versuchsfehler liegen könnte.

Tabelle I.

Nahrung	N %	P %	H_2N %	Asche %	Trocken-substanz %	Eiweiss %	Kohleh. %	Fett %
Proton	13·01	1·01	9·05	2·98	90·95	81·31	4·83	1·83
Zwieback	2·75	0·285	5·14	1·18	94·86	17·19	74·26	2·22
Schwd. „Knäckebrod"	1·63	0·150	8·20	1·73	91·80	10·19	79·35	0·53
Butter	0·185	Spur	9·44	0·86	90·56	1·16	1·14*	85·70
Schinken	4·11	0·391	57·80	10·22	42·20	25·69	—	7·08
Kartoffeln	0·25	Spur	78·06	0·74	21·94	1·56	19·64	—
Gekochter Zander	4·43	0·425	70·00	1·57	30·00	27·69	—	0·99
Gebratener Stint	3·03	0·750	65·36	3·25	34·64	18·94	5·10	7·35
Gebrat. Auerhahn	6·51	0·893	40·82	2·54	50·18	40·69	—	7·63
Beefsteak	4·12	0·240	61·01	3·59	38·99	25·75	—	10·67
Rinderbraten	6·19	0·236	52·20	2·15	47·80	38·69	—	7·40
Milch	0·467	0·103	88·00*	0·78	12·00*	2·92	4·80*	3·50*
Sahne	0·407	0·047	67·57*	0·65	32·43*	2·54	3·54*	25·70*
Bouillon	0·169	0·012	—	0·55	—	1·06	—	—
Kaffee	0·050	0·013	—	0·04	—	0·31	—	—
Moosbeerengrütze	0·019	—	85·84	1·34	14·16	1·19	11·63	—
Käse	5·37	0·652	27·40	6·05	72·60	33·55	—	30·00*
Weizenmehl	2·44	0·225	10·54	0·51	89·46	15·25	73·00	0·70
Aepfel	0·05	0·015	83·13	0·33	16·87	0·31	16·23	—
Eier	2·11*	0·236*	80·64*	0·82*	19·36*	13·19*	—	9·92*

Anm. Die mit * bezeichneten Zahlen sind nicht von mir bestimmt, sondern theils — die Analysen vom Ei und Kohlehydrat und Fett in der Milch — aus Sivén's Aufsatz in *diesem Archiv* Bd. XI. S. 312, theils — die übrigen — aus v. Leyden's *Handb. d. Ernährungsther.* Bd. I. S. 92 und 94 genommen.

Der P-Ansatz entspricht keinem N-Ansatz. Während der ersten Periode gehen im Durchschnitt täglich 1·3 g N. verloren, während der zweiten Periode herrscht N-Gleichgewicht, während der dritten Periode giebt der Körper täglich 1·8 g N, etwas mehr als während der ersten Periode, ab. Folgt man dagegen der P- und N-Bilanz Tag für Tag, muss man zugeben, dass sie in gewissem Masse paralell laufen.

Dieses gilt für die letzte Periode und die spätere Hälfte der früheren, wo man auch zunächst die Uebereinstimmung zwischen den Curven für die Bilanz zu erwarten hat. In diesen Perioden ist die

Tabelle II.

Datum 1902	Körpergewicht	Harn						Koth		
		Menge	Spec. Gewicht	Reaction	N	P	Organisch P	Gewicht	N	P
	kg	cm³			g	g	mg	g	g	g
Jan. 10	74·5	1300	1022	alk.	18·33	1·580	70	23·21	1·37	0·384
„ 11	—	1310	1022	amph.	17·29	1·549	24	23·21	1·37	0·384
„ 12	—	1140	1025	alk.	16·74	1·534	3	23·24	1·37	0·384
„ 13	74·4	1300	1023	alk.	18·82	1·543	6	23·24	1·37	0·384
„ 14	—	1100	1026	alk.	17·00	1·358	16	23·24	1·37	0·384
„ 15	—	1080	1026	amph.	15·11	1·274	93	23·24	1·37	0·384
„ 16	74·4	1200	1027	alk.	17·35	1·545	45	23·24	1·37	0·384
„ 17	—	1035	1026	alk.	16·17	1·368	—	25·11	1·19	0·420
„ 18	—	1180	1027	amph.	13·24	1·355	—	25·11	1·19	0·420
„ 19	—	—	—	—	—	—	—	25·11	1·19	0·420
„ 20	—	1440	1020	alk.	15·58	1·261	—	25·11	1·19	0·420
„ 21	74·5	1120	1022	alk.	14·33	1·174	—	25·11	1·19	0·420
„ 22	—	1170	1022	alk.	16·38	1·303	—	25·11	1·19	0·420
„ 23	—	1050	1024	amph.	16·10	1·402	—	25·11	1·19	0·420
„ 24	—	1535	1020	alk.	16·44	1·580	—	25·11	1·19	0·420
„ 25	74·6	1670	1019	alk.	17·89	1·176	—	25·11	1·19	0·420
„ 26	74·6	1100	1016	alk.	12·64	1·101	40	24·00	1·25	0·254
„ 27	74·5	915	1025	alk.	14·92	0·975	35	24·00	1·25	0·254
„ 28	74·5	830	1024	alk.	16·37	1·113	11	24·00	1·25	0·254
„ 29	74·5	880	1025	amph.	17·35	1·267	55	24·00	1·25	0·254
„ 30	74·5	910	1024	alk.	17·49	1·334	38	24·00	1·25	0·254
„ 31	74·5	950	1024	alk.	17·37	1·371	63	24·00	1·25	0·254
Febr. 1	74·5	1480	1022	alk.	24·08	1·429	—	21·00	0·97	0·462
„ 2	74·6	1720	1019	alk.	19·51	1·533	—	21·00	0·97	0·462
„ 3	74·6	1590	1018	sauer	15·04	1·490	73	20·90	0·85	0·541
„ 4	74·6	770	1024	sauer	11·14	1·252	108	20·90	0·85	0·541
„ 5	74·5	960	1024	amph.	13·88	1·591	68	20·90	0·85	0·541
„ 6	74·5	855	1025	sauer	13·49	1·574	96	20·90	0·85	0·541
„ 7	74·5	855	1025	sauer	14·01	1·607	62	20·90	0·85	0·541

Tabelle II.

Ausgaben: Harn + Koth		Nahrung				Bilanz		Bilanz in der Periode pro die	
N	P	N	P	Calorien	Calorien pro kg Körpergewicht	N	P	N	P
g	g	g	g			g	g	g	g
19·70	1·964	19·02	2·419	2005	26·9	— 0·68	+ 0·455		
18·66	1·933	15·54	2·737	1935	25·8	— 3·23	+ 0·804		
18·11	1·918	17·61	2·955	2295	30·7	— 0·50	+ 1·037		
20·19	1·927	21·38	2·545	2430	32·6	+ 1·19	+ 0·618		
18·37	1·742	15·40	1·845	2240	30·2	— 2·97	+ 0·103		
16·48	1·658	16·79	2·014	2500	32·8	+ 0·31	+ 0·356		
18·72	1·929	15·30	2·818	2185	29·0	— 3·42	+ 0·899	— 1·33	+ 0·610
16·17	1·788	—	—	—	—	—	—		
14·43	1·775	—	—	—	—	—	—		
—	—	—	—	—	—	—	—		
16·72	1·681	—	—	—	—	—	—		
15·52	1·594	—	—	—	—	—	—		
17·57	1·723	—	—	—	—	—	—		
17·29	1·822	—	—	—	—	—	—		
17·63	2·000	—	—	—	—	—	—		
19·08	1·596	—	—	—	—	—	—		
13·89	1·355	15·28	1·674	3010	42·0	+ 1·39	+ 0·319		
16·17	1·229	15·62	1·781	3710	49·6	— 0·55	+ 0·52		
17·62	1·367	19·06	2·271	3290	44·2	+ 1·44	+ 0·904		
18·60	1·521	19·06	2·271	3290	44·2	+ 0·46	+ 0·750		
18·74	1·588	19·06	2·271	3290	44·2	+ 0·32	+ 0·683		
18·62	1·625	19·06	2·271	3290	44·2	+ 0·44	+ 0·646	+ 0·58	+ 0·642
25·05	1·891	—	2·073	—	—	—	—		
20·48	1·995	—	—	—	—	—	—		
15·89	2·031	12·55	2·271	3095	41·5	— 3·34	+ 0·240		
11·99	1·793	12·55	2·271	3095	41·5	+ 0·57	+ 0·478		
14·73	2·132	12·55	2·271	3095	41·5	— 2·18	+ 0·139		
14·34	2·115	12·55	2·271	3095	41·5	— 1·79	+ 0·156		
14·86	2·148	12·55	2·271	3095	41·5	— 2·31	+ 0·123	— 1·81	+ 0·227

Nahrung nämlich constant. Bei variirender Kost geht die P- und N-Bilanz ihre eigenen Wege. Weitere Schlussfolgerungen auf diese Thatsachen zu bauen, wäre wohl unzulässig. Ich begnüge mich deshalb damit auf den Sachverhalt hinzuweisen. Das Hauptsächliche und das sicher Constatirbare ist ja doch, dass ein bedeutender P-Ansatz gleichzeitig mit N-Verlust vorhanden sein kann. Dieses Factum ist bemerkenswerth genug. Es ist zwar früher einzelne Mal observirt worden, aber unbeachtet geblieben. Zwar steht es im Widerspruch mit der allgemeinen Auffassung, dass der P- und N-Umsatz parallel verlaufen. Meines Wissens ist Sivén der einzige, der ausdrücklich darauf

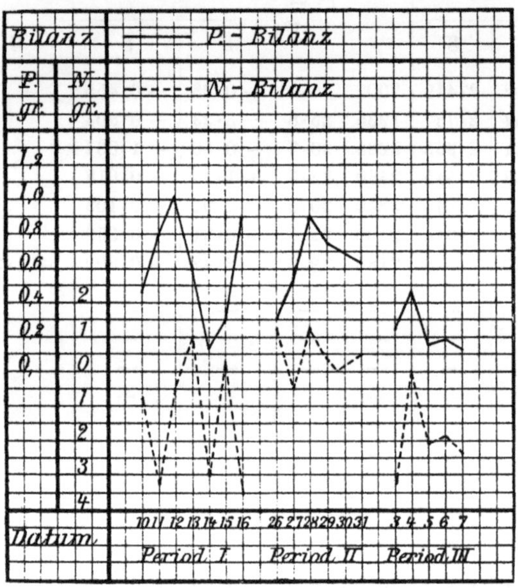

Fig. 1.

hingewiesen hat, dass der P- und N-Umsatz nicht parallel zu verlaufen brauchen. Er hebt hervor, dass man a priori auch keine Uebereinstimmung erwarten kann, da N und P in der Nahrung aus verschiedenen Quellen stammen. Der N-Gehalt in der Nahrung wird im Wesentlichen durch das darin befindliche Eiweiss bestimmt. Der Phosphor wiederum ist in der Nahrung mehr oder weniger gleichmässig zwischen Phosphaten und P-haltigen Eiweissstoffen vertheilt. Hier kann hinzugefügt werden, dass im Organismus ein vollkommen analoger Unterschied zwischen N und P vorhanden ist. Die N-Menge wird durch den Eiweissgehalt des Körpers bestimmt, die P-Menge wird sowohl durch die in den Körperflüssigkeiten gelösten Phosphate und die Phosphate im Skelett, wie

Tabelle III.

Autor	Alter der Versuchsperson	Die Beschaffenheit der Nahrung mit besonderer Rücksicht auf ihren P-Gehalt	Dauer der Periode	N-Bilanz	P in d. Nahrung	P-Bilanz	P in den Fäces	Fäces-P % der Nahrung-P	N-Fäces
				g	g	g	g		g
Ehrström	27	Ca. 1 l Milch, 2 Eier, ca. 100g Fleisch oder 150g Fisch	7	−1·3	2·48	+0·61	0·38	15·5	1·4
		1 l Milch, 500g Protonbrod	6	+0·6	2·07	+0·64	0·25	12·2	1·2
		1 l Milch, 500g Weizenbrod + $CaHPO_4$	5	−1·8	2·27	+0·23	0·54	23·8	0·9
Loewi[1] I	25	200g Rinderbraten, 285g Brod, 6 Eier	6	+1·4	1·70	+0·05	0·38	22·7	1·2
		D:o + 30g eines Hefepräparates	3	+4·3	1·81	+0·20	0·43	23·6	1·6
		Wie i. d. ersten Periode	3	+1·2	1·76	+0·10	0·39	22·0	1·7
II	25	Wie vorher	6	+0·6	1·70	−0·41	0·69	41·6	2·0
		Wie vorher + 15·5g nutros	3	+0·6	1·87	−0·54	0·92	46·2	2·7
		Wie i. d. ersten Periode	4	+0·3	1·76	−0·40	0·64	36·5	2·2
III	ca. 30	2¾ l Milch, ca. 100g Käse	6	+0·5	3·98	+0·75	1·49	37·4	1·2
		D:o + 5g nukleinsaures Natrium	3	+2·8	4·04	+0·94	1·50	36·9	1·2
		Wie i. d. ersten Periode	3	+2·6	3·98	+1·33	1·04	26·0	1·0
IV	27	150g Fleisch, 285g Brod, 6 Eier, 50ccm Sahne	4	+0·2	1·57	+0·05	0·41	26·2	2·0
		D:o + 30g Salmonuklein	1	+3·3	3·09	+0·75	0·61	19·8	1·6
		Wie i. d. ersten Periode	3	+0·1	1·57	+0·17	0·31	20·0	1·5
		D:o + 20g Pankreasnuklein	1	+1·5	2·33	+0·17	0·81	34·8	2·6
		Wie i. d. ersten Periode	2	−0·2	1·57	+0·01	0·46	26·6	2·2
		D:o + 30g Hefenuklein	1	+2·4	2·29	+0·42	0·45	19·8	1·7
		Wie i. d. ersten Periode	3	+0·6	1·59	+0·11	0·40	25·3	1·9
		D:o + 20g Nukleinsäure	1	+1·9	3·11	+0·69	0·77	24·7	1·7
		Wie i. d. ersten Periode	2	+0·9	1·62	+0·07	0·52	32·3	2·0

[1] In den Tabellen sind Loewi's und Jacob und Bergell's Zahlen von P_2O_5 zu P umgerechnet.

Tabelle III. (Fortsetzung.)

Autor	Alter der Versuchsperson	Die Beschaffenheit der Nahrung mit besonderer Rücksicht auf ihren P-Gehalt	Dauer der Periode	N-Bilanz	P der Nahrung	P-Bilanz	P in den Fäces	Fäces-P % der Nahrung-P	N-Fäces
				g	g	g	g		g
Sivén	31	600 g Kartoffeln, 120 g Butter, 400 g Aepfel, 170 g Zucker, 330 g Bier	4	−1·8	0·39	−0·37	0·28	71·8	1·2
		D:o	5	−1·5	0·53	−0·20	0·28	52·8	1·2
		D:o	4	−1·3	0·53	−0·20	0·33	62·9	1·3
		D:o + 50 g Eier	4	−0·3	0·64	−0·15	0·36	56·2	1·2
		D:o + 800 g Eier (10 st.)	7	+2·1	1·56	+0·22	0·46	29·5	2·3
		8 Eier, 240 g Milch, 150 g Brod, 180 g Käse	6	+1·0	3·15	+0·17	1·60	50·7	2·1
Jacob u. Bergell		Hauptsächlich Milch und Fleisch.	12	+3·2	2·81	+0·45	1·45	51·7	3·7

durch das P-haltige Eiweiss und das Lecithin beeinflusst. Unter solchen Verhältnissen bei Stoffwechselversuchen die Quote N:P in Ausgaben und Einnahmen auszurechnen, scheint unnütze Mühe zu sein, und jedes Schlussergebniss aus gefundenen Zahlenwerthen vollkommen verfehlt. Im folgenden wird der P-Umsatz deshalb alleinstehend behandelt.

Die P-Bilanz.

Vollständige Bilanzen über den Phosphor bei dem erwachsenen Menschen unter physiologischen Verhältnissen sind früher von Loewi[1], Sivén[2] und Jakob und Bergell[3] ausgeführt worden. In der Tabelle III sind ihre und meine eigenen Resultate zusammengestellt.

Es handelt sich darum, unter Leitung dieser Tabelle wenigstens einzelne der wahrscheinlich wohl nicht geringen Anzahl Factoren, die die P-Bilanz bestimmen, zu finden. Anfangs kann es fraglich erscheinen,

---

[1] Loewi, *Arch. f. experim. Path. u. Pharmakol.* 1901. Bd. XL. S. 157.
[2] Sivén, a. a. O.
[3] Jacob und Bergell, *Zeitschr. f. klinische Medicin.* 1898. Bd. XXXV. S. 171.

ob die P-Menge in der Nahrung irgend welchen Einfluss auf die P-Bilanz ausübt. Ordnet man die Zahlen in der Tabelle in Reihenfolge nach dem P-Gehalt der Nahrung, erhält sie folgendes Aussehen.

Tabelle IV.

	0—1 g P in der Nahrung		1—2 g P in der Nahrung		2—3 g P in der Nahrung		3—4 g P in der Nahrung	
	P-Nahrung	P-Bilanz	P-Nahrung	P-Bilanz	P-Nahrung	P-Bilanz	P-Nahrung	P-Bilanz
	0·39	−0·37	1·56	+0·22	2·07	+0·64	3·09	+0·75
	0·53	−0·20	1·57	+0·05	2·27	+0·23	3·11	+0·69
	0·53	−0·20	1·57	+0·17	2·29	+0·42	3·15	+0·17
	0·64	−0·15	1·57	+0·01	2·33	+0·17	3·98	+0·75
			1·59	+0·11	2·48	+0·61	3·98	+1·30
			1·62	+0·02	2·81	+0·45	4·04	+0·94
			1·70	+0·05				
			1·70	−0·41				
			1·76	+0·10				
			1·76	−0·40				
			1·81	+0·20				
			1·87	−0·54				
Im Mittel	0·52	−0·23	1·67	−0·08	2·32	+0·42	3·56	+ 0·77
Differenz	0·75		1·75		1·96		2·79	

Die Zahlen scheinen für eine Relation zwischen der P-Quantität in der Nahrung und der P-Bilanz zu reden. In der 1. Columne der Tabelle, wo der P-Gehalt der Nahrung geringer ist als 1 g, ist die Bilanz durchweg negativ, im Durchschnitt —0·23 g. Der Verlust vermindert sich gleichzeitig mit der Zunahme in der Nahrung. Die einzelnen Zahlen, es waren vier, stimmen gut mit einander überein. Sie gehören zwar alle zur selben fortlaufenden Stoffwechselserie — zu Sivéns Versuchen. Enthält die Nahrung zwischen 1 und 2 g P, ist, wie aus der zweiten Columne der Tabelle hervorgeht, so gut wie P-Gleichgewicht vorhanden. Die Zahlen stimmen ziemlich gut mit einander überein, mit Ausnahme von drei Zahlen, aus Loewi's Serie II genommen. Abgesehen von ihnen ist die Durchschnittszahl für die Bilanz + 0·10. Die abweichenden Zahlen gehen in eine andere Richtung: —0·41, —0·40, —0·54. Bemerkenswerth ist der Umstand, dass mit fast ganz derselben Kost eine andere Person — Loewi, Serie I — sich auf die Bilanz +0·05, +0·20 und +0·10 gestellt hat. Der Grund dazu könnte vielleicht in der verschiedenen Resorptionsfähigkeit des Darmes gesucht werden. Die Fäces der ersten Person enthielten 0·75 g P und 2·3 g N, diejenigen der zweiten Person nur 0·40 g P und 1·5 g N.

Die Durchschnittszahl für die sämmtlichen Zahlen in der Columne ist —0·08, also beinahe Gleichgewicht. In der dritten Columne ist Retention von P vorhanden, im Durchschnitt 0·42, mit Variationen zwischen 0·17 und 0·64. In der letzten Columne, wo der Phosphor der Nahrung im Durchschnitt 3·56 g ausmacht, ist die P-Retention noch grösser. Der Durchschnittswerth ist 0·77 g. Die Zahlen liegen zwischen 0·69 und 1·30 — jedoch mit einer Ausnahme 0·17 (Siven's Versuch.) Diese Zahl ist ebenso gross wie die niedrigste in der vorhergehenden dritten Columne und erreicht nicht die höchste in der zweiten Columne.

Im allgemeinen macht sich somit die Regel geltend, dass die Vermehrung der Phosphorzufuhr eine Steigerung der P-Bilanz in positiver Richtung herbeiführt.[1] Diese Regel ist jedoch nicht ohne Ausnahme. Denselben Eindruck gewinnt man, wenn man die Abwechselungen Tag für Tag in P-Zufuhr und P-Bilanz in den drei Versuchen, woselbst P der Nahrung in grösserem Masse variirt (Fig. 2), vergleicht.

In den zwei ersten Perioden meiner Versuche laufen die Curven vollkommen parallel. Ebenso in Loewi's Versuch, bis auf einen Tag. Die Curven, welche Sivén's Zahlen beleuchten, laufen anfangs parallel, aber bei der Steigerung von 1·6 g P zu 3·2 g P in der Kost folgt die Bilanzcurve nicht mit, sondern bleibt auf ihrem früheren Niveau stehen. Also eine Uebereinstimmung, aber eine derartige, die nicht durchgehend ist.

Eigentlich kann man auch kaum erwarten, irgend eine vollständige Gleichmässigkeit zwischen den Ziffern für das P-Quantum in der Nahrung und der P-Bilanz zu finden. In den verschiedenen Versuchen, aus welchen die Ziffern entnommen sind, ist die Versuchsanordnung keineswegs dieselbe. Hier findet man viele variirende Factoren: die

[1] Obgleich nicht direct vergleichbar, kann hier die P-Bilanz bei drei gesunden, ungefähr gleich alten Kindern angeführt werden, da die Zahlen in ungefähr derselben Richtung gehen wie in der Tab. IV (Keller, *Archiv für Kinderheilk.* 1900. Bd. XXIX. S. 1).

Alter des Kindes	Nahrung	P in der Nahr.	P-Bilanz
$2^3/_4$ Monat	$^2/_3$ Kuhmilch	0·36	+·014
2 „	Frauenmilch	0·14	+0·08
3 „	„	0·11	+0·06
$2^1/_2$ „	„	0·12	+0·05

Dauer der Versuchsperiode, die Beschaffenheit der Nahrung, nicht bloss während, sondern auch vor den Versuchen, die verschiedenen Umstände, in welchen sich die Versuchspersonen sonst befunden haben. Wie diese Umstände, ein jeder für sich, auf die P-Bilanz eingewirkt haben, kann jedoch nicht beurtheilt werden.

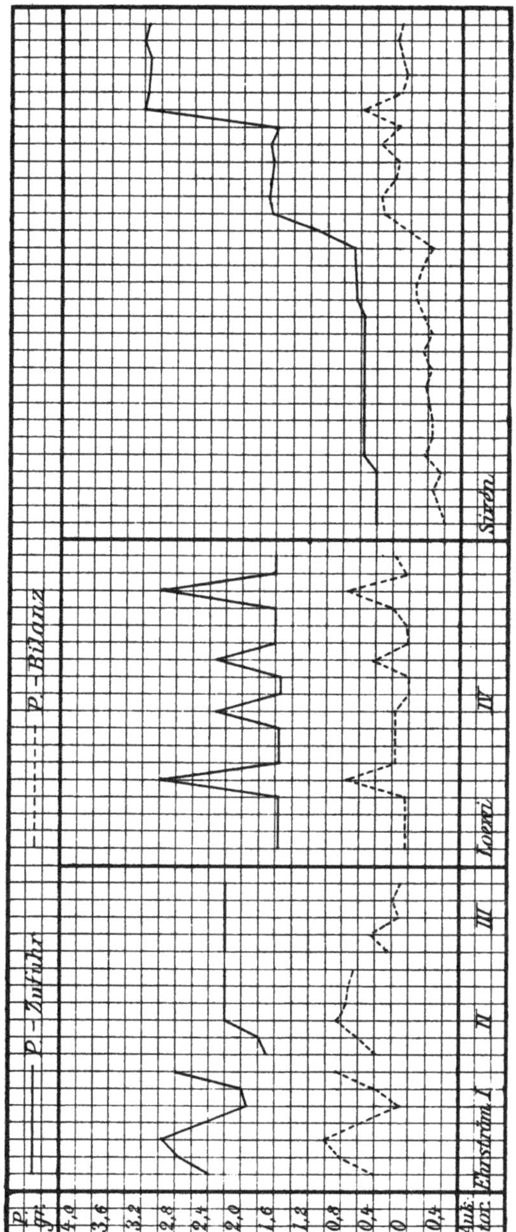

Fig. 2.

Dass indessen, obgleich die verschiedenen Versuche unter verschiedenen Umständen ausgeführt sind, eine so constante Abhängigkeit zwischen dem P-Gehalt der Nahrung einerseits, und der Grösse der P-Bilanz andererseits vorhanden ist, kann kaum nur auf einem Zufall beruhen. Die vorhandenen Zahlen sind zwar der Anzahl nach recht wenige, und es könnte unmotivirt erscheinen, aus ihnen Schlüsse zu ziehen; aber die Wahrscheinlichkeit dafür, dass sie eine wirklich vorhandene Gesetzmässigkeit wiedergeben, scheint sehr gross. Man dürfte deshalb berechtigt sein zu sagen, dass die Grösse der Zufuhr des Phosphors einen der Factore ausmacht, welcher die Grösse der P-Bilanz regulirt, und zwar dermassen, dass je grössere Menge P die Nahrung enthält, desto vortheilhafter die P-Bilanz sich stellt.

Der P-Umsatz dürfte also nicht denselben Gesetzen wie der N-Umsatz folgen. Während der Organismus eine recht grosse Fähigkeit besitzt, ihre N-Ausgaben den N-Einnahmen anzupassen und sich in N-Gleichgewicht zu stellen, scheint dem Phosphor diese Anpassungsfähigkeit zu fehlen. Gewissermassen reagirt der Organismus wohl bei der Vermehrung der P-Zufuhr in analoger Weise, wie wenn der N-Gehalt in der Nahrung steigt, aber die Vermehrung in den P-Ausgaben hält nicht gleichen Schritt mit der P-Zufuhr. Laut den Ziffern in der Tabelle III entsprechen 0·52^{g} P in der Nahrung 0·75^{g} P-Ausgaben, 1·67^{g} — 1·75, 2·38^{g} — 1·96^{g} und 3·56^{g} — 2·79^{g}. Die Vermehrung in der Nahrung resultirt nicht in Gleichgewicht, sondern in Retention.[1]

Der P-Umsatz dürfte also wenigstens in gewissem Masse in derselben Weise wie der Umsatz von Fett regulirt werden. Dieses ist ja ein im Grunde recht unerwarteter Sachverhalt. Als ein ganz sicher festgestelltes Factum kann es ja auch nicht betrachtet werden. Zahlreichere Stoffwechselversuche zur Ergründung der Frage wären ausserordentlich wünschenswerth.

Eine Gesetzmässigkeit wie die angenommene setzt ein gewisses Minimalbedürfniss von P voraus, welches nicht innerhalb allzu weiter Grenzen variirt. Es ist natürlich schwer, diese Grösse genauer zu beurtheilen. Indessen scheint es wahrscheinlich, wie die Tabelle III ergiebt, dass bei unserer gewöhnlichen Kost der P-Bedarf zwischen 1 und 2^{g} P liegt, da bei diesem P-Quantum in der Nahrung die Bilanz sich in der Nähe des Nullpunktes hält. Sivén hat einen geringeren Werth angegeben: 0·7 bis 0·8^{g} oder etwas darüber. Er ist bei dieser Zahl aus dem Grunde stehen geblieben, da bei seinem Versuche mit P-armer Kost die Ausgaben sich ziemlich constant zwischen den Zahlen 0·7 und 0·8 hielten. Es scheint jedoch, als ob diese Berechnungsart, welche gut auf N bezogen werden kann, nicht ebenso gut, wenn es sich um P handelt, angewandt werden kann. Es ist wahrscheinlicher, — von dem angenommenen Gesetz für die Grösse der P-Bilanz ausgehend — dass man bei der Schätzung des Minimalbedarfs von P zunächst die P-Menge in der Nahrung beachten muss, bei welcher

---

[1] Zu einer analogen Auffassung, dass ein zunehmender P-Gehalt der Nahrung eine stärkere P-Retention mit sich bringt, sind unabhängig von mir — etwa zur selben Zeit waren meine Untersuchungen (schwedisch) in *Finska Läkaresällskapets Handlingar* April 1902 erschienen — W. Arnheim und E. Müller gekommen (*Zeitschr. f. diät. u. physik. Therap.* 1902. Bd. VI. H. 1/2).

P-Gleichgewicht vorhanden ist. In dieser Weise betrachtet ist Sivén's Werth zu niedrig, und der oben angeführte, 1 bis 2 g, der wahrscheinlichere.

Direct aus meinen Versuchen geht eine Thatsache hervor, die ebenfalls eine Consequenz der ausgesprochenen Hypothese ist. Wenn der P-Umsatz in Analogie mit dem Umsatz des Fettes vor sich geht, so muss der Organismus die Fähigkeit besitzen, während längerer Zeitperioden relativ grosse Mengen von Phosphor entweder anzusetzen oder abzugeben. Während meines Versuches setzt der Körper während 18 Tagen über 8 g P an, in einem von Loewi's Versuchen (III) während 12 Tagen über 11 g P. Im Gegensatz dazu verlor eine von Loewi's Versuchspersonen (II) während 13 Tagen über 5·5 g P. Das sind grosse Zahlen, wenn man bedenkt, dass der wirkliche P-Bedarf sicher nicht 2 g pro Tag übersteigt.

Durch welche Vorgänge der Körper solche Variationen seines P-Bestandes möglich macht, weiss man nicht. Zwei Möglichkeiten sind vorhanden. Entweder wird der zugeführte P-Ueberschuss organisirt, oder der Organismus behält ihn als „tote" Substanz in der Weise, wie Voit sich das Eiweiss der Nahrung in „circulirendes Eiweiss" übergegangen denkt. Beide Möglichkeiten scheinen ebenso plausibel, vielleicht die letztere wahrscheinlicher, wenn man sich das Recht nimmt, bei einer solchen Frage eine Vermuthung auszusprechen. Die Frage ist natürlich äusserst schwer zu beantworten. Vielleicht könnte sie in einer Hinsicht angegriffen werden.

Von rein teleologischem Standpunkt aus, scheint es, als ob das P-haltige Eiweiss in der Nahrung dem Organismus geboten wurde, um als Ersatz für das P-haltige Eiweiss, welches bei dem Lebensprozess zerstört wird, also zur Organisation angewandt zu werden. Es scheint demnach, als ob man eine Stütze für die Theorie über die Organisation des P-Ueberschusses finden könnte, falls es gelingen würde darzulegen, dass erstens P-haltiges Eiweiss besser geeignet wäre, sich im Organismus aufzustapeln als Phosphate, und zweitens, dass dieses P-haltige Eiweiss wirklich im Darm in der Form resorbirt wird, dass die organische Bindung des P nicht gesprengt wird. Gegen eine solche Schlussfolgerung können jedoch wichtige Einwände gemacht werden. Eine Organisation vom Eiweiss scheint ebenso zweckmässig wie eine Organisation von P, und doch spricht die Erfahrung dagegen. Weshalb kann resorbirtes P-haltiges Eiweiss nicht „circulirend" werden? Ausserdem werden hier die Phosphate vollkommen unbeachtet gelassen, und ihre Bedeutung kann sicher auch nicht unterschätzt werden.

Wenn auch das Angeführte somit bewiesen werden könnte, ist die Frage dadurch nicht viel klarer geworden.

Das zuletzt Erwähnte knüpft den Zusammenhang an den Ausgangspunkt an: welches sind die Factoren, die auf die P-Bilanz wirken. Wie gesagt, kann die P-Menge in der Nahrung nicht die allein bestimmende sein. Mehr Klarheit giebt die Tabelle III hierin nicht. Aber wie eben besprochen worden ist, liegt der Gedanke nahe, dass die Beschaffenheit der Nahrung in der Weise von Bedeutung wäre, dass die Zufuhr von P-haltigen Eiweissstoffen eine grössere Möglichkeit zur Retention wie die Zufuhr von Phosphaten bieten würde.

Im ersten Augenblicke scheint es, als ob meine Versuche eine Stütze für diese Auffassung bieten würden. In der Protonperiode mit 2·1 ^{g} P in der Nahrung war der Ansatz 0·64. In der Periode, wo dagegen Calciumphosphat anstatt Proton eingenommen wurde, waren diese Zahlen bezw. 2·3 und 0·23. Die Resultate werden jedoch dadurch getrübt, dass die Resorption bedeutend schlechter während der späteren Periode war. Die Fäces enthielten in der ersten Periode 0·25 ^{g}, in der späteren 0·54 ^{g}. Aus diesen Zahlen wäre die Retention, die man zu erwarten hätte, 0·52 ^{g}. Eine solche Berechnung ist natürlich stets unsicher, aber die Ziffern können jedenfalls in diesen Stoffwechselversuchen nicht als Beweis für eine geringere Tendenz des Körpers, Phosphat anzusetzen, angeführt werden. Weitere Untersuchungsserien an Menschen, welche zur Beantwortung der Frage dienen würden, sind nicht vorhanden. Dagegen sind auf Initiative von Röhman verschiedene Versuche an Thieren ausgeführt worden, um in dieser Frage Klarheit zu gewinnen. Obgleich dieselbe als Thierexperimente bloss mit der grössten Reservation auf Verhältnisse bei Menschen bezogen werden können, mögen sie in Anbetracht des grossen allgemeinen Interesses in Kürze referirt werden.

Irgend welche vergleichende Schlussfolgerungen scheinen meiner Ansicht nach nur aus den Versuchen gezogen werden zu können, die an einem und demselben Thiere (Hunde) mit sowohl phosphatarmer, als phosphatreicher Nahrung ausgeführt worden sind.

Die Versuchsresultate sind in Tabellenform zusammengestellt (siehe nächste Seite).

Die Versuche sind weder zahlreich, noch in irgend welcher Richtung bestimmt überzeugend. Zadik's Ziffern allein weisen zwar darauf hin, dass organisches Eiweiss grössere Bedingungen für Retention als Phosphate hat, aber ihnen gegenüber stehen Steinitz' und Leipziger's Ziffern. Die absolut grösste Retention, die vorkam, ist mit Edestin und Phosphaten als Nahrung zu Stande gekommen (Leipziger's zweiter Versuch). Die Verschiedenheit könnte vielleicht durch die Versuchsanordnung erklärt werden. Zadik's Versuchsperioden finden nämlich nach einer Periode statt, wo das Versuchsthier gewöhnliche, vollkommen genügende Kost verzehrt hatte, während Hunger Steinitz' und Leipziger's Perioden vorausgegangen war.

Tabelle V.

Autor	P der Nahrung in Form von	Davon organisch gebund. P	In der Nahrung Gramm P_2O_5 pro die	P_2O_5-Bilanz pro die	P_2O_5-Resorption Procent	Anmerkungen
Markuse[1]	Kasein + Phosphaten	63·1%	0·51	+0·03	87·7	Die Versuche an
„	„	63·1	0·51	−0·01	89·7	demselben
„	„	58·5	0·39	−0·02	90·4	Hunde aus-
„	„	53·1	0·37	−0·06	91·6	geführt.
Steinitz[2]	Vitelin	alles	0·40	+0·03	58·9	Die Versuche an
„	Myosin + Phosphat.	0	0·37	+0·01	97·4	demselben
Leipziger[3]	„	0	0·32	+0·01	95·9	Hunde aus-
„	Edestin + Phosphaten	0	0·37	+0·10	96·5	geführt.
Zadik[4]	Kasein	alles	1·01	+0·08	93·9	Die Versuche an
„	Edestin + Phosphaten	0	1·03	−0·24	86·0	demselben
„	„	0	1·02	−0·16	85·7	Hunde aus-
„	Kasein	alles	1·01	+0·09	82·5	geführt.

Es ist möglich, dass dies auf die verschiedenen Resultate eingewirkt hat, es kann jedoch nicht aus bisher bekannten Thatsachen bewiesen werden. Mann kann sich vollkommen an Keller's[5] Ausspruch in dieser Hinsicht halten: „dass die Rolle, welche die organischen und anorganischen Verbindungen im P-Stoffwechsel spielen, keineswegs aufgeklärt, und dass jeder neue Beitrag für diese Frage von Werth ist.“ Zadik's Schlussfolgerung aus seinen Versuchen, „dass der thierische Organismus nicht die Fähigkeit besitzt, die für das Leben der Zelle erforderlichen phosphorhaltigen organischen Verbindungen aus phosphorfreien Eiweisskörpern und Phosphaten synthetisch zu bilden“, ist voll-

[1] Markuse, Pflüger's *Archiv*. 1897. Bd. LXVII. S. 373.
[2] Steinitz, „ „ 1898. „ LXXII. S. 75.
[3] Leipziger, „ „ 1900. „ LXXVIII. S. 402.
[4] Zadik, „ „ 1899. „ LXXVII. S. 1.
[5] Keller, a. a. O.

kommen unsicher. Wenn auch, wie erwähnt, nur mit Zadik's Resultat vor Augen, der Eindruck gewonnen werden könnte, dass Phosphate nicht im selben Grade wie Nukleoalbumine P-Retention hervorbringen können, bleibt noch immer unerprobt, ob nicht Retention doch erzeugt werden könnte, falls die Phosphatquantität in der Nahrung genug vermehrt würde. Ausserdem kann auf Zadik's Satz das bezogen werden, was eben gesagt wurde betreffs der Form, in welcher der Organismus seinen Ueberschuss von P aufspeichert.

P-Resorption.

Ordnet man die Zahlen, welche die P-Menge in den Fäces in der Tabelle III angeben, nach der P-Quantität in der Nahrung, so geht, wie vorauszusehen war, daraus hervor, dass der P-Gehalt der Fäces in gewissem Grade von dem P-Gehalt in der Nahrung abhängig ist (s. Tab. VI nächste Seite). Bei unter 1 ^{g} P in der Nahrung findet man im Durchschnitt 0·31 ^{g} P in den Fäces. Bei zwischen 1 und 2 ^{g} — 0·65 ^{g} und bei 3 bis 4 ^{g} — 1·17 ^{g}. Also eine gleichmässige Steigerung, am merkbarsten, wenn die Nahrung über etwa $2^1/_2$ ^{g} P enthält. Die Zahlen, welche das Durchschnittsprocent des P's in den Fäces angeben, halten sich um 30 Procent herum — 29·9 Procent, 28·5 Procent, 32·6 Procent — ausser in der ersten Columne der Tabelle, wo das Procent grösser ist, welches auch natürlich ist, da eine P-Menge unter 0·70 ^{g} in der Nahrung jedenfalls ganz ungenügend ist, und die P-Menge in den Fäces folglich im Vergleich viel grösser werden muss.

Als Durchschnittszahl für das procentische Verhältniss zwischen dem P in der Nahrung und in den Fäces erhält man somit die Zahl 30. Sie ist natürlich vollkommen approximativ als eine Durchschnittszahl von verhältnissmässig wenigen Zahlen und ausserdem als Ausdruck für einen Umstand, der — worauf ich bald zurückkommen werde — grossen Variationen unterworfen ist. Es könnte dieser Zahl jedoch eine gewisse praktische Bedeutung ad interim zugeschrieben werden, als Ausdruck für den „normalen“ P-Gehalt der Fäces, so lange keine bestimmten Zahlenverhältnisse angegeben werden können. Ueber 30 Procent vom P-Gehalt der Nahrung, in den Fäces wiedergefunden, wäre somit als recht viel zu betrachten, unter 30 Procent im Vergleich als wenig. Alles dieses — worauf noch einmal ausdrücklich hingewiesen werden muss — ist mit aller Reservation ausgesprochen worden, denn die Variationen sind sehr gross. Somit entspricht in der Tabelle die geringste P-Quantität in den Fäces, 0·25 ^{g}, 2·07 ^{g} P in der Nahrung (12·2 Procent), während die grösste P-Menge in den Fäces, 1·60 ^{g}, bei einer P-Einnahme von 3·15 ^{g} (50·7 Procent) vorhanden ist. In einem anderen Versuche, wo der P in der Nahrung ungefähr eben so viel beträgt, 3·09, enthalten die Fäces nur 0·61 g P (26·2 Procent), während wiederum 0·69 g P in den Fäces in noch einem anderen Versuch von bloss 1·76 g P in der Nahrung herstammen.

Tabelle VI.

	0—1 g P in der Nahrung			1—2 g P in der Nahrung			2—3 g P in der Nahrung			3—4 g P in der Nahrung		
	P in der Nahrung	P in den Fäces	% P in den Fäces	P in der Nahrung	P in den Fäces	% P in den Fäces	P in der Nahrung	P in den Fäces	% P in den Fäces	P in der Nahrung	P in den Fäces	% P in den Fäces
	0·34	0·28	71·8	1·56	0·46	29·5	2·07	0·25	12·2	3·09	0·61	19·8
	0·53	0·28	52·8	1·57	0·41	26·1	2·27	0·54	23·8	3·11	0·77	24·7
	0·53	0·33	62·9	1·57	0·31	20·0	2·29	0·45	19·8	3·15	1·60	50·7
	0·64	0·36	56·2	1·57	0·46	29·3	2·33	0·81	34·8	3·98	1·49	37·4
				1·59	0·40	25·3	2·48	0·38	15·5	3·98	1·04	26·0
				1·62	0·52	32·3	2·81	1·45	51·7	4·04	1·50	36·9
				1·70	0·38	22·7						
				1·70	0·69	41·6						
				1·76	0·39	22·0						
				1·76	0·64	36·0						
				1·81	0·43	23·6						
				1·87	0·92	46·2						
Im Mittel	0·52	0·31	59·6	1·67	0·50	29·9	2·32	0·65	28·5	3·56	1·17	32·6

Es ist selbstverständlich, dass die Ursache der erwähnten Variationen nicht in irgend welchem abnormen Verhältniss gesucht zu werden braucht. Wie die Tabelle III zeigt, ist in allen den citirten Fällen die N-Resorption dieselbe gewesen. Es geht unmittelbar daraus hervor, dass auch die P-Resorption sich wahrscheinlich innerhalb ihrer physiologischen Grenzen gehalten hat. Es könnte ja hier die Bemerkung gemacht werden, dass die P- und N-Resorption nicht denselben Gesetzen folgen, und dass man deshalb nach der normalen Beschaffenheit der einen nicht die andere beurtheilen kann — eine solche Bemerkung scheint mir jedoch recht gesucht. Desto mehr, da man doch annehmen muss, dass vieles Andere als die P-Quantität in der Nahrung zuletzt bestimmt, wie viel P in den Fäces enthalten ist — selbstverständlich zunächst die Beschaffenheit der Nahrung.

Was diese anbelangt, ist bis in die letzte Zeit, und von manchen Seiten noch gegenwärtig, die grösste Bedeutung für die P-Resorption dem Ca-Gehalt der Nahrung zugeschrieben worden.

Dieser Anschauung zu Grunde lag die Auffassung, dass P hauptsächlich dem Organismus in Form von Phosphaten zugeführt wird. Erst im Jahre 1895 hat Kossel[1] auf die grosse Rolle der phosphorhaltigen Eiweissstoffe als Nahrungsmittel hingewiesen. Die Auffassung wiederholt sich darum in den gewöhnlichen Handbüchern bis in die letzte Zeit. In seinem bekannten Handbuch spricht sich Neumeister[2] noch im Jahre 1897 in folgender Weise betreffs der Frage aus: „Die Versuche haben ergeben, dass die Menge der Phosphorsäure des Harns ganz vorwiegend von der Quantität der in der Nahrung vorhandenen resorbirbaren Phosphate abhängig ist. Sie wird bei animaler Kost, welche reichlich Kaliumphosphat enthält, gesteigert und sinkt bei vegetabilischer Nahrung. Dies erklärt sich aus dem Umstande, dass in den Pflanzen die Phosphorsäure fast lediglich als Calciumphosphat vorkommt, welches nur zum allergeringsten Theile im Magen zur Resorption gelangt, während die Hauptmenge desselben im Darm ungelöst bleibt und daher mit dem Koth ausgeschieden wird. Deshalb ist auch der Harn der Pflanzenfresser verhältnissmässig arm an Phosphorsäure. Dagegen findet man im normalen 24 stündigen Harn des Menschen 1 bis 8^{g} Phosphorsäure, im Mittel 3·5^{g}. Ausserdem kommen Phosphate regelmässig auch gegen das Darmlumen zur Ausscheidung.“

Die Bedeutung der schwierigen Resorbirbarkeit der Ca-Phosphate ist sicherlich überschätzt worden. Unmöglich ist ihre Resorption sicher nicht. In der Säure des Ventrikels lösen sie sich auf, und in dieser Lösung dürften Na- und K-Ionen in genügender Menge vorhanden sein, um einen Theil der PO_4-Ionen zur Resorption und Aufnahme ins alkalische Blut zu bringen. Auch dürfte eine Resorption von an Ca gebundener Phosphorsäure im Darm nicht undenkbar sein, da der Darminhalt ja nicht durchweg alkalisch ist. Mein Versuch scheint ausserdem direct zu beweisen, dass ein nicht unwesentlicher Theil von eingenommenem Ca-Phosphat resorbirt wird. In meiner dritten Versuchsperiode enthielt die Nahrung 0·5^{g} P in Form von Ca-Phosphat. In den Fäces waren dann 0·54^{g} P vorhanden. Während der vorhergehenden Periode war die P-Menge in der Nahrung beinahe dieselbe, aber die P-Menge des Ca-Phosphates in der späteren Periode entsprach Proton-P. Die Fäces enthielten 0·25^{g} P. Mann kann sich kaum etwas Anderes denken, als dass wenigstens die Hälfte des eingenommenen Phosphates resorbirt worden ist.

Die Theorie von der Rolle des Ca bei der verschiedenen Ver-

[1] Kossel, *Monatsschr. f. Geburtsh. u. Gynäkol.* Bd. I. S. 75.

[2] Neumeister, *Lehrb. d. physiol. Chemie.* II. Aufl. S. 732.

theilung von P zwischen Urin und Fäces bei Pflanzenfressern und Fleischfressern ist von neulich ausgeführten Untersuchungen umgeworfen worden. Bergmann[1] hat theils Na-Phosphat, theils Glycerinphosphorsäure sowohl einem Hunde, als einem Hammel injicirt. Bei dem Hunde wurde die injicirte P-Menge im Urin, bei dem Hammel im Darm ausgeschieden. Jener Urin enthielt während der ganzen Zeit nur unwägbare Quantitäten von P. Wurden dem Hunde zugleich mit der Injection per os grössere Mengen geschlemmter Kreide gegeben, so wurde trotzdem die injicirte P-Menge im Urin wiedergefunden. Neumann[2] konnte keine Veränderung in der P-Menge der Fäces bei einem mit Milch gefütterten Kalbe finden, wenn zur Milch $CaCO_3$ hinzugefügt wurde.

Es geht aus diesen Versuchen zweifellos hervor, dass der Unterschied zwischen Fleisch- und Pflanzenfressern darauf beruht, dass bei den ersteren die Nieren, bei den letzteren der Darm das Absonderungsorgan für P ist. Ca in der Nahrung spielt nur eine untergeordnete Rolle.

Es liegt nahe, zu denken, dass bei dem omnivoren Menschen sowohl die Nieren als auch der Darm als Excretionsorgane für den Phosphor functioniren sollen. Diese Auffassung tritt in dem oben citirten Ausspruch von Neumeister hervor. Das Verhältniss ist nie direct bewiesen worden. Die proportionsweise — besonders im Verhältniss zu N — grosse P-Menge in den menschlichen Fäces macht es jedoch ziemlich wahrscheinlich, dass eine P-Absonderung durch den Darm von dem bereits resorbirten P stattfindet. Es scheint ausserdem unglaublich, dass die Darmsecrete als solche N und P in den Proportionen enthalten würden, in welchen sie in den Fäces vorhanden sind.

P in den menschlichen Fäces muss folglich als aus drei Quellen herstammend angesehen werden. Einestheils besteht es aus unresorbirtem P, andererseits aus P, welches im Darmsecret als solches enthalten ist, und drittens aus P, welches durch die Darmwand als Excret abgesondert wird. In welchem Grade alle diese drei Factoren in jedem einzelnen Falle die P-Quantität reguliren, welche in den Excrementen abgeht, kann man nicht berechnen. Es wäre von grosser Bedeutung, wenn Stoffwechselversuche nach einem Plan gemacht werden könnten, die eine Beurtheilung der Grösse dieser Factoren ermöglichen würden.

Bevor eine solche Abschätzung gewonnen ist, werden natürlich

[1] Bergmann, *Arch. f. exper. Path. u. Pharm.* 1902. Bd. XLVII. S. 77.

[2] Neumann, *Journ. f. Landwirthsch.* 1894. Bd. XLI. S. 341. Citirt aus Maly's *Jahresber.* Bd. XXIV. S. 623.

alle Berechnungen von der factischen Grösse der P-Resorption vollkommen unzuverlässig. Versuche, die geringere oder grössere Resorbirbarkeit von verschiedenartiger P-haltiger Nahrung zu ergründen, sind deshalb äusserst unsicher. Man hat kaum Ursache, sich dabei aufzuhalten. Dagegen wird eine hierher gehörende nicht weniger wichtige Frage berührt werden, nämlich die, in welcher Form P im Darm resorbirt wird.

Die Phosphate der Nahrung passiren natürlich unverändert die Darmwand. Die P-haltigen Eiweissstoffe dagegen werden aller Wahrscheinlichkeit nach nur in ganz kleinen Mengen oder auch gar nicht in der eingenommenen Form resorbirt. Die Kenntniss ihrer Digestionsproducte ist leider recht unvollständig.

Verhältnissmässig am besten bekannt ist die Einwirkung der Pepsinsalzsäure. Sie zerspaltet die Nucleoproteïden in einen P-freien Theil — verschieden beschaffen in verschiedenen Nucleoproteïden — und einen P-reicheren Theil, Nucleïn, welches in Form eines unlöslichen Körpers abgeschieden wird. Man hat deshalb keine Ursache zu vermuthen, dass ein Theil vom P der Nucleoproteïden im Ventrikel zur Resorption gelangen würde. Die Nucleoalbumine werden von dem Magensafte theils in Albumosen, theils in eine unlösliche Substanz, Paranukleïn, übergeführt. P wird zwischen den verschiedenen Spaltungsproducten vertheilt, jedoch so, dass der grössere Theil — laut Salkowski[1] günstigen Falls bis über 90 Procent — in den Albumosen wiedergefunden wird, bloss ein geringerer Theil im Paranukleïn.

Die übrigen Digestionsfermente müssen bei der Resorption von grösserer Bedeutung sein, zunächst das Trypsin. Seine Wirkung ist jedoch nur oberflächlich bekannt. Nur drei Untersuchungen hierüber sind publicirt, eine die Nucleoproteïden, und zwei die Nucleoalbumine betreffend.

Popoff[2] digerirte die Thymusdrüse — also eine nucleoproteïdreiche Substanz — theils mit Pankreasextract, theils mit Pankreatin. Innerhalb einer Stunde ungefähr löste sich die Hälfte des Nucleïns. Eine fortgesetzte Digestion von einer Stunde hatte keinen nennwerthen Effect. Gleichzeitig mit der Lösung entstand eine partielle Spaltung des Nucleïns in der Art, dass freie Phosphorsäure gebildet wurde. Popoff's Zahlen sind folgende:

[1] Salkowski u. Hahn, Pflüger's *Archiv.* 1895. Bd. LIX. S. 225.
[2] Popoff, *Zeitschr. f. physiol. Chemie.* 1893. Bd. XVIII. S. 533.

	Digestion mit Pankreasextract		Digestion mit Pankreatin	
	1 Stunde	2 Stunden	1 Stunde	2 Stunden
Gramm P in dem Ausgangsmaterial	0·616	0·616	0·620	0·620
Gramm P in Lösung gegangen . .	0·285	0·285	0·200	0·250
Davon als Nukleïn	0·173	0·187	0·110	0·130

Eigenthümlich ist, dass der Pancreassaft ungefähr nur die Hälfte des vorhandenen Nucleïns zu lösen scheint, während dieses Nucleïn in weit grösseren Mengen resorbirt werden kann. Es geht unter Anderm recht klar aus Loewi's früher angeführten Versuchen hervor (Tab. III, III). Es ist recht unwahrscheinlich, dass die Erklärung darin zu finden wäre, dass ungelöstes Nucleïn die Darmwand passiren würde. Vielmehr hat man Ursache zu vermuthen, dass die Verhältnisse im Darm sich aus diesem oder jenem Grunde günstiger für die Lösung des Nucleïns stellen als die Versuche in vitro ergeben. Weitere Untersuchungen sind zu erwarten.

Sebelien[1] studirte die Einwirkung sowohl des Pankreasextractes wie des Pancreatins auf das Kaseïn. Die Resultate ergaben, dass fast alles Kaseïn sich auflöste. In welcher Form der Phosphor in dieser Lösung enthalten war, wurde jedoch nicht festgestellt. Später zeigten Salkowski und Biffi[2], dass bei Trypsindigestion von Kaseïn ungefähr die Hälfte vom P in Form von Phosphorsäure abgespalten wird.

Popoff will aus seinen Experimenten den Schluss ziehen, dass die Nucleïne hauptsächlich als solche ungespalten resorbirt werden. Diese Schlussfolgerung ist eine recht unerwartete, und sie wird noch unsicherer, wenn man den Zustand von Unklarheit in Betracht zieht, in welchem die ganze Lehre von der Resorption der Eiweissstoffe sich gegenwärtig befindet. Einerseits wird die allgemeine Auffassung, dass die Eiweissstoffe hauptsächlich als Albumosen resorbirt werden und in der Schleimhaut des Digestionscanals einer Condensation in Eiweiss unterworfen sind, unterstützt (Glaessner)[3]. Andererseits wird die Theorie aufgestellt, dass die Eiweissstoffe, wenigstens im Wesentlichen erst dann resorbirt werden, wenn sie bis zu Amidosäuren gespalten worden sind (Cohnheim,[4]

[1] Sebelien, *Zeitschr. f. physiol. Chemie.* 1895. Bd. XXI. S. 443.
[2] Biffi, Virchow's *Archiv.* 1898. Bd. CLII. S. 130.
[3] Glaessner, Hofmeister's *Beiträge* 1901. Bd. I. S. 328.
[4] Cohnheim, *Zeitschr. f. physiol. Chemie.* 1901. Bd. XXXIII. S. 451.

Loewi,[1] Kutscher[2]). Schliesslich wird noch eine dritte Möglichkeit hervorgehoben, dass die Albumosen des Digestionstractus als solche ins Blut übergehen.[3] Mann kann noch keine bestimmte Stellung in der Frage einnehmen. Sie ist jedoch in vorliegendem Falle nicht von geringer Bedeutung, da die Fragestellung vollkommen analog ist: wird P der P-haltigen Eiweissstoffe resorbirt, erst nachdem sie soweit gespalten sind, dass Phosphorsäure abgeschieden ist, oder wird er früher in dieser oder jener P-haltigen Bindung resorbirt. Die Frage steht offen.

Schliesslich mögen in diesem Zusammenhang als eine freistehende Thatsache für sich die Resorptionsverhältnisse in meinem Versuche berührt werden. Die Zahlen für den P in Nahrung und Fäces sind folgende:

Tabelle VII.

	P in der Nahrung g	P in den Fäces g	P in den Fäces Proc. P der Nahr.
Periode I	2·48	0·38	15·51
Zwischenperiode I .	—	0·42	—
Periode II . . .	2·07	0·25	12·15
Zwischenperiode II	—	0·46	—
Periode III . . .	2·27	0·54	23·82

Sowohl die absolute wie die relative P-Menge in den Fäces, wenn man sie mit den Zahlen der Tabelle V vergleicht, ist gering. Besonders in der Periode II ist die P-Menge in den Fäces geringer als in irgend welchem anderen früher publicirten Versuche, und die procentische Zahl 12·15 ebenfalls geringer als irgend eine andere — bedeutend unter 30 Procent. Diese Thatsache hat ihr Interesse, da während dieser Periode P in nicht geringer Menge in Form von Proton zugeführt wurde, und die Resultate dafür reden, dass P, in dieser Form eingenommen, besonders gut vom Organismus angewandt wird.

Der organische Phosphor im Harn.

In meinem Versuche wurde die Menge organisch gebundenen Phosphors im Urin als Unterschied zwischen Total-P und Phosphat-P

[1] Loewi, *Centralbl. f. Physiol.* 1902. Bd. XV. S. 580.

[2] Kutscher u. Seemann, *Zeitschr. f. physiol. Chemie.* Februar 1902. Bd. XXXIV. S. 528.

[3] Embden u. Knoop, Hofmeister's *Beiträge.* 1902. Bd. III. S. 120.

bestimmt. Die Analysenresultate sind in Tabelle VIII enthalten. Die Variationen sind also sehr verschieden, sie liegen zwischen 3 und 108 ^{mgr} pro die. Die Durchschnittszahlen für die zwei ersten Versuchsperioden stimmen recht gut überein. In der dritten Periode sind die Durchschnittszahlen beinahe doppelt so gross, 81 ^{mg} gegen bezw. 38 und 49. Man könnte sich vorstellen, dass die Abnahme vom organischen P in der Nahrung während der dritten Periode die organische P-Menge im Urin zum Steigen gebracht hätte. Indessen sind die Versuchsfehler in diesen Fällen, wo die Substanzmengen so klein sind, alzu gross, um irgendwelche Schlussfolgerungen zu erlauben.

Tabelle VIII.

Datum (Periode I)	Org. P pro die mg	Datum (Periode II)	Org. P pro die mg	Datum (Periode III)	Org. P pro die mg
Jan. 10.	70	Jan. 26.	40	Febr. 3.	73
11.	24	27.	35	4.	108
12.	3	28.	11	5.	68
13.	6	29.	55	6.	96
14.	16	30.	38	7.	72
15.	93	31.	63		
16.	45				
Im Mittel:	38		49		81

Im übrigen sind die von mir gefundenen Werthe bedeutend grösser als die, welche frühere Bestimmungen ergeben haben, obgleich hauptsächlich dieselbe Analysirungsmethode angewandt worden ist. Oertel[1] fand im Durchschnitt nur 22 ^{mg} mit Schwankungen zwischen 52 und 13 ^{mg}. Ceconi[2] fand noch kleinere Werthe, variirend zwischen 5 und 17 ^{mg}. Höheres Interesse kann wenigstens bis auf Weiteres diesen Zahlen nicht zugeschrieben werden.

Auf Grund oben mitgetheilter Untersuchungen dürften folgende Sätze über den P-Umsatz ausgesprochen werden können.

[1] Oertel, *Zeitschr. f. phys. Chemie.* 1898. Bd. XXVI. S. 123.

[2] Ceconi, Congress f. innere Med. Rom 1896. Cit. aus Maly's *Jahresbericht.* Bd. XXVII. S. 362.

Der P-Umsatz und der N-Umsatz brauchen nicht parallel vor sich zu gehen, sondern es werden dieselben höchst wahrscheinlich von einander unabhängig nach verschiedenen Gesetzen regulirt.

Der Organismus hat die Fähigkeit, während verhältnissmässig langer Perioden proportionsweise grosse P-Quantitäten aufzuspeichern, unabhängig von dem Verhalten der N-Bilanz.

Der Organismus besitzt folglich nicht dieselbe Tendenz, sich in P-Gleichgewicht wie in N-Gleichgewicht zu stellen. Es scheint im Gegentheil die Vermuthung wohl begründet, dass die P-Bilanz ihrer Grösse nach, sowohl in negativer wie in positiver Richtung, im Wesentlichen von der Quantität der Phosphorzufuhr bestimmt wird. Welchen Einfluss die verschiedenen P-haltigen Nahrungsmittel auf die P-Bilanz haben, weiss man nicht. Ebenso ist es noch unklar, welche Bedeutung die Phosphate einerseits und die P-haltigen Eiweissstoffe andererseits bei dem P-Umsatz haben.

Die untere Grenze für den Phosphorbedarf des erwachsenen Menschen scheint zwischen 1 und 2^{g} P in der Nahrung zu liegen.

Die P-Menge in den Fäces scheint bei gewöhnlicher Kost approximativ zu 30 Procent der eingenommenen P-Menge berechnet werden zu können. Die Variationen sind jedoch recht gross: zwischen 12 und 50 Procent.

Der Ca-Gehalt der Nahrung spielt nicht die unbedingt dominirende Rolle bei der P-Resorption, die ihm gewöhnlich zugeschrieben wird. $CaHPO_4$ kann somit in nicht geringem Grade — ungefähr die Hälfte — resorbirt werden. Sichere vergleichende Schlüsse über die grössere oder kleinere Resorbirbarkeit verschiedener phosphorhaltiger Nahrungsmittel können nicht gezogen werden, so lange nicht mit Bestimmtheit angegeben werden kann, wie grosse Quantitäten P von dem Darm abgesondert und wie grosse durch den Darm ausgeschieden werden.

Der N-Umsatz.

In den beiden späteren Perioden meines Versuches wurden Analysen von Harnstoff und Ammoniak im Urin ausgeführt, zugleich mit Bestimmungen von Total-N.

Der Zweck war zu ergründen, ob eine merkbare Verschiedenheit in der Vertheilung zwischen den N-haltigen Bestandtheilen des Harns sich während der beiden Perioden zeigen würde. Zum grösseren Theil — 12·55^{g} — wurde N während der Perioden in derselben Form eingenommen; in der ersten Periode wurden jedoch darüber 50^{g} Proton eingenommen, 5·05^{g} N pro die entsprechend. Der verschiedene Einfluss, den verschiedene Eiweissstoffe auf die Vertheilung zwischen den N-Verbindungen des Urins ausüben, blieb unbeachtet. Es wäre jedoch nicht unwahrscheinlich, dass verschiedene Eiweissstoffe, in welchen die N-Bindung nicht dieselbe ist, vom Organismus nicht zu quantitativ denselben Schlussproducten verbrannt werden könnten. Es scheint plausibel, dass z. B. die NH_3-Menge im Urin nicht nur, wie angegeben wird, von den freien Säuren in den Körpersäften bestimmt wird, sondern auch von der Beschaffenheit der N-Bindung in der angebotenen eiweisshaltigen Nahrung. Da die Frage somit nicht ohne recht grosses Interesse ist, werden hier unten die erhaltenen Zahlen mitgetheilt, ohne dass jedoch aus denselben, vereinzelt wie sie sind, irgendwelche Schlussfolgerungen gezogen werden.

Tabelle IX.

	Datum	Total N gr	Harnstoff g	Harnstoff Proc. v. N	NH_3 g	NH_3 Proc. v. N
	Januar					
Periode II	26.	12·64	11·75	—	0·280	—
	27.	14·92	—	—	0·218	—
	28.	16·37	15·06	—	—	—
	29.	17·35	—	—	0·290	—
	30.	17·49	15·92	—	0·280	—
	31.	17·37	15·42	—	0·426	—
	Februar 1.	24·08	—	—	—	—
	2.	19·51	17·29	—	0·577	—
Periode III	3.	15·04	14·46	—	0·662	—
	4.	11·14	9·75	—	0·296	—
	5.	13·84	12·93	—	0·355	—
	6.	13·49	12·76	—	0·534	—
	7.	14·01	12·82	—	0·297	—
	Periode II	16·02	14·54	90·76	0·299	1·87
	Periode III	13·52	12·54	90·66	0·429	3·17

Ueber den N-Umsatz im allgemeinen ist nicht viel zu sagen.

Die negative N-Bilanz während der ersten Periode des Versuches erhält ihre natürliche Erklärung in der ungenügenden Calorienzufuhr von nur gegen 30 Calorien pro Kilo Körpergewicht. Die N-Verluste während der letzten Periode sind etwas unerwartet, da der Calorien-

Tabelle X.

	Datum	Eiweiss			Kohlehydrate			Fette			Calorien			Trockenrückstand		
		Kost	Fäces	Fäces % der Nahrung	Kost	Fäces	Fäces % der Nahrung	Kost	Fäces	Fäces % der Nahrung	Kost	Fäces	Fäces % der Nahrung	Kost	Fäces	Fäces % der Nahrung
Periode I	Jan. 10.	118·9	8·6		135·2	3·5		106·5	3·4		2005	112		374·3	22·2	
	11.	96·4	8·6		141·1	3·5		107·0	3·4		1935	112		333·6	22·2	
	12.	110·0	8·6		180·3	3·5		118·8	3·4		2295	112		390·7	22·2	
	13.	133·8	8·6		177·9	3·5		124·1	3·4		2430	112		437·1	22·2	
	14.	96·2	8·6		175·7	3·5		120·8	3·4		2240	112		437·6	22·2	
	15.	104·9	8·6		197·2	3·5		135·9	3·4		2500	112		448·9	22·2	
	16.	95·6	8·6		181·2	3·5		113·0	3·4		2185	112		409·4	22·2	
Im Mittel		107·9	8·6	7·97	169·7	3·5	2·06	116·4	3·4	2·92	2229	112	5·02	404·5	22·2	5·49
Periode II	Jan. 26.	96·3	7·8		367·4	8·0		129·7	3·9		3010	138		648·4	23·1	
	27.	97·6	7·8		438·2	8·0		162·8	3·9		3710	138		806·9	23·1	
	28.	119·5	7·8		338·2	8·0		151·1	3·9		3290	138		615·5	23·1	
	29.	119·5	7·8		338·2	8·0		151·1	3·9		3290	138		615·5	23·1	
	30.	119·5	7·8		338·2	8·0		151·1	3·9		3290	138		615·5	23·1	
	31.	119·5	7·8		338·2	8·0		151·1	3·9		3290	138		615·5	23·1	
Im Mittel		112·0	7·8	6·95	361·5	8·0	2·22	149·5	3·9	2·61	3330	138	4·18	649·5	23·1	3·56
Per. III	Febr. 3.	78·5	5·3		335·8	6·1		150·2	3·0		3095	102		570·0	18·0	
	4.	78·5	5·3		335·8	6·1		150·2	3·0		3095	102		570·0	18·0	
	5.	78·5	5·3		335·8	6·1		150·2	3·0		3095	102		570·0	18·0	
	6.	78·5	5·3		335·8	6·1		150·2	3·0		3095	102		570·0	18·0	
	7.	78·5	5·3		335·8	6·1		150·2	3·0		3095	102		570·0	18·0	
Im Mittel		78·5	5·3	6·75	335·8	6·1	1·73	150·2	3·0	2·00	3095	102	3·96	570·0	18·0	3·16

bedarf vollkommen gedeckt war mit 41·5 Calorien pro Kilo Körpergewicht. Die N-Zufuhr war doch etwas klein, bloss 12·55 g.

Als ein Memento für künftige Umsatzversuche kann in diesem Zusammenhang eine Thatsache berührt werden, die eine gewisse praktische Bedeutung hat. In der ersten Periode war, wie gesagt, der Calorienbedarf nicht genügend, trotzdem die Nahrung „frei gewählt“ wurde. — Nach den Mahlzeiten fühlte ich mich vollkommen satt, aber nichtsdestoweniger war die Nahrung ungenügend. Die Ursache müsste wohl theils darin zu suchen sein, dass die Nahrung etwas einförmig war, theils, und wahrscheinlich wohl hauptsächlich darin, dass die Mahlzeiten durch die beständige Wägungen der Speiseportionen gestört wurden. Dieses zeigt, dass man bei solchen Versuchen sich nicht auf etwas derart Relatives wie das Sattheitsgefühl stützen darf, sondern dass man durch approximative Berechnungen zusehen muss, dass die Nahrungsquantitäten genügend sind.

Resorptionsverhältnisse.

Die Resorption von Eiweiss, Kohlehydrat und Fett in der Nahrung hat nichts Besonderes aufzuweisen.

Tigerstedt[1] hat den Satz ausgesprochen, dass man durch Bestimmung der Trockensubstanz in der Nahrung und den Fäces einen mit dem wirklichen nahe übereinstimmenden Werth für den Energieverlust erhält. Dieses wird in ausgezeichneter Weise von vorliegenden Versuchen bekräftigt. Die Differenzen sind hier sehr gering.

Tabelle XI.

Periode	% der Calorien der Nahrung in den Fäces	% des Trockenrückstandes der Nahrung in den Fäces	Differenz
I	5·02	5·49	0·47
II	4·18	3·56	0·62
III	3·96	3·16	0·80

[1] R. Tigerstedt, *Lehrb. d. Physiol.* Bd. I. 1. Aufl. S. 117.

Untersuchungen über die Eiweissumsetzung des Menschen.

Von

Ernst Landergren.

(Mittheilung aus dem physiologischen Laboratorium des Carolinischen Institutes zu Stockholm.)

(Hierzu Tafel I.)

I. Die Eiweisszersetzung des Menschen bei specifischem N-Hunger.

Durch die emsige Arbeit zahlreicher Forscher während der letzten fünfzehn Jahre kann als festgestellt betrachtet werden, dass die Eiweissmenge, die bei Gegenwart genügender Menge N-freier Energie in der Nahrung zum Aufrechterhalten des N-Gleichgewichtes erforderlich ist, beträchtlich kleiner ist, als man sich früher vorgestellt hat. Hirschfeld[1], Klemperer[2], Peschel[3] und Sivén[4] gelang es, sich in N-Gleichgewicht zu setzen bei 0·10 bis 0·08 g N pro Kilogramm, die beiden letztgenannten bei einer totalen Kraftzufuhr von bezw. 46 und 41·4 Cal. pro Kilogramm, also der Normalzahl von 40 Cal. pro Tag sich in hohem Maasse nähernden Werthen. Nach den heute vorliegenden Untersuchungen kann also ein erwachsener Mann von 70 kg sich eine Zeit lang im Gleichgewicht halten bei einer N-Zufuhr von etwa 5 bis 6 g, wovon ein nicht unbedeutender Theil in anderer Form als Eiweiss zugeführt wird.

Bei Untersuchungen obiger Art ist die N-Zersetzung des Organis-

---

[1] Pflüger's *Arch.* Bd. XLI. S. 547, und Virchow's *Arch.* Bd. CXIV. S. 307.

[2] *Zeitschr. f. klin. Med.* Bd. XVI. S. 550.

[3] v. Noorden's *Beiträge.* 1892. H. I. S. 114; ref. von v. Noorden.

[4] Sivén, *dies Archiv.* Bd. X. S. 122.

mus wesentlich von der Menge zugeführten Eiweisses abhängig. Wenn es möglich wäre, diese auf Null herabzudrücken in einer während einiger Tage zu geniessenden Kost, die so zusammengesetzt sein müsste, dass sie dem Körper eine genügende bezw. reichliche Menge N-freier Energie zur Verfügung stellt, so würde die N-Zersetzung, nach dem N-Verlust durch den Harn beurtheilt, in einem solchen Versuche uns von der Grösse derjeniger kleinsten N- bezw. Eiweissmenge eine Vorstellung geben, deren Zersetzung für den Unterhalt der Lebensfunctionen im Organismus unbedingt nöthig ist. Ich bezeichne dieses Quantum als Minimal-N. In dieser Idealkost müssten Kohlehydrate in beträchtlicher Menge enthalten sein. Vielfältige Erhebungen sprechen ja dafür, dass deren Gegenwart von ausschlaggebender Bedeutung ist, wenn es gilt, die Albuminzersetzung möglichst tief herabzudrücken.[1] Dass es gelingen könnte, unter derartigen Versuchsbedingungen eine Vorstellung von dem Minimal-N zu erhalten, hat seinen Grund in der Annahme, dass der Organismus so sparsam wie möglich mit seinem eigenen Albuminvorrath umgehen würde, da ihm ja in der Nahrung eine genügende Menge N-freier Energie für die Kraft- und Wärmeproduction zur Verfügung steht.

In der Hoffnung, dass Versuche an Menschen in obengenannter Richtung von einigem Interesse sein könnten, schritt ich schon im October 1898 an eine Reihe solcher. Nach einer mehr als zweijährigen Unterbrechung, nahm ich sie im Herbst 1901 wieder auf. Es wurde mir bald einleuchtend, dass es mit unüberwindlichen Schwierigkeiten verbunden war, eine absolut N-freie Kost darzustellen. Ich musste mich damit zufrieden geben, die Kost so N-arm wie möglich zu machen und danach zu streben, dass immer N-Hunger herrschte. Unter dieser Voraussetzung hat nämlich, wie aus den unten besprochenen Versuchen hervorgeht, die Gegenwart von 1 bis 2^g N in der Kost nur einen äusserst geringen Einfluss auf den Verlauf der N-Zersetzung.

In allen meinen Versuchen wurde der Gehalt der Versuchskost an N, Fett, Wasser, Salzen und event. Alkohol nach den üblichen Analysenmethoden bestimmt. Die Kohlehydrate sind als Differenz berechnet worden, das Eiweiss aus dem N durch Multiplication mit 6·25. N-Bestimmungsmethode war die Kjeldahl'sche, die Harnstoffbestimmungen nach Mörner-Sjöqvist, die Harnsäure nach Ludwig-Salkowski und Kjeldahl, H_3N nach Schlösing, das Aceton nach

[1] Vgl. May, *Zeitschr. f. Biologie.* Bd. XXX. S. 1 bis 29.

Messinger (Huppert 1898). Die Abgrenzung der Fäces geschah durch Heidelbeer- oder sonstigen Fruchtsaft. Analysemethode die gebräuchliche.

Versuch I. N-Verbrauch bei specifischem N-Hunger und Kohlehydratkost während sieben Tagen; die Kraftzufuhr reichlich (52 Cal. pro Kilogramm).

Versuchsperson: Cand. Bj., 22 Jahre, lang, mager, kräftig, 71·3 kg, führte während der Dauer des Versuches ein sehr bewegliches Leben. Der Versuch bezweckte, den N-Verbrauch bei möglichst N-armer und fettfreier, an Kohlehydraten reicher Kost zu zeigen. Es war ja zu erwarten, dass eine solche Nahrung den N-Verbrauch möglichst beträchtlich herabsetzen würde.

Die Schwierigkeiten, eine Kost zusammen zu stellen, die bei 800 bis 900 g Kohlehydraten weniger als 1 g N und nur Spuren von Fett enthält, sind indessen keineswegs gering, und es gelang mir erst im Laufe des Versuches. Während der letzten Tage desselben wurden nur Himbeersaft, Kartoffelmehl und Zucker, als Crême und eine Art Brod zubereitet, verabreicht. Während der ersten vier Versuchstage enthielt die Kost ausserdem 333 bis 666 ccm Bier, 100 g Cakes, 100 ccm Kaffee und Kartoffeln, die aber als zu N-haltig ausgesetzt wurden. Da die Nahrung ausschliesslich aus leicht löslichen und leicht resorbirbaren Kohlehydraten zusammengesetzt war, wurden in diesem Versuche keine Kothanalysen gemacht.

Das Versuchsergebniss erhellt aus nachfolgender tabellarischen Zusammenstellung der Einnahmen und Ausgaben:

Versuchstag	Einnahmen					Ausgaben	
	Albumin g	Fett g	Kohleh. g	Alkohol g	Cal. g	Harnm. ccm	Harn-N g
1.	35·2	6·1	507	26·6	2465·9	760	12·16
2.	28·7	4·7	787	26·6	3574·3	1495	8·37
3.	28·8	4·7	841	26·6	3796·1	1570	5·02
4.	28·3	4·9	839	13·3	3690·5	935	4·50
5.	5·4	—	898	—	3703·9	1850	4·01
6.	6·0	—	931	—	3841·7	1230	3·36
7.	5·6	—	908	—	3745·8	1310	3·34

Die Kraftzufuhr betrug für die Tage 2 bis 7 im Mittel 3725·4 Cal. pro Tag = 52·2 Cal. pro Kilogramm, und die N-Zufuhr während der letzten drei Tage weniger als 1 g pro Tag. Unter diesen für einen geringen Stickstoffverbrauch denkbar günstigsten Umständen sinkt der N-Verbrauch bis 3·34 g am 7. Tage des N-Hungers, auf 1 kg des Körpergewichts berechnet einem N-Verbrauch von 0·047 g = 0·29 g Albumin entsprechend.

In Fig. I (vgl. Taf. I) habe ich den Verlauf des N-Verbrauches in diesem Versuche dargestellt. Der mit 0 bezeichnete Tag stellt hier, wie in anderen Versuchen, den letzten Normaltag vor Anfang des Versuches dar. Bj. verbrauchte an demselben 14·3 g N, die entsprechenden Werthe für die sechs vorhergehenden Tage wechselten zwischen 13·4 bis 17·5 g.

Wenn wir auf der Curve dem Verlauf des N-Verbrauches nachgehen, fällt es in die Augen, dass der N-Verbrauch am ersten N-Hungertage nicht tiefer als auf 12·16 g N sinkt, d. h. um nur etwa 2 g, während an den beiden nächsten Versuchstagen die Abnahme etwa 3 g N pro Tag betrug. Die Ursache dieses verhältnissmässig beträchtlichen N-Verbrauches am ersten Versuchstage dürfte vielleicht darin zu suchen sein, dass die Versuchsperson, die aus irgend einer Veranlassung nichts seit 4 Uhr Nachmittags des vorhergehenden Tages genossen, den Versuch also mit einem durch etwa 18-stündigen Hunger in die Höhe getriebenen N-Verbrauch und stark herabgesetztem Glykogenvorrath begonnen hat. Zur Vermeidung dieser beiden Fehlerquellen wurde Bj. veranlasst, am Vorabend des nächsten Versuches eine kräftige Mahlzeit mit Brod einzunehmen.

Versuch II. N-Verbrauch während 4 Tagen von specifischem N-Hunger und ausschliesslicher Kohlehydratnahrung, Kraftzufuhr reichlich, 45·2 Cal. netto pro Kilogramm. Fig. I (vgl. Tafel).

Versuchsperson Bj., dieselbe wie im vorigen Versuche; jetzt 69·7 kg. Der Versuch hatte den Zweck, von dem im vorigen Versuche gewonnenen Ergebnisse ausgehend, die Grösse des Minimal-N während der ersten vier N-Hungertage genauer festzustellen. Sein wahrscheinlicher Betrag für die späteren Tage schien mir durch den früheren Versuch genügend festgestellt.

Die Kost war aus denselben äusserst N- und fettarmen, aber kohlehydratreichen Nahrungsmitteln zusammengesetzt wie in der letzten Hälfte des Versuches I. Die Bedingungen für einen minimalen Albuminverbrauch waren also in dieser Beziehung gleich günstig in beiden Versuchen.

Angaben über die täglichen Einnahmen und den Verlust durch den Koth finden sich in den (S. 171) beigegebenen Versuchsprotokollen. Nach denselben wurden im Mittel pro Tag zugeführt: 6·3 g Albumin, 0 g Fett, 756·2 g Kohlehydrate, 17·1 g Alkohol = 3245·9 Cal., wovon ausgenützt: 1·6 g Albumin, 0 g Fett, 737·5 g Kohlehydrate, 17·1 g Alkohol = 3150 Cal., einer Netto-Kraftzufuhr von 45·2 Cal. pro Kilogramm entsprechend.

In diesem Versuche wurde der Tag- und Nachtharn jeder für sich aufgefangen und analysirt. Während der Nacht — von 11 Uhr Abends bis 8 Uhr Morgens — körperliche und geistige Ruhe.

Versuchstag	Tagesharn			Nachtharn			Sa. N
	ccm	g N	g N pro St.	ccm	g N	g N pro St.	g
0	1450	8·76	0·58	226	4·00	0·44	12·76
1	760	6·94	0·46	230	1·97	0·22	8·91
2	687	3·95	0·26	270	1·20	0·13	5·15
3	985	3·20	0·21	177	1·10	0·12	4·30
4	620	2·60	0·17	400	1·16	0·13	3·76

Die Versuchsergebnisse sind in obiger Tabelle zusammengestellt. Die N-Werthe pro 24 Stunden und pro Stunde des Tages und der Nacht sind in Fig. I, in den Curven aus Exp. II (der zweiten und vierten von oben; vgl. Taf. I) wiedergegeben.

Die während des Versuches ausgeführten Analysen des Tag- und Nachtharns hatten den Zweck, ausfindig zu machen, ob während des Tages mit seiner körperlichen und geistigen Thätigkeit der Albuminverbrauch nennenswerth grösser als während des neunstündigen Schlafes war. Das war aber nicht der Fall. Trotzdem die Versuchsperson tagsüber sich in lebhafter Bewegung befand (Schrittzähler zeigte 24000 bis 30000 Schritte pro Tag), ist die Differenz zwischen pro Stunde bei Tage und bei Nacht verbrauchten N am 4. Tage nicht grösser als 0·04 g. Die Tagesarbeit rief also eine Steigerung des Stickstoffwechsels von höchstens 0·6 g N, d. h. 3·75 g Albumin hervor. Und doch ist dieser ungemein kleine Werth sicher zu hoch, denn er umfasst einen Theil des im Laufe des Tages aus der Nahrung resorbirten und ausgeschiedenen N, der nicht aus irgendwelchen Eiweissstoffen stammt. Jedenfalls scheint bei genügender N-freier Kraftzufuhr sowohl körperliche wie geistige Arbeit mit einem nur minimalen Eiweissverbrauch einherzugehen. Ich halte es deshalb für sehr wahrscheinlich, dass unter den genannten Verhältnissen der Stoffwechsel in den Drüsen eine bedeutende Rolle für die Grösse des Minimal-N spielt. Der kleinste Stundenwerth, 0·12 g N, fiel auf die dritte Nacht, aber schon in der vorausgehenden war der N-Verbrauch nur unbedeutend höher, 0·13 g. Ein Stundenwerth von 0·12 entspricht einem Verbrauch pro 24 Stunden von 2·88 g = 0·041 g N pro Kilogramm. Schon nach $2^1/_2$ tägigem N-Hunger kann also der Körper unter günstigen Verhältnissen sich auf einen minimalen N-Verbrauch einstellen. Den totalen N-Verbrauch pro 24 Stunden betreffend, wurden in diesem Versuche, wie zu erwarten war, niedrigere Werthe erreicht, als während den entsprechenden Tagen des vorigen. Am 4. N-Hungertage wurde ein N-Verbrauch von 3·76 g, d. h. 0·054 pro Kilogramm verzeichnet, also ein Minimal-N., der mit nur 0·42 g den Werth übersteigt, der nach weiterem 3 tägigen Hunger und reichlicher Kohlehydratzufuhr erreicht wurde.

In einem anderen N-Hungerversuche an derselben Person habe ich einmal einen N-Verbrauch am 1. Tage, der niedriger als der oben angeführte war, beobachtet, und zwar in Versuch VII, wo unter Einfluss einer reichlichen Fettnahrung und eines beträchtlichen Glycogenvorrathes der N-Verbrauch 7·1 g betrug (vgl. Taf. I, Fig. I, Vers. VII).

Wenn wir jetzt die an derselben Person beobachteten kleinsten N-Werthe bei acut einsetzendem N-Hunger, aber reichlicher Zufuhr von Kohlehydrat und N-freier Energie zusammenstellen, so erhalten wir folgende Zahlen für das Minimal-N während der N-Hungertage I bis VII.

Tag	I.	II.	III.	IV.	V.	VI.	VII.
Grm.	7·10	5·15	4·30	3·76	—	3·36	3·34.

Sämmtliche Werthe sind in Fig. I (vgl. Taf. I) eingetragen, welche die ausserordentlich gleichmässige Abnahme des Albuminverbrauches vor die Augen führt. Was ist die Ursache derselben?

Bekanntlich hat die Voit'sche Lehre von dem „circulirenden Eiweiss“ ihre kräftigste Stütze in der Art und Weise, wie der N-Verbrauch des Hundes während der ersten Hungertage von einer vorausgehenden mehr oder weniger reichlichen Eiweissnahrung beeinflusst wird. Im ersten Falle findet sich bei Beginn des Hungers im Organismus ein Ueberschuss an leicht zersetzlichem Nahrungseiweiss, der durch seine Verbrennung den N-Verbrauch der ersten Hungertage grösser macht, als wenn die vorausgehende Fleischzufuhr weniger reichlich gewesen; also: die Grösse des N-Verbrauches während der ersten Hungertage hängt von der Menge dieses „circulirenden Eiweisses“ ab. Wenn nun das letztere, wie das Nahrungseiweiss überhaupt, leichter verbraucht wird als die N-freien Nahrungsstoffe, so müsste in unseren Versuchen der N-Verbrauch während der ersten N-Hungertage von dem Reichthum der Versuchsperson an circulirendem Eiweiss abhängig sein. Die Menge derselben können wir aus der N-Ausscheidung am letzten Normaltage beurtheilen. Für diesen Zweck habe ich zu meiner Verfügung vier Versuche an vier verschiedenen Personen (II, III, IV und V) bei N-Hunger und N-freier Energiezufuhr, wo die N-Ausscheidung an diesem Tage zwischen 11·87 und 15·4 g, am 1. N-Hungertage aber nur zwischen 7·31 und 8·91 wechselte. Ein ausgeprägtes Verhältniss zwischen dem Eiweissverbrauch an den beiden Tagen ist also nicht nachzuweisen; ebenso wenig findet sich eine Uebereinstimmung in Versuch I, wo die betreffenden Werthe 14·3 bezw. 12·16 betrugen. Meine Versuche liefern der Annahme keine Stütze, dass Variationen in der Menge von circulirendem Eiweiss eine so nennenswerthe Rolle bei dem Zustandekommen der charakteristischen N-Curve beim N-Hunger des Menschen spielen, wie man nach Hungerversuchen an Hunden zu erwarten hat. Am einfachsten scheint mir, die Sache so zu deuten, dass bei dem plötzlichen Aufhören jeglicher Albuminzufuhr die eiweissverbrauchenden Organzellen sich nicht ebenso plötzlich damit abfinden und gleich zu anderen Nahrungsstoffen greifen können; ein entgegengesetztes Verhalten wäre im höchsten Maasse sonderbar. Es muss so allmählich geschehen.

Während dieser Adaptationszeit nimmt der Körper von seiner eigenen N-Substanz was er nothwendig gebraucht. Die gleichmässige Abnahme des N-Verbrauches ist also meines Erachtens ein Ausdruck für diese Adaptation des Organismus an eine andere Nahrung. Wie wir gefunden, nimmt diese Einstellung nicht längere Zeit als zwei Tage in Anspruch. Ich habe Gelegenheit, auf diesen Gegenstand beim Studium des menschlichen Hungers später zurückzukommen.

Die kleinste Zahl für Minimal-N pro 24 Stunden fiel in Versuch I auf den 7. Tag und betrug 3·34 g = 0·047 g N pro Kilogramm bei einer N-Zufuhr von kaum 1 g. Nach den in Versuch II gefundenen Ruhewerthen zu urtheilen, wird ein noch geringerer N-Verbrauch, 2·88 = 0·041 g pro Kilogramm, schon früher, am 2. oder 3. Tage erreicht. In der Litteratur ist nur ein einziger Fall erwähnt, wo ein gesunder Mensch bei N-armer Kost und ohne vorausgegangene Angewöhnung einen etwas geringeren Eiweissverbrauch als den genannten gezeigt; es war eine der Versuchspersonen Klemperer's [1], die am 7. und 8. Versuchstage nur 2·95 bezw. 2·51 g N, entsprechend 0·045 bezw. 0·038 pro Kilogramm verbrauchte. Die Kraftzufuhr war in diesem Versuch 79 Cal. pro Kilogramm gegen 45 Cal. in den meinigen, wo der Minimal-N, nach den Ruhewerthen berechnet, schon in der 3. Nacht auf 0·041 heruntergegangen. Der Vergleich zeigt, dass ein Ueberschuss an N-freier Energie nicht nothwendig ist, um in kurzer Zeit einen minimalen N-Verbrauch zu erreichen.

Das Bemerkenswerthe in dem genannten Versuch Klemperer's ist indessen, dass die Versuchsperson sich während dieser Tage in positiver N-Bilanz befand, mit einem Ueberschuss an N von 1·3 bezw. 1·7 g pro Tag; dieses jedoch bei der enormen Kraftzufuhr von 79 Cal. pro Kilogramm. Einige Wochen nach Abschluss meines ersten Versuches gelang es indessen Sivén [2], bei einem N-Verbrauch von 2·93 g = 0·049 pro Kilogramm, sich in Gleichgewicht zu setzen, auch mit

[1] *Zeitschr. f. klin. Med.* Bd. XVI. S. 550.

[2] *Dies Archiv.* Bd. X. S. 116.

einer Kost, die nach Berechnung nicht mehr als 41·4 Cal. nebst 0·077 g N, wovon nur 0·034 g wirklicher Eiweiss-N, alles pro Tag und Kilogramm, enthielt.

Nach den oben referirten Versuchen von mir und Anderen scheint also ein erwachsener Mann bei acutem, specifischem N-Hunger sich unter günstigen Verhältnissen auf einen minimalen N-Verbrauch von etwa 4 cg pro Kilogramm schon nach Verlauf von zwei bis drei Tagen einstellen zu können, bei einer Kraftzufuhr, die dem berechneten Bedarf entspricht oder denselben nur unbedeutend übersteigt. Ein Ueberschuss an Energie in der Nahrung übt keinen Einfluss auf die Grösse des Minimal-N. Das N-Minimum kann durch eine entsprechende Albuminzufuhr mit der Nahrung, nicht aber durch Kohlehydrate ersetzt werden.

Meine zwei soeben erwähnten Versuche wurden an derselben Person und bei exclusiver Kohlehydratkost ausgeführt. Da es mir von Interesse zu sein schien, ausfindig zu machen, ob individuelle Verhältnisse und die exclusive Beschaffenheit der Kost von irgend welcher Bedeutung für das Zustandekommen der beobachteten minimalen N-Werthe gewesen, habe ich weitere vier Versuche angestellt.

Versuch III bis VI. Vier Versuche von je vier Tagen mit specifischem N-Hunger und gemischter Kohlehydrat- und Fettkost an vier verschiedenen Personen.

Die Versuche wurden angestellt September bis October 1901. — Versuchspersonen: in Versuch III: J., Laboratoriumsdiener, 34 Jahre, 79·1 kg, kräftig gebaut; war während der Versuchszeit mit Instrumentenmacherei beschäftigt; in Versuch IV Cand. Bk., 20 Jahre, 62·4 kg, von mittlerer Länge und mittlerem Fettpolster und Musculatur; Beschäftigung: histologische Arbeiten; in Versuch V: Cand. Br., 22 Jahre, 77·3 kg, musculös, gut genährt; während der Versuchszeit viel Bewegung, Radfahren; in Versuch VI dieselbe Person wie in I und II: 25 Jahre, 73·4 kg; auch während dieses Versuches lebhafte Körperbewegung.

Die Versuchskost enthielt durchschnittlich 13 bis 15 g N-Subst., = 2·1 bis 2·4 g N pro Tag, und bestand aus besonders für diesen Zweck dargestelltem N-armen Brod und Cakes, Kartoffelpurré, Butter, Zucker, Rothwein oder leichtes Bier, Kaffee, Thee oder Apollinaris; vier Mahlzeiten täglich. Von allen Speisen wurden täglich Generalproben zur Analyse genommen. Die Fäces wurden in allen Versuchen abgegrenzt und analysirt. — In den Versuchen III, IV, V, die gleichzeitig ausgeführt wurden, war es den Versuchspersonen erlaubt, am ersten Tage nach Belieben von der ungewöhnlichen Kost zu essen. Wie aus den beigefügten Versuchsprotokollen (S. 171 u. f. unten) erhellt, hatte dies eine allzu reichliche Nahrungsaufnahme zur Folge.

An den folgenden Versuchstagen wurden genau berechnete Mengen verabreicht. Die unten angeführten Durchschnittszahlen für die Nahrung während der genannten Versuche gelten also nicht für die ersten 24 Stunden derselben.

Sämmtliche Versuchspersonen, auch diejenigen, die eine mehr als genügende Energiezufuhr erhielten, fühlten sich während des N-Hungers eigenthümlich abgespannt; sonst fanden sie die Kost wohlschmeckend.

Die Ergebnisse sind in der nachstehenden Tabelle zusammengestellt:

Versuchstag	Versuch II.	III.	IV.	V.	VI.
	zersetztes N g				
0	12·76	11·87	13·7	15·2	14·93
2	8·91	8·39	7·3	8·84	9·29
2	5·15	5·68	5·7	7·22	7·07
3	4·30	3·96	3·4	6·02	5·25
4	3·76	3·95	3·04	4·20	4·95
Körpergewicht kg	69·7	79·1	62·4	77·3	73·4
Nahrung pro Tag g: Cal. pro 1 kg netto	45·2	37·8	45·0	38·4	36·1
Alb. brutto	6·3	15·0	12·9	15·1	13·7
Alb. netto.	1·6	5·8	6·5	7·0	5·7
Fett netto . . .	0·0	150·5	142·7	153·6	115·7
Kohleh. netto	737·5	383·5	308·1	321·4	349·6
Alkohol	17·0	0·0	27·6	27·6	16·3

Die N-Ausscheidung in dem Versuch II bis V ist in Figur II (vgl. Taf. I) dargestellt. In Versuch VI war die Kraft für den Kraftbedarf der Versuchsperson absichtlich knapp zugemessen, nur 36 Cal. pro Kilogramm. Hieraus erklärt sich der ungewöhnlich hohe Verbrauch am 4. N-Hungertage, 4·95 g.

In den übrigen Versuchen wurden am 4. Tage Minimal-N-Werthe von 3·04 bis 4·2 erreicht bei einer Kraftzufuhr, die geschwankt hat zwischen reichlich (Versuch IV), genügend (Versuch III) und etwas knapp (Versuch V 38·4 Cal. pro Kilogramm; gewisse Tage lange Radfahrten, welche offenbar die etwas hohe N-Zersetzung in diesem Versuche verursacht hat).

Der Sachverhalt, dass etwa 50 Proc. der N-freien Energie in Versuch III bis VI als Fett eingeführt wurde, hat nicht auf die Grösse des Minimal-N eingewirkt. Ebensowenig lässt sich davon ein Einfluss nachweisen, dass in III bis VI doppelt so viel N mit der Nahrung gegeben wurde wie in II. Dagegen scheint das Körpergewicht einen, wenn auch nur geringen Einfluss gehabt zu haben. Wenn wir die N-Zersetzung am letzten Tage in den Versuchen II bis V auf ein durchschnittliches Gewicht von 70 ^{kg} berechnen, erhalten wir folgende Zahlen: 3·78, 3·50, 3·43, 3·78 und zwar bei 4 verschiedenen Personen mit sehr verschiedener Beschäftigung und einer zwischen 38 und 45 Cal. pro Kilogramm schwankenden Kraftzufuhr. Die Uebereinstimmung erscheint mir zu gross, um von einem Zufalle abhängig zu sein; deutet im Gegentheil mit Bestimmtheit auf eine gewisse Gesetzmässigkeit in der Art, wie der Eiweissverbrauch des erwachsenen Individiums bei N-Hunger abnimmt, oder, mit anderen Worten, in seiner Adaptation. Aus den hier mitgetheilten Versuchen dürfte hervorgehen, dass ein gesunder, erwachsener Mann bei N-Hunger und genügender Kraftzufuhr an Kohlehydraten und Fett am 4. Tage nicht mehr als 3 bis 4^{g} N umsetzt.

Ich stelle mir vor, dass die Thatsachen, die wir im Obigen kennen gelernt haben in Betreff der Grösse der N-Zersetzung bei specifischem N-Hunger während einiger Tage, einer Methode für das Studium der Eiweisszersetzung unter dem Einfluss verschiedener Factoren, wie Krankheiten, Arzneimittel u. s. w. zu Grunde gelegt werden könnten. Bisher hat man bei derartigen Untersuchungen sich hauptsächlich dreier Methoden bedient. Entweder hat man die Wirkung des zu prüfenden Mittels aus der Art beurtheilt, in der es die N-Zersetzung des Menschen während Hunger verändert. Bei diesem Zustande wirken indessen so mannigfaltige Factoren ein: Glycogenvorrath, Fettbestand und Energiebedarf des Körpers, welche alle, wenigstens während der ersten 2 bis 3 Hungertage schon bei ein und demselben Individuum in dem Umfange schwanken können, dass die Einwirkung eines neuen Factors sich durch Versuche von kurzer Dauer nicht mit Bestimmtheit beurtheilen lässt. Oder auch, und dies ist das gewöhnlichste, hat man durch eine geeignete Nahrung die betreffende Person in N-Gleichgewicht gebracht und nach den Störungen desselben, die durch ein Agens hervorgerufen werden, seine Wirkungen auf die N-Zersetzung beurtheilt. Eine dritte Methode, bestehend aus einem Vergleiche zwischen der Grösse der N-Zersetzung bei einem Gesunden und einem Kranken von gleichem Körpergewicht und bei derselben Nahrung ist mit Vortheil beim Studium des Eiweissverbrauches bei einigen Krankheiten mit erschwerter Nahrungsaufnahme angewandt worden. — Die zwei letzten

Methoden haben den Fehler gemeinsam, dass sie eine Unterscheidung zwischen einer specifischen Einwirkung auf die Eiweisszersetzung und einer Beeinflussung des gesammten Oxydationsprozesses, besonders des der Kohlehydrate, nicht gestatten. Wenn ein Gift bei einer Person in N-Gleichgewicht einen N-Verlust verursacht oder wenn bei gleicher Kost ein Kranker eine grössere N-Zersetzung als ein Gesunder aufweist, berechtigt dieser Sachverhalt nicht ohne Weiteres zu der gewöhnlichen Folgerung, dass das betreffende Agens ein specifisch eiweiss- oder protoplasmazerstörendes sei, denn die Zunahme der N-Zersetzung würde vielleicht ausgeblieben sein, wenn Kohlehydrate und Fett in hinreichendem Maasse vorräthig gewesen wären, um den durch den Eingriff eventuell gesteigerten allgemeinen Energiebedarf des Organismus zu decken. So z. B. ist es noch nicht völlig klargestellt, ob es bei Fieber einen sog. toxischen Eiweisszerfall giebt. Die Untersuchungen May's[1]) sprechen dafür, dass es im Wesentlichen der gesteigerte Kohlehydratbedarf des fiebernden Organismus — und nicht eine Giftwirkung — ist, der zwecks Kohlehydratbildung die Steigerung der Eiweisszersetzung hervorruft. — Bei der N-Gleichgewichtsmethode wird im Allgemeinen eine Eiweissmenge verabreicht, welche das physiologische Minimalbedürfniss und vielleicht auch das pathologische übersteigt. Sie wird in beiden Fällen vollständig zersetzt, wodurch kleine Abnormitäten in der Eiweisszersetzung nicht nachgewiesen werden können.

Die genannten Fehlerquellen werden bei der specifischen N-Hungermethode vermieden. Nachdem die Versuchsperson nach Verlauf von 3 bis 4 Tagen auf ein annähernd constantes N-Minimum gebracht worden ist (s. Versuch I und II), muss während einiger der darauffolgenden Tage der Effect eines auf die Eiweisszersetzung specifisch wirkenden Mittels scharf hervortreten. Oder auch kann man dadurch, dass man an derselben Person zwei Versuche von je vier Tagen, den einen unter normalen Verhältnissen, den anderen unter den speciellen Versuchsbedingungen, anstellt, ausfindig machen, inwieweit diese letzteren eine Veränderung des Umfanges der kleinsten nothwendigen, durch Kohlehydrate und Fett nicht zu ersetzenden Albuminzersetzung bewirken. Da diese, wie wir gefunden, praktisch genommen, von der Energie der Kost unabhängig ist, wenn diese nur das Bedürfniss deckt, kann ja der Energiegehalt der Kost auch an die grössten Kraftbedürfnisse angepasst werden. In der Mehrzahl der Fälle dürfte für einen erwachsenen Mann ohne an-

[1] *Zeitschr. f. Biol.* Bd. XXX; Müller, Leyden's *Handb.* I. S. 179.

strengende Körperarbeit 40 Cal. pro Kilogr. genügen. Die physiologischen individuellen Schwankungen in der Grösse des Minimal-N des 4. Tages, waren in den Versuchen mit genügender Kraftzufuhr so unbedeutend, dass ich es als möglich erachte, mittels dieser Methode Störungen der N-Zersetzung nachzuweisen auch in solchen Fällen wo, wie z. B. bei gewissen Krankheiten, ein Controlversuch nicht angestellt werden kann. Für ein eingehenderes Studium der pathologischen Eiweisszersetzung sind indessen Untersuchungen über das physiologische N-Minimum bei unzureichender Nahrung, 10, 20, 30 Cal. pro Kilogramm, in hohem Maasse wünschenswerth.

Um in einem Versuche von nur vier Tagen wirkliche N-Minima zu erreichen, ist es, wie aus Versuch I hervorgeht, erforderlich, dass die Versuchsperson das Experiment mit einem hinreichenden Vorrath an Glykogen anfängt. Die Kost des letzten Normaltages darf deshalb nicht zu knapp zugemessen sein, im Besonderen die Kohlehydrate betreffend; die letzte Mahlzeit an diesem Tage soll höchstens zwölf Stunden vor der ersten Mahlzeit der Versuchskost genossen werden. Diese letztere soll etwa 300 ^{g} Kohlehydrate oder mehr enthalten und möglichst gleichmässig auf die vier Mahlzeiten des Tages vertheilt werden.

Ein Vortheil der N-Hungermethode ist, dass sie sich im Allgemeinen ohne zeitraubende Analysen von Nahrungsstoffen ausführen lässt. Bei geeigneter Zusammenstellung der Versuchskost lässt sich nämlich, wie mich die von sechs Versuchen gewonnene Erfahrung gelehrt hat, der Gehalt derselben an Nährstoffen mit hinreichender Genauigkeit aus den Zahlen für die Zusammensetzung der Rohwaaren und dem Gewichtsverluste bei der Zubereitung berechnen. Ein Mehr oder Weniger von einigen Zehnteln Gramm N in der Nahrung übt übrigens, wie wir in Versuch II bis IV gesehen, keinen merklichen Einfluss auf das N-Minimum bei specifischem N-Hunger, und vor den Folgen einer möglichen, geringen Ueberschätzung des Fett- und Kohlehydrategehaltes kann man sich durch Hinzufügen von einigen Cal. pro Kilogramm über das berechnete Bedürfniss hinaus schützen. Uebrigens können alle nothwendigen Speisen auf einmal für eine Zeit von vier Tagen angerichtet, sogleich nach Portionen abgewogen und successive, eventuell nach voraufgegangener Aufwärmung verabreicht werden.

Ich theile hier ein Verzeichniss der Speisen mit, die ich — und die Versuchspersonen — als Ingredienzen der N-Hungerkost geeignet gefunden.

N-armes Brod: 100 Thl. Weizenmehl, 200 Thl. Maisena (von der Firma Duryea; 0·05 Proc. N, durch Analysen bestimmt); 55 Thl. geschmolzener Butter (kaseïnfrei) und etwa 15 Thl. Hefe und etwas Kümmel;

nach Kneten und Gährung wie weiches Brod gebacken. Davon 100 bis 150^g pro Tag. Analysen von 4 Gebäcken ergaben: 2·9 bis 3·4 Proc. Albumin; 7·9 bis 11·2 Proc. Fett; 56·4 bis 63·2 Proc. Kohlehydrate.

N-arme Cakes: 100 Thl. Weizenmehl, 300 Thl. Maisena, 75 Thl. Rohr-, 75 Thl. Milchzucker werden mit 150 Thln. geschmolzener Butter und 1 bis 2 Theelöffel Hefepulver zusammengeknetet, in dünnen Scheiben gebacken. Vier verschiedene Gebäcke ergaben bei Analyse: 1·9 bis 2·1 Proc. Albumin, 18·8 bis 19·5 Proc. Fett und 67·6 bis 71·3 Proc. Kohlehydrate; 250 bis 350^g pro Tag.

Kartoffelpuré: 100 Thl. gekochte, geriebene Kartoffel und 25 Thl. geschmolzene Butter werden gemischt und im Ofen erwärmt. Drei Zubereitungen enthielten 2·0 bis 2·3 Proc. Albumin, 20·3 bis 22·4 Proc. Fett und 19·4 bis 22·9 Proc. Kohlehydrate; 200^g pro Tag. — Ausserdem Butter, Zucker, etwa 150 bis 200^{ccm} rothen oder weissen Wein, 100^{ccm} schwachen Kaffee, 300^{ccm} schwachen Thee. — Eine aus obigen Ingredienzen zusammengesetzte Kost wird ausserordentlich vollständig resorbirt. Der Verlust durch den Koth war pro Tag berechnet

	Albumin	Fett	Kohlehydrate Grm.
in Versuch III	9·2	3·7	3·7
„ „ IV	6·4	2·7	2·7
„ „ V	8·1	2·3	2·2
„ „ VI	8·0	4·9	4·9

Der maximale Verlust beträgt also 100 Cal. pro Tag. Angesichts seiner Geringfügigkeit und der unbedeutenden individuellen Schwankungen desselben dürfte bei in ähnlicher Art angeordneten Versuchen, die Versuchspersonen als frei von Verdauungsstörungen vorausgesetzt, der Verlust durch den Koth constant auf rund 100 Cal. pro Tag geschätzt werden. Die chemischen Operationen bei einer Untersuchung nach der specifischen N-Hungermethode würden sich also in einer grossen Zahl von Fällen auf die N-Bestimmungen im Harn beschränken lassen.

Während zweier der hier genannten N-Hungerversuche (III und VI) wurden täglich Bestimmungen über die Vertheilung des Harnstickstoffes auf Harnstoff, Harnsäure und Ammoniak ausgeführt. Die Ergebnisse gehen aus nachstehender Tabelle (s. nächste Seite) hervor.

Die procentische Vertheilung des Stickstoffes auf $\overset{+}{\mathrm{U}}\mathrm{r}$, $\overset{-}{\mathrm{U}}\mathrm{r}$ und H_3N während der Versuche stimmt mit der unter normalen Verhältnissen beobachteten überein. Beachtenswerth ist es, dass sowohl die Harnsäure wie der Ammoniak in zwei Versuchen, wo zwar die Kost eine gleichartige war, die aber doch von zwei verschiedenen Personen herrühren, nach einem N-Hunger von ein paar Tagen dieselbe absolute Grösse aufzuweisen hat. Würde es sich ferner bestätigen, dass die physiologischen und individuellen Schwankungen in der Ausscheidung der genannten Stoffe nicht grösser sind, als es meine Versuche ergeben haben, würde sich die N-Hungermethode auch für das Studium der Harnsäure- und Ammoniakausscheidung eignen.

Gramm N:

Tag	Total-N		$\overset{+}{\text{Ur}}$.-N		$\overset{-}{\text{Ur}}$.-N[1]		Am.-N	
	III	VI	III	VI	III	VI	III	VI
0	11·87	14·93	10·79	13·28	0·21	0·32*	0·44	0·88
1	8·39	9·29	7·51	7·98	0·14	0·19*	0·40	0·71
2	5·68	7·07	5·00	5·94	0·15	0·20	0·24	0·34
3	3·96	5·25	3·39	4·45	0·12	0·17*	0·21	0·21
4	3·95	4·95	3·35	4·14	0·13	0·13*	0·22	0·20
	in Procenten des Total-N:							
0	100	100	90·9	88·9	1·8	2·1	3·7	5·9
4	100	100	84·8	83·6	3·3	2·6	5·6	4·0

II. Die N-Umsetzung bei combinirtem Eiweiss- und Kohlehydrat-Hunger.

In meinen bisher geschilderten Versuchen über specifischen N-Hunger enthielt die N-freie Kost stets ein absehbares Quantum Kohlehydrate.

Da es aus mehreren Gründen von Interesse war, zu prüfen, ob der Austausch der Kohlehydrate gegen Fett einen nennenswerthen Einfluss auf den Verlauf der N-Hungercurve ausübte, und die Versuchsperson Bj. sich zutraute, während einiger Tage die erforderlichen Mengen von Fett aufnehmen zu können, wurde folgender Versuch angestellt.

Versuch VII: N-Hunger und ausschliessliche Fettnahrung während fünf Tagen; die Kraftzufuhr mehr als genügend.

Der Versuch wurde im November 1898 an derselben Person, Bj., wie in den Versuchen I, II, VI, VIII und IX ausgeführt. Das mittlere Gewicht betrug jetzt 68·3 kg. Die Kost bestand aus Butter (228 bis 250 g pro Tag), Oel (160 bis 214 g), Rothwein (125 bis 200 g), und als geschmacksverbessernd während der letzten drei Tage 10 bis 19 g Meerrettich pro Tag; der letztere wurde nach König berechnet, die übrigen Nahrungsmittel analysirt. Irgend welche Störungen von Seiten des Darmes wurden

[1] Das Filtrat nach der $\overline{\text{Ur}}$ wurde von H_3N befreit und auf N = Xanthinbasen-N analysirt. Im Versuch VI wurden an den in der Tabelle mit * angegebenen Tagen bezw. 0·102, 0·076, 0·096 und 0·078 g Xanthinbasen-N pro Tag gefunden.

während des Versuches nicht beobachtet; die Entleerungen waren dünn, aber nur eine oder zwei pro Tag. Am letzten Versuchstage stellten sich Zeichen einer motorischen Ventrikelinsufficienz ein, die zu einem Erbrechen am 6. Versuchstage $4^h\ 3'$ Vormittags führte, womit der Versuch abgebrochen wurde. Das Erbrochene, 480^{ccm}, enthielt 7 Proc. Fett = 34^g. In Folge äusserer Umstände wurden in diesem Versuche keine Kothanalysen ausgeführt. Sein Werth würde hierdurch in hohem Maasse beeinträchtigt werden, wenn nicht zwei spätere, zu anderem Zweck an derselben Person ausgeführte Versuche mit reiner Fettnahrung, theils in allen wesentlichen Punkten die Ergebnisse des hier vorliegenden Versuches bestätigen, theils das Maass seines Fettresorptionsvermögens darlegen. In Versuch VIII wurden mit dem Kothe 44^g Fett pro Tag ausgeschieden; wenn wir auch, obgleich ohne Grund, annehmen, dass der Fettverlust in diesem Versuche grösser gewesen, bis 50^g pro Tag, war doch die Zufuhr so reichlich, dass der Rest für eine Energiezersetzung von 44, 48, 49, 55 und 55 Cal. pro Kilogramm an den entsprechenden Versuchstagen genügt hat. Während der ganzen Zeit war also die Kost mehr als ausreichend und betrug im Mittel pro Tag:

$2 \cdot 6^g$ Albumin, 405^g Fett, $3 \cdot 1^g$ Kohlehydrate, $13 \cdot 8^g$ Alkohol;
3787 Cal. brutto.

Die Menge und Zusammensetzung des Harnes erhellt aus nachstehender Tabelle.

Versuchstag	Harnmenge ccm	Total-N g	$\overset{+}{\text{Ur}}$.-N g	Am.-N g
0.	895	11·1	—	—
1.	525	7·10	5·50	0·44
2.	500	8·47	6·95	0·85
3.	873	8·80	6·40	1·40
4.	830	7·06	4·25	1·87
5.	785	5·71	2·70	2·12

Die N-Werthe sind in Fig. III (s. Taf. I) graphisch wiedergegeben.

In Betreff der Vertheilung des ausgeschiedenen N auf $\overset{+}{\text{Ur}}$ und H_3N tritt im Laufe des Versuches eine höchst bedeutende Verschiebung zu Gunsten des letzteren ein. Am letzten Tage ist ihr Verhältniss = 1 : 0·8. Der N in Form von $\overset{+}{\text{Ur}}$ beträgt 47·3 Proc., und in Form von H_3N die für einen Nicht-Diabetiker einzig dastehende Zahl von 37·1 Proc. des Total-N. Diese starke Zunahme des Ammoniak-N auf Kosten des Harnstoffes war durch eine hochgradige Acidosis bedingt. Schon vom dritten Versuchstage an fand sich intensive Diacetsäurereaction, starke Acetonurie sowie β-Oxybuttersäure[1], also dieselbe Be-

[1] Gerhardt und Schlesinger, *Archiv für experim. Pathol. u. Pharm.*

schaffenheit des Harnes wie bei einem schwer Diabetischen. In beiden Fällen findet sich ja auch die nämliche Ursache: Mangel an Kohlehydraten. — Da indessen eine Besprechung der Acidosis in diesem und nachfolgendem Versuche ausserhalb des für diese Arbeit gesteckten Rahmens fällt, werde ich darauf bei einer anderen Gelegenheit zurückkommen.

Aus der in Fig. III (vgl. Taf. I) wiedergegebenen Curve der totalen N-Zersetzung in diesem Versuche ersehen wir, dass sie in einigen wesentlichen Punkten von dem gleichmässig abfallenden Typus abweicht, den wir bei N-Hunger und Kohlehydratzufuhr (Fig. I, vgl. Taf. I) gefunden haben. Bei ausschliesslicher Fettnahrung sinkt in diesem Versuch der Eiweissverbrauch am ersten N-Hungertage ebenso tief oder tiefer als in früheren Versuchen bei Gegenwart von Kohlehydraten, aber am zweiten Tage beginnt ein Steigen der N-Zersetzung, die ihren Gipfel am dritten Tage erreicht, worauf ein Abfall von ähnlichem, aber etwas steilerem Verlauf wie in den Kohlehydratversuchen folgt. Den ersten Tag ausgenommen, ist die Eiweisszersetzung verhältnissmässig bedeutend grösser, am dritten Tage bis 100 Procent, bei combinirtem Albumin- und Kohlehydrathunger, als bei einfachem N-Hunger, ungeachtet einer reichlichen Kraftzufuhr.

Versuche von gleicher Dauer bei exclusiver Fettnahrung stehen nicht zu meiner Verfügung; auch in der Litteratur habe ich keine finden können. Da aber die wesentliche Eigenthümlichkeit bei der N-Zersetzung in dem relatirten Versuche, das Steigen am 3. und 4. Kohlehydrathungertage vollständig durch drei fernere, aber kürzere Versuche (VIII, IX, X) bestätigt wird, und die darauffolgende Abnahme des Eiweissverbrauches nicht von einem Zufalle bedingt sein kann, stehe ich nicht an, die beschriebene N-Curve als typisch für die N-Zersetzung des Menschen bei gleichzeitigem N- und Kohlehydrathunger anzusprechen.

Ich gehe jetzt zu einer Besprechung der Ursachen der obengenannten Abweichungen von der einfachen N-Hungercurve über.

Jedem, der sich mit Untersuchungen über die N-Zersetzung des Menschen beschäftigt hat, dürfte es beim ersten Blick auf die N-Curve bei exclusiver Fettnahrung einleuchtend sein, dass sie im Wesentlichen eine getreue Reproduction der N-Curve bei vollständigem Hunger, ob-

1899. Bd. XLII. S. 105 haben ebenfalls diese Säure bei einem gesunden Manne bei Albumin- und Fettnahrung gefunden.

gleich auf einem tieferen N-Niveau als die letztere, darstellt. Auch bei vollständigem Hunger zeigt die Eiweisszersetzung eine Abnahme am ersten Tage, steigt dann auf ein Maximum, das öfters am dritten erreicht wird, worauf während der folgenden Hungertage der N-Verlust mit abnehmender Geschwindigkeit sinkt. Das in beiden Fällen Charakteristische ist die Abnahme der N-Zersetzung in den ersten Tagen und die nachfolgende Steigerung. Diese Eigenthümlichkeiten sind in der Hungercurve des Kaninchens[1], unter gewissen Umständen auch in der des Hundes (s. Fig. IV. vgl. Taf. I) nachzuweisen. Für den menschlichen Hunger hat zuerst Prausnitz[2] die Aufmerksamkeit darauf gelenkt. In 12 von 15 zweitägigen Hungerversuchen fand er die N-Zersetzung grösser am zweiten als am ersten Tage. Gleichfalls ist es Prausnitz, der eine Erklärung hiervon zu geben versucht hat.

Von seinen eigenen[3] Untersuchungen und denjenigen Anderer über den zeitlichen Ablauf bei dem Ansatz und der Consumption des Glykogens gelangte er zu folgender Ansicht: „Das reichlich abgelagerte Glykogen schützt am ersten Hungertage einen Theil des Eiweisses vor der Zersetzung, es wird aber an diesem ersten Hungertage grösstentheils zersetzt, so dass am zweiten Hungertage die schützende Wirkung wegfällt und mehr Eiweiss angegriffen wird".

Diese Ansicht Prausnitz' wird durch meine Versuche über N-Hunger und Kohlehydratnahrung, bezw. N-Hunger und Fettdiät wesentlich gestützt. Die ersteren, wo durch Zufuhr von Kohlehydrat ein Mangel an Glykogen nicht zur Geltung kommen konnte, zeigen durch die gleichmässig sinkende N-Umsetzung, dass ein reichlicher Glykogenvorrath die Steigerung der Albuminzersetzung verhindert. Im Versuche mit exclusiver Fettnahrung konnte wieder das Fett den Glykogenvorrath nicht unterhalten; wenn er so weit abgenommen, wie es unter den vorhandenen Umständen möglich ist, erscheint eine Zunahme der Albuminverbrennung, deren Eintritt sich also durch Fettzufuhr nicht verhindern lässt.

Nach diesen Ueberlegungen erscheint es demzufolge wahrscheinlich, dass das Sinken mit darauffolgender Steigerung der N-Umsetzung bei Hunger, bezw. N-Hunger mit Fettnahrung von einer Verbrauchung des Glykogenvorrathes des Körpers abhängt; dass dies die einzige Ursache sei, ist dadurch nicht behauptet.

Ferner ist es offenbar, dass diese N-ersparende Wirkung des initialen Glykogenvorrathes sich auch in solchen Fällen geltend macht, wo der

[1] May, *Zeitschr. f. Biologie.* Bd. XXX. S. 28.
[2] *Zeitschr. f. Biologie.* Bd. XXIX. S. 150.
[3] *Zeitschr. f. Biologie.* Bd. XXVI. S. 381.

Körper genügenden und leichten Zugang zu sonstiger N-freier Energie für seine Kraftproduction hat. Bei den reinen Hungerversuchen ist das nicht mit Sicherheit der Fall. Die Summe disponibler Energie, welche als Glykogen und Fett am ersten Hungertage dem hungernden Körper zur Verfügung steht, ist ja grösser als nachher und möglicherweise gross genug, um schnell den N-Verbrauch an diesem Tage auf einen niedrigeren Werth herabzubringen als an den folgenden Tagen, wo der schon arg mitgenommene N-freie Kraftvorrath des Körpers eine grössere Zulage von Eiweiss erheischt, um die erforderliche Energie entfalten zu können. In meinem Versuche mit N-Hunger und reichlicher Fettnahrung lässt sich aber die Steigerung der N-Umsetzung am zweiten und dritten Tage nicht in dieser Weise erklären, da ja die ganze Zeit ein genügender Vorrath an Energie als Nahrungsfett vorhanden war. In einem solchen Falle muss es ohne Bedeutung gewesen sein, dass die Summe disponibler N-freier Nahrung, Glykogenvorrath und Nahrungsfett, grösser war am ersten Tage als an den folgenden, wo die Hauptmasse des Glykogens verbraucht worden, denn, wie wir in Obigem gefunden, ist die N-Umsetzung bei N-Hunger von einem Ueberschuss an Energiezufuhr unabhängig.

Im Versuche mit Fettnahrung hat also zweifelsohne eine von dem Energiebedürfniss des Körpers unabhängige Zunahme der Albuminzersetzung stattgefunden. Sie erscheint zu einer Zeit, wo a) der Glykogenvorrath aufgezehrt worden ist und b) der Körper seinen N-freien Kraftbedarf durch eine ergiebigere Fettverbrennung zu decken genöthigt ist.

Können wir nun a priori entscheiden, welches dieser Momente das wesentliche für die Hervorrufung der erwähnten N-Steigerung ist? Durchaus nicht, denn einerseits könnte man mit Hinweiss auf einige von Voit[1] und Weintraud[2] gemachten Beobachtungen annehmen, dass die exclusive Fettnahrung per se ipse das Albuminbedürfniss des Körpers gesteigert hat, andererseits liesse es sich denken, dass das Fett wie gewöhnlich N-ersparend gewirkt hat, aber den Wegfall des in dieser Hinsicht weit überlegenen Glykogens nicht hat aufwägen können. Eine dritte Möglichkeit, eine Combination von specifischer Fettwirkung und Glykogenarmuth lässt sich ja auch gut denken.

Zuerst gilt es nachzusehen, ob die Voraussetzungen für die erste Annahme, also eine der Fettnahrung in gewissen Fällen zukommende specifisch N-steigernde Wirkung, thatsächlich vorhanden sind, ob die

[1] Voit, *Zeitschr. f. Biologie.* Bd. V. S. 354.

[2] *Bibliot. Medic.* Th. I, H. 1, S. 34. Siehe auch Rubner, v. Leyden's *Handbuch der Ernährungstherapie.* 1898. Bd. I. S. 41.

Versuche, die so gedeutet worden sind, einer solchen Auffassung auch wirklich das Wort reden.

Durch die grundlegenden Untersuchungen von Bischoff, von C. von Voit und Pettenkofer wissen wir, dass Fett in der grossen Mehrzahl von Fällen der Regel nach mehr oder weniger kräftig die Albuminzersetzung herabsetzt,[1] und die bahnbrechenden Arbeiten Rubner's[2] über die isodynamen Werthe der Nahrungsstoffe haben uns gelehrt, dass dieser Austausch von Eiweiss gegen Fett bei der Verbrennung im Organismus unter gewissen Bedingungen nach ihrem Gehalt an potentieller Energie geschieht. Indessen zeigte sich in einigen Versuchen, dass Fettfütterung, statt vor Eiweisszersetzung zu schützen, im Gegentheil die Eiweisszersetzung steigerte; dies geschah beim Hunde, wenn neben Fett kein oder wenig Fleisch verabreicht wurde (Voit).[3]

Diese an Thieren gewonnenen, äusserst bemerkenswerthen Erfahrungen glaubt Weintraud an einigen Diabeteskranken bei kohlehydratarmer Nahrung bestätigt zu haben. Weintraud ist der Ansicht, dass für diese sonderbare Thatsache eine ausreichende Erklärung zur Zeit nicht vorliegt; nach Weintraud liesse sie sich am einfachsten durch die Annahme einer vom Fette vermittelten, reichlicheren secundären Oxydation des Eiweisses erklären, analog den Beobachtungen Nasse's über extensivere Oxydation des Phenols im Organismus bei Fettzufuhr als ohne dieselbe.

Da mein schon erwähnter, sowie noch drei fernere Fettversuche, welche alle eine N-Steigerung aufzuweisen hatten, bei N-Hunger angestellt wurden, wo ja nach Voit Fettnahrung an sich schon die Eiweisszersetzung steigern kann, war es nothwendig, die prägnantesten der Versuche, welche als Beweis für diese sonderbare Eigenschaft des Fettes gelten, einer Kritik zu unterwerfen. Es hat sich dann herausgestellt, dass ich keinen Versuch habe auffinden können, der eine solche Ansicht nothwendig macht; diejenige Zunahme der N-Zersetzung bei Fettzufuhr, die man zweifelsohne gefunden hat, lässt sich, wie ich glaube, in einer ganz anderen Weise erklären, ohne der Fettnahrung die Fähigkeit, durch seine Verbrennung Eiweiss zu sparen, absprechen zu müssen.

In Fig. IV habe ich zwei von Voit's Versuchen (an Hunden) mit N-Steigerung bei Fettfütterung und N-Hunger (Curve II[4] und III[5])

---

[1] Voit's *Handbuch.* S. 129.

[2] *Zeitschr. f. Biologie.* Bd. XIX. S. 383.

[3] *Zeitschr. f. Biologie.* Bd. V. S. 354.

[4] Exp. 4. S. 354 in *Zeitschr. f. Biol.* Bd. V.

[5] *Ebenda* Exp. 2.

zusammengestellt und füge in derselben Figur die Curve I bei über die $\overset{+}{\mathrm{U}}$r-Abscheidung an den entsprechenden Tagen in einem der reinen Hungerversuche Voit's.[1]

Wenden wir zuerst unsere Aufmerksamkeit der N-Ausscheidung bei vollständiger Inanition zu, so finden wir, dass sie eine Steigerung am 4. bis 6. Tage aufweist, annähernd in derselben Weise wie im Hungerversuch am Menschen. Da das Thier in den zwei nachfolgenden Versuchen während einiger dieser Tage Fett in der Nahrung bekommt, an welchen wir ohnedem eine Zunahme der N-Zersetzung zu erwarten haben, so erlaubt eine eventuelle N-Steigerung nicht die Folgerung, dass die Fettfütterung die Ursache hiervon gewesen, um so viel weniger, als die thatsächlich eintretende Albuminzersetzung sich von der Menge zugeführten Fettes unabhängig zeigt. Dagegen dürfte man aus diesen Versuchen folgern können, dass die unter den genannten Verhältnissen am 4. bis 6. Hungertage einsetzende Zunahme der N-Zersetzung sich durch Fettzufuhr, wenn auch reichliche, nicht unterdrücken lässt, also dasselbe Ergebniss, das wir in meinem oben angeführten Fettversuche kennen gelernt haben und das gewiss in ähnlicher Art zu erklären ist. Einen Beweis für die Annahme einer durch Fettnahrung bewirkten Zunahme der N-Umsetzung liefern diese Versuche jedenfalls nicht. Eine richtigere Deutung ergiebt sich, wenn man in Betracht zieht, dass der grössere Eiweissverbrauch unabhängig von der Fettzufuhr eintrifft, zu einer Zeit, wo der Glykogenvorrath wahrscheinlich zu Ende ist.

Die Versuche Voit's mit Fütterung von kleinen Albumin- und Fettmengen beweisen noch weniger eine von der Fettzufuhr abhängige gesteigerte N-Umsetzung, was übrigens Voit selbst theilweise zugiebt.[2] Es erübrigen also die für eine derartige Fettwirkung herangezogenen Beobachtungen von Weintraud an Menschen. In seinen musterhaften Untersuchungen über Zuckerharnruhr erwähnt er vier Fälle,[3] wo bei unverändertem N-Gehalt der Nahrung die N-Umsetzung gleichzeitig mit einer Zunahme des Fettes in der Nahrung gestiegen ist. In Folge dessen schliesst sich Weintraud der oben angeführten Ansicht an, dass Fett, unter gewissen nicht genauer zu präcisirenden Bedingungen, auf die N-Zersetzung anregend wirken könne. Indessen glaube ich nicht, dass seine Beobachtungen eine solche Annahme nothwendig machen.

Meines Erachtens kann nämlich die Zunahme der Albuminzersetzung in seinen Versuchen durch eine Abnahme, ein Schwinden des

---

[1] Voit's *Handbuch*. S. 89. Exp. 3.

[2] *Zeitschr. f. Biologie*. Bd. V. S. 353.

[3] *Bibl. med.* Th. I, H. 1, S. 34.

Kohlehydratvorrathes erklärt werden. Bei zwei Kranken, beide schwer diabetisch, wurde sie durch eine verhältnissmässig bedeutende Einschränkung der Kohlehydratzufuhr gleichzeitig mit einer Zunahme des Nahrungsfettes hervorgerufen. In den zwei übrigen leichten Diabetesfällen (Pat. J. und Pat. St.)[1] war seit einer Woche vor Eintritt der N-Steigerung eine kohlehydratarme Nahrung gegeben worden. Die Möglichkeit ist nicht ausgeschlossen, dass das Reserveglykogen dieser Kranken während dieser Zeit verbraucht worden, und dass der Glykogenmangel auch in diesen Fällen die Ursache der N-Steigerung gewesen, obgleich diese zufälliger Weise gleichzeitig mit der Zunahme an Fettgehalt der Nahrung eintraf. Uebrigens war die Zunahme der Zersetzung rasch vorübergehend. „Nach zwei, höchstens drei Tagen, war die Stickstoffausscheidung stets wieder auf den früheren Werth gesunken, meist sank sie sogar unter den früheren Mittelwerth, so dass sich deutlich, wenn auch verspätet, der Eiweiss sparende Effect des Fettes noch bemerkbar machte, und Stickstoffansatz zu Stande kam.“[2]

In Obigem habe ich nachzuweisen versucht, dass man bei der Deutung derjenigen Versuche, welche angeblich eine N-steigernde Fettwirkung beweisen, keine Rücksicht auf die Glykogenbilanz der Versuchsperson genommen hat; nimmt man diese mit in Betracht, so ergiebt sich, dass die Zunahme der N-Umsetzung ganz gut durch den Kohlehydratmangel des Organismus bedingt sein kann und wahrscheinlich auch hervorgerufen worden ist. Dadurch wird die Erklärung des Phänomens auf die Thatsache zurückgeführt, dass die Kohlehydrate kräftiger Eiweiss sparend als das Fett wirken, und man braucht nicht ohne gültige Gründe anzunehmen, dass das Fett, ein Nahrungsstoff, die N-Umsetzung bisweilen herabsetzt, bisweilen in die Höhe treibt.

Wir können also aus guten Gründen die Annahme einer specifischen Fettwirkung als wesentliche oder beitragende Ursache zu dem Zustandekommen derjenigen Steigerung der Albuminzersetzung, welche bei specifischem N-Hunger und Fettnahrung am 2. bis 4. Tage eintritt, ausschliessen. Vordem ist gezeigt worden, dass eine mangelnde Kraftzufuhr auch nicht hierfür verantwortlich gemacht werden kann. Nach meinem Dafürhalten bleibt dann als Erklärung der genannten Erscheinung nur übrig anzunehmen, dass die Fettnahrung, welche dem N-hungernden Körper während dieser Tage zur Verfügung stand, einer genügenden Energiezufuhr ungeachtet, in albuminsparender Wirkung dem initialen Glykogenvorrathe nebst Fett nicht ebenbürtig ist, mit anderen

---

[1] *Bibl. med.* Th. I, H. 1, S. 36 bis 37.

[2] *Ebenda* S. 39.

Worten, dass Glykogen oder die Kohlehydrate als Albuminersparer dem Fett überlegen sind.

Das Letzgenannte ist eine durch vielfältige Beobachtungen festgestellte Thatsache. Nichtsdestoweniger dürfte man mit Recht behaupten können, dass der Grund für diesen Unterschied in der Wirkung der beiden N-freien Nahrungsstoffe und seine Grösse zu den am wenigsten aufgeklärten Fragen der elementaren Ernährungsphysiologie zählen.

III. Kohlehydrate und Fett als Ersparungsmittel für Eiweiss.

Die Eigenschaft des Kohlehydrates als eines ausgezeichneten Eiweissersparers wurde schon im Jahre 1856 durch Hoppe[1] in langen Versuchsreihen mit Fleisch und Zucker, bezw. einseitiger Zuckernahrung festgestellt. Die Folgerungen, die er aus seinen Versuchen zieht, haben noch heute ihre Gültigkeit. „Bei Fleisch- und Zuckerfütterung wird viel weniger Harnstoff ausgeschieden als bei alleiniger Fleischnahrung. Die Harnstoffausscheidung wird durch ausschliessliche Zuckerfütterung auf ihr Minimum herabgedrückt.“

Wenn wir hinzufügen, dass diese eminente Fähigkeit der Kohlehydrate, bei der Verbrennung für das Eiweiss (und das Fett) eintreten zu können, nach dem Gesetze der gleichen Energiemengen (Rubner[2]) wirkt, so haben wir alles Wesentliche erwähnt, was wir in dieser Frage wissen.

Spätere Forscher haben nur wenig Neues hinzuzufügen gehabt; das grösste Interesse in ihren Arbeiten richtet sich auf die Versuche, Relationswerthe für die verschiedene Fähigkeit der Kohlehydrate und des Fettes als Eiweisssparer aufzufinden. Wegen verschiedener Versuchsanordnungen sind die Resultate recht variirende geworden. — Voit[3] fand bei Versuchen an Hunden eine Abnahme der Eiweisszersetzung von im Mittel 7 Proc. (1 Proc. bis 15 Proc.) bei Fett-, 9, höchstens 15 Proc.[4] bei Kohlehydratzugabe zur Fleischnahrung. In etlichen Versuchen fand er ferner, dass ein Quantum Kohlehydrat mehr Eiweiss erspart, als die nämliche Gewichtsmenge Fett.[5] In einigen von Rubner's Thierversuchen treten ebenfalls die Vorzüge der Kohlehydrate vor dem Fett zu Tage. So z. B. in einem Falle mit ausschliesslicher Zuckernahrung, wo Dank des Zuckers Eiweiss in dem

---

[1] Virchow's *Archiv.* Bd. X. S. 168.
[2] *Zeitschr. f. Biologie.* Bd. XIX. S. 383.
[3] *Ebenda.* Bd. V. S. 336 u. 337.
[4] *Ebenda.* S. 436.
[5] *Ebenda.* S. 448.

Maasse erspart wurde, dass sein Antheil an der täglichen Kraftproduction sich nur auf 5·9 Proc. belief, während die entsprechende Zahl bei exclusiver Fettnahrung annähernd 10 Proc. beträgt.[1]

Annähernd dieselbe Differenz in der Albumin-Ersparung durch Fett und durch Kohlehydrate fanden Erwin Voit und A. Korkunow[2] auch bei Anwesenheit von Eiweiss in der Nahrung; bei Fleisch-Kohlehydrat-Nahrung befand sich das Niveau des N-Gleichgewichts beinahe 50 Proc. tiefer als bei Fleisch-Fett-Nahrung von dem nämlichen, ausreichenden Energiegehalt.

Die am Menschen über diese Frage angestellten Versuche sind nicht zahlreich. Aus München liegen einige Beobachtungen von Lusk[3] und Fritz Voit[4] vor, aus welchen die Ueberlegenheit der Kohlehydrate als Eiweissersparer auch im menschlichen Organismus hervorgeht. Die Versuchsanordnung in ihren Versuchen — welche übrigens die Bedeutung des Zuckerverlustes für die N-Umsetzung beim Diabetiker beleuchten sollten — gestattet indessen nicht eine Schätzung der Fähigkeit der beiden N-freien Nahrungsstoffe, Eiweiss vor Verbrennung zu schützen. Dasselbe gilt von einigen aus dem Laboratorium v. Noorden's[5] mitgetheilten Beobachtungen von ihm selbst, Deiters und Miura über den nämlichen Gegenstand.

Bis auf den heutigen Tag verfügen wir für eine genauere Beurtheilung der Albumin-Ersparung durch Fett, bezw. Kohlehydrate beim Menschen meines Wissens nur über einen einzigen Versuch, der seiner Anordnung und Ausführung nach einwandsfrei ist: den unter der Leitung v. Noorden's von Kayser[6] ausgeführten. — Während der ganzen Versuchszeit (10 Tage) wurde der Energiegehalt der Kost ausreichend und womöglich constant gehalten (2556 bis 2607 Cal.), ebenso der N-Gehalt der Nahrung (21·1 bis 21·55 ^{g} N). Die N-freien Nahrungsstoffe beliefen sich in der ersten (4 Tage) und letzten (3 Tage) Periode des Versuches auf 71^g Fett und 338^g Kohlehydrate. Während der drei Tage der Zwischenperiode wurden die Kohlehydrate mit der isodynamen Menge Fett vertauscht (93 : 41), d. h. 149 ^{g}, wobei die Nahrung also 21^g N + 220^g Fett, aber keine Kohlehydrate enthielt. Die Harnanalysen ergaben eine N-Zersetzung in den verschiedenen Perioden von

[1] *Zeitschr. f. Biologie.* Bd. XIX. S. 357 u. 391.

[2] *Ebenda.* Bd. XXXII. S. 117.

[3] *Ebenda.* Bd. XXVII. S. 466.

[4] *Ebenda.* Bd. XXIX. S. 135.

[5] v. Noorden's *Lehrbuch.* 1893. S. 118.

[6] v. Noorden's *Beiträge.* Berlin 1894. H. II. S. 81.

I. gemischter Kost . . 17·4. 18·8, 19·3, 20·1 g pro Tag
II. Albumin-Fett-Nahrung 22·2, 22·9, 25·4 g pro Tag
III. Kost wie in I. . . . 20·8, 18·4, 18·8 „ „

In den Perioden I und III, bei Kohlehydrat-Zufuhr, stellte sich der Körper nicht nur in Gleichgewicht mit 21 g N, sondern hat auch Eiweiss zum Ansatz gebracht. Wenn die Kohlehydrate ausgesetzt und mit einer isodynamen Fettmenge ersetzt werden, beginnt sofort ein stetig wachsender N-Verlust, der nach einer raschen Steigung am dritten Tage diesen Tag sich auf 3·87 g + 1·11 g N im Kothe = 4·98 g beläuft. Angenommen, dass der N-Verlust hiermit sein Maximum erreicht hat, stellt es sich also heraus, dass während der exclusiven Fettnahrung der Eiweissbedarf des Körpers in diesen Versuchen von 21 auf 26 g N d. h. mit annähernd 24 Proc. gestiegen, welche also durch die Kohlehydrate erspart worden. „Auch im menschlichen Organismus ist das Fett weit weniger geeignet den Eiweissbestand des Körpers zu erhalten, als isodyname Mengen von Kohlehydraten; es werden von den in Gestalt von Fett eingeführten Summen potentieller Energie viel weniger zur Ersparung von Eiweiss herangezogen als von den in Form von Kohlehydraten zugeführten"[1] dürfte also eine durchaus berechtigte Folgerung aus diesem Versuche sein. Das Maass der N-Ersparung anlangend hat er etwas geringere Werthe aufzuweisen als die günstigsten Thierversuche, wo wir einen bis 50 Proc. geringeren N-Verbrauch bei Kohlenhydraten als bei isodynamer Fettzufuhr gesehen haben.

Die bisher besprochenen Versuche sind so ausgeführt worden, dass in der einen Versuchsperiode die Kohlehydrate gänzlich fortgelassen wurden. In letzter Zeit ist indessen die praktisch wichtige Frage in Angriff genommen, wie sich die N-Umsetzung und der N-Bedarf gestalten bei Kostmassen von demselben Energie- und N-Gehalt, wo aber Kohlehydrate und Fett in verschiedenen Proportionen enthalten sind, mit anderen Worten die Frage nach der in Bezug auf die Albumin-Ersparung geeigneten Vertheilung der Energie auf Kohlehydrate und Fett. Vor Kurzem hat Tallqvist[2] bei Rubner zwei Versuche von je vier Tagen hierüber angestellt. Der Energie- und N-Gehalt der Kost betrug in beiden Versuchen 2870 Cal., bezw. 16·1 g; der Unterschied war der, dass in dem einen Versuche

44 g Fett und 466 g Kohlehydrate,
in dem anderen 140 „ „ 250 „

---

[1] v. Noorden's *Beiträge etc.* Berlin 1894. H. II. S. 25.
[2] *Finska Läkaresällskapets handlingar.* Jan. 1901. S. 64.

zugeführt wurden. In beiden Fällen stellte sich binnen weniger Tage N-Gleichgewicht ein. „Bei Einhaltung der gleichen Albumin-Menge und bei normalem Calorien-Gehalt in der Nahrung wird das N-Gleichgewicht ebensogut erhalten durch eine Kost, in der die N-freien Stoffe zu 90 Proc. wie zu 60 Proc. (calorisch 80, bezw. 40 Proc.) durch Kohlehydrate vertreten werden, und wahrscheinlich erlauben diese annähernden Grenzen noch eine viel weitere Ausdehnung.“ In ähnlicher Weise äussert sich auch Rubner[1] in dieser Frage.

Es würde sich also, sonderbarer Weise, so verhalten, dass Fett und Kohlehydrate, wenn sie in genügender Menge und in denjenigen Proportionen gemischt sind, die der Geschmack und eine lange Erfahrung gelehrt haben, beide in gleichem Maasse N-ersparend wirken, isodyname Mengen vorausgesetzt; werden sie aber, jedes für sich, zugeführt, erscheint, nach den hier besprochenen Versuchen an Thieren und Menschen zu urtheilen, ein höchst bedeutender Unterschied in ihrer Wirkung als Eiweissersparer, und zwar so beträchtlich, dass er mit Schwierigkeit in Uebereinstimmung gebracht werden kann mit den Gesetzen der Isodynamie, wie wir sie heutzutage kennen. — Über den relativen Werth der beiden N-freien Nahrungsstoffe als Albuminersparer und die geeignetste Proportion Fett-Kohlehydrate in den für die Praxis besonders wichtigen Fällen, wo die Kost aus der einen oder anderen Veranlassung, Krankheit oder mangelndem Angebot eingeschränkt werden muss, wissen wir gegenwärtig nichts. Vieles ist also noch in dieser für die Ernährungslehre wichtigen Frage zu thun übrig. In der Hoffnung zu deren Lösung beizutragen, habe ich an Menschen drei neue Versuche angestellt, welche einen Vergleich gestatten zwischen N-Bedarf, bezw. N-Ersparung bei einseitiger Fettnahrung einerseits, einseitiger Kohlehydrat- oder Kohlehydrat- und Fettnahrung andererseits. Da die Erklärung, die gegenwärtig für diesen Unterschied zwischen Kohlehydraten und Fett angenommen wird, mir wenig befriedigend erschienen, hoffte ich auch durch meine Versuche eine andere wahrscheinlich machen zu können, worüber weiter unten mehr.

Die Versuchsmethode anlangend, ist zu erwähnen, dass ich die im Vorigen besprochene spec. N-Hungermethode als die zu gleicher Zeit empfindlichste und einfachste angewandt habe. Alle Ingesta und Excreta sind in Bezug auf den Gehalt an N, Fett und Kohlehydraten einer vollständigen Analyse unterworfen worden. Im Vorübergehen möchte ich auf das Zweckmässige und für die Eindeutigkeit der Resultate so gut wie Nothwendige darin hinweisen, bei Untersuchungen

---

[1] *Zeitschr. f. Biologie.* 1901. Festband. S. 295.

dieser Art womöglich Menschen als Versuchsobjecte zu benutzen. Die Beeinflussung der Albuminzersetzung durch einen Nahrungsstoff ist zweifelsohne nicht nur von dem Stoffe selbst, sondern auch in nicht geringem Maasse, von der Art, wie derselbe zugeführt wird, abhängig; die grösste Wirkung wird erzielt bei einer womöglich über die 24 Stunden gleichmässig vertheilten Zufuhr, eine solche stösst aber bei Thieren, wenn es sich um ihnen wenig zusagenden Stoff handelt, auf grosse Schwierigkeiten.

Versuch VIII. Die N-Zersetzung während vier Tage mit N-Hunger und einseitiger Kohlehydratnahrung, in den drei darauffolgenden N-Hunger und einseitige Fettnahrung; in beiden Perioden gleich grosse Kraftzufuhr (45·2 bezw. 43·7 Cal. netto pro Kilogramm).

Der Versuch wurde vom 14. bis 20. December 1898 an derselben Person, Bj., wie in Versuch I, II, VI ausgeführt. Das mittlere Gewicht betrug 69·7 kg. Die erste Periode des Versuches ist identisch mit dem im vorigen, S. 115 erwähnten Versuch II. Während derselben wurden möglichst N-arme und fettfreie Kohlehydratstoffe zugeführt. Der Einzelheiten wegen verweise ich auf die Versuchsprotokolle (S. 173 unten). Mit Abrechnung des Verlustes durch den Koth beliefen sich die Einnahmen netto pro Tag während der vier Kohlehydrattage auf

1·6 Albumin 0 Fett 737·5 Kohleh. 17 Alkohol 3150·1 Calorien,

also auf 1 kg des Körpergewichtes berechnet eine Kraftzufuhr von 45·2 Cal.

Während der zweiten Periode wurde das Fett in Form von Olivenöl und am 1. und 2. Tage daneben als ungesalzene Butter bezw. 200 und 100 g genossen. Die grossen Fettmengen wirkten ein wenig lösend; um dem entgegenzuwirken, wurde das Oel an den beiden letzten Tagen mit ein wenig verdünnter Dragantlösung (von 0·007 Proc. N) emulgirt. Der Zweck wurde theilweise erreicht, aber der Fettverlust in dieser Periode wurde jedenfalls sehr gross; der Koth enthielt nämlich pro Tag 7·1 Albumin, 43·9 Fett und 0·9 Kohlehydrate. Ob jetzt die Grenze für das Fettresorptionsvermögen des Darmes überschritten, oder ob etwas anderes der Grund gewesen, vermag ich nicht zu entscheiden. Die Versuchsperson vertrug die unangenehme Kost unerwartet gut, namentlich seitdem die Oelemulsion zur Anwendung gelangte.

Die resorbirten Nahrungsmengen repräsentirten trotz des reichlichen Verlustes eine Kraftzufuhr von annähernd derselben Grösse wie in der Kohlehydratperiode.

Die Bruttoeinnahme pro Tag betrug:

		Albumin	Fett	Kohleh.	Alkoh.	Cal.
	Grm.	1·7	347·9	3·0	30·4	3467·6
Verlust durch den Koth	„	7·1	43·9	0·9	—	
	Netto Grm.	—	304·0	2·1	30·4	3048·6

Die Energiezufuhr pro Kilogramm Körpergewicht belief sich also auf 43·7 rein-Cal.

Die Versuchsbedingungen in den beiden Perioden waren also, die absolute Kraftzufuhr anlangend, die gleichen, 45·2 bezw. 43·7 Cal. pro Kilogramm; aber während diese in der ersten Periode aus Kohlehydraten geholt wurden, stammten sie in der zweiten von Fett her. In beiden herrschte also so gut wie vollständiger N-Hunger. Es ist deshalb zu erwarten, dass in diesem Versuche der Unterschied zwischen Kohlehydrat und Fett als Eiweissersparer in auffallender Weise zu Tage treten werde.

Die Harnanalysen ergaben nachstehende N-Umsetzung pro Tag:

Tag	Kohlehydratperiode		Tag	Fettperiode	
	Harnmenge ccm	N g		Harnmenge ccm	N g
0	1676	12·76			
1.	990	8·91	5.	554	4·28
2.	957	5·15	6.	521	8·86
3.	1162	4·30	7.	1070	9·64
4.	1020	3·76			

Fig. V. (vgl. Taf. I) Versuch VIII stellt den Ablauf der N-Abscheidung graphisch dar. Ungeachtet einer in beiden Perioden annähernd gleich grossen und jedenfalls genügenden Kraftzufuhr finden wir, dass das Vertauschen der Kohlehydrate mit Fett eine wirklich enorme Steigerung der N-Umsetzung hervor. Am ersten Tage ist sie zwar unbedeutend: wir spüren die Wirkung des noch vorhandenen Glykogens; aber dieses schwindet rasch, und am dritten Tage sind wir auf 9·64 g N angelangt gegen 3·76 am letzten Kohlehydrattage. Die Möglichkeit ist ja nicht auszuschliessen, dass der N-Verlust hätte noch höher steigen können, aber die unten angeführten N-Analysen des Tages- und Nachtharns, sowie ein Vergleich mit der entsprechender Curve für den ersten Fettversuch (Fig III vgl. Taf. I) machen es wahrscheinlich, dass die N-Ausscheidung ihren höchsten Werth am dritten Tage erreicht hat. Die minimale N-Zersetzung bei reiner Kohlehydratkost = 1 gesetzt, beträgt der N-Verbrauch am dritten Fetttage 2·6. Der **Albuminverbrauch des Körpers bei Zufuhr von Kohlehydraten beträgt pro Tag nur 38·9 Procent des Umsatzes bei annähernd derselben isodynamen Fettnahrung, die Kohlehydrate haben also 61·1 Procent N erspart.** Der Unterschied in der Wirkung der Kohlehydrate und des Fettes als Albuminersparer tritt in diesem Versuche schärfer als in irgend einem der früheren zu Tage. Noch beträchtlicher erweist er sich bei gesonderter Untersuchung der N-Ausscheidung während des Tages und der Nacht, wie es in diesem Versuche geschah. Der Tagesharn wurde gesammelt von 8 Uhr Vormittags bis 11 Uhr Nachmittags, und der Nachtharn während der übrigen 9 Stunden.

Die nachstehende Tabelle enthält die Zahlen für Harnmenge und N-Gehalt.

Tag	Kohlehydratperiode				Tag	Fettperiode			
	Tagesharn		Nachtharn			Tagesharn		Nachtharn	
	ccm	N g	ccm	N g		ccm	N g	ccm	N g
0	1450	8·76	226	4·00					
1.	760	6·94	230	1·97	5.	452	2·59	102	1·69
2.	687	3·95	270	1·20	6.	231	4·82	290	4·04
3.	985	3·20	177	1·10	7.	432	5·75	638	3·89
4.	620	2·60	400	1·16					

Grösserer Uebersichtlichkeit halber habe ich die obigen N-Werthe in pro Stunde des Tages und der Nacht umgesetztes N umgerechnet, und habe sie in Fig. VI (vgl. Taf I.) wiedergegeben. Aus derselben ergiebt sich, dass die geringste N-Umsetzung (0·12 g pro Stunde) in der auf den dritten Tag folgenden Nacht bei Kohlehydratnahrung erreicht wird; das Maximum in der Fettperiode, 0·45 g N pro Stunde, wird in der zweiten Nacht umgesetzt. Die Differenz 0·45 bis 0·12 = 0·33 g N pro Stunde bezeichnet die durch Kohlehydrate, aber nicht durch Fett mögliche, maximale Ersparung von Albumin in diesem Versuch, d. h. **73·3** Procent.

Wegen des grossen Fettverlustes in dem besprochenen Versuche wurde die Kraftzufuhr während der Fettperiode kleiner als berechnet und etwas geringer (1·5 Cal. pro Kilogramm) als in der Kohlehydratperiode. Obgleich ich nicht glaube, dass diese unbedeutende Differenz von Belang für den Ablauf der N-Zersetzung gewesen, habe ich jedenfalls, wegen Sicherstellung der Resultate, noch einen ähnlichen Versuch mit genaueren Versuchsbedingungen angestellt.

Versuch IX. N-Hunger und knappe, gemischte Fett- und Kohlehydratnahrung (36 Cal. pro Tag) während vier Tage, in den zwei darauffolgenden exclusive Fettnahrung mit reichlicher Kraftzufuhr (43 Cal. pro Kilogramm) 11./X. bis 17./X. 1901.

Versuchsperson dieselbe wie im vorigen Versuche, 73·4 Kilogramm. Die erste Periode ist identisch mit dem vorher beschriebenen Versuch VI. Die Kost bestand da aus besonders zubereiteten N-armen Nahrungsstoffen: Cakes, Brod, Kartoffelpuré, und nebenbei Zucker, Wein, Thee und Butter.

Die während dieser Periode resorbirten Nahrungsstoffe waren pro Tag;

5·7 g Albumin 115·7 g Fett 349·6 g Kohleh. 16·3 g Alkohol 2646·5 Cal.,

pro Kilogramm 36·1 rein-Cal., eine bei dem beweglichen Leben der Versuchsperson ungenügenden Kraftzufuhr. In der Fettperiode wurden die Kohlehydrate fortgelassen und durch eine mehr als isodyname Menge Fett ersetzt. Dieses wurde ausschliesslich als Oel, 340 g pro Tag, gegeben, mit 4 g Gummi arabicum (3·4 g N-freie Substanz) emulgirt. Wegen der Emulgirung wurden die Stühle nicht dünn, eher umgekehrt, und der Fettverlust war nicht grösser als 14·1 g pro Tag = 4·1 Proc. An dem nach dem letzten Fetttag folgenden Morgen wurde eine Magenausspülung gemacht, welche ergab, dass der Magen sich vollständig entleert hatte.

Nach den Versuchsprotokollen waren die Einnahmen während der beiden Tage netto:

0 g Albumin 325·9 g Fett 2·3 g Kohlehydrate 17·7 g Alkohol 3164·2 Cal,

d. h. 43·1 Cal. pro Tag.

Während des Versuches wurden nachstehende Harn- und N-Mengen ausgeschieden:

Tag	Kohlehydratperiode		Tag	Fettperiode	
	Harnmenge ccm	N g		Harnmenge ccm	N g
0	1310	14·93			
1.	720	9·29	5.	610	4·33
2.	995	7·07	6.	730	7·81
3.	590	5·25			
4.	743	4·95			

Die täglich umgesetzten N-Mengen sind in Fig. V (vgl. Taf., Vers. IX) graphisch dargestellt.

Die Versuchsbedingungen waren absichtlich zu Gunsten einer möglichst kleinen Steigerung der N-Zersetzung in der Fettperiode aufgestellt worden; während dieser herrschte absoluter N-Hunger gegen eine resorbirte N-Menge von 0·9 g in der Kohlehydratperiode; in der Fettperiode war die Kraftzufuhr, nach Allem zu urtheilen, eine vollauf genügende (43 Cal. pro Kilogramm), in der Kohlehydratperiode eine knappe (36 Cal. pro Kilogramm); im Uebrigen waren die Versuchsbedingungen so ähnlich wie möglich. Die Zunahme der Albuminzersetzung, die wir in diesem Versuche bei Uebergang von Kohlehydrat- und Fett- zu einseitiger Fettnahrung beobachten, ist also kein Ausdruck für die maximale Wirkung der Kohlehydrate als Albuminersparer, bezw. die Unfähigkeit des Fettes in dieser Beziehung.

Aus der Curve der N-Umsetzung ergiebt sich, dass sie während der Kohlehydratperiode im grossen Ganzen in ähnlicher Weise verläuft, wie im vorhergehenden Versuche. Jedoch liegt der N-Werth des vierten Tages um etwa 1 g höher als dort — offenbar, wie im Vorigen erwähnt wurde, eine Folge der ungenügenden Kraftzufuhr, eine Annahme, die durch das Verhalten der N-Zersetzung des nächsten Tages, des ersten Fetttages, bestätigt wird. Unter dem Einfluss der reichlichen Fettnahrung und des Glykogenvorrathes sinkt sie nämlich etwas am betreffenden Tage und stellt sich auf das gleiche Niveau ein wie im vorigen Versuche, d. h. drei Jahre früher! Nachdem aber das Glykogen aufgebraucht worden, beginnt am zweiten Tage, der reichlichen Fettnahrung ungeachtet, dieselbe beträchtliche Steigerung der Albuminzersetzung wie im vorhergehenden Versuch, und es ist wahrscheinlich, dass, wenn der Versuch noch einen dritten Tag fortgesetzt worden wäre, die N-Zersetzung jetzt auf annähernd dieselbe Höhe wie damals gestiegen wäre. Angesichts dessen und in Betracht der früher erwähnten, für eine beträchtliche N-Zersetzung in der Kohlehydratperiode sicher günstigen Bedingungen, dürfte man sagen können, dass die Differenz zwischen dem am zweiten Fetttage erreichten N-Werthe, 7·81 g, und demjenigen des vierten Kohlehydrattages, 4·95, also 2·86 = 36·6 Proc. des ersteren einen zu niedrigen Werth für dasjenige Eiweiss ausmacht, das einzig durch Kohlehydrate erspart werden könnte. Während der Kohlehydratperiode wurden 347 g Kohlehydrate = 1423 Cal.) mehr als an den Fetttagen genossen; an diesen dagegen 210 g Fett (= 1953 Cal.) mehr als an den ersteren. In diesem Versuche haben also 1423 Kohlehydratcalorien eine um 2·86 g geringere N-Zersetzung herbeigeführt, als 1953 Fettcalorien hätten zu Stande bringen können.

Der Verlauf der N-Zersetzung in diesem Versuche bestätigt übrigens die aus dem Versuche VIII gemachten Schlussfolgerungen von einer noch grösseren eiweisssparenden Kraft der Kohlehydrate.

Im nachstehenden Versuche wurden die Bedingungen für eine an den Fetttagen geringere Albuminzersetzung noch günstiger gewählt.

Versuch X. Eine Vorperiode von einem Hungertage und sieben Tagen mit N-Hunger und gemischter Kohlehydrat-Fettkost von 58 Proc. des berechneten Energiebedarfes; eine Zwischenperiode von zwei Tagen mit exclusiver Fettnahrung von 89 Proc. des Energiebedarfes; eine Nachperiode von drei Tagen mit derselben Kost und annähernd demselben Energiegehalt (61 Proc.) wie in der Vorperiode (24./IX. bis 7./X. 1901).

Versuchsperson war der Verfasser selbst, 34 Jahre, kräftig gebaut, corpulent. Das Körpergewicht sank während des Versuches von 99 kg auf 94·15; das mittlere Gewicht also 96·6 kg. Bei Berechnung des Energiebedarfes bin ich von der Annahme eines auf 80 kg reducirten Körpergewichtes von normalem Fettgehalte und einem Energiebedarf von rund 3000, d. h. 37·5 Cal. pro Kilogramm ausgegangen, was mit den Ergebnissen von früheren Untersuchungen über meinen Nahrungsbedarf übereinstimmt. Vor 12 Jahren, bei einem Alter von 22 Jahren und einem Gewichte von 79 kg, betrug derselbe nämlich 38·9 Cal. brutto pro Kilogramm.[1]

Die Kost in den Perioden I und III war aus denselben N-armen Nahrungsstoffen wie in früheren Versuchen zusammengesetzt. An den zwei Fetttagen wurde mit Gummi arabicum emulgirtes Oel (275 bis 280 g pro Tag) neben Wein, Kaffee und Thee in den nämlichen Mengen wie früher genossen. Die Oelemulsion wirkte verstopfend.

Auf die beigefügten Versuchsprotokolle (S. 174 unten) verweisend, führe ich hier nur die Mittelzahlen der Nettoeinnahmen in den verschiedenen Perioden des Versuches auf.

Periode	Tag	Im Mittel pro Tag				Cal.	Cal. pro kg (80 kg)
		Albumin g	Fett g	Kohleh. g	Alkohol g		
I.	1.	8·2	111·5	241·8	31·7	2284	0
	2.–4.	6·1	63·9	241·8	19·0	1745	21·8
	5.	0·5	0	0	0	0	0·0
	6.–8.	6·8	61·0	258·9	16·4	1771	22·1
II.	9.–10.	0	274·5	3·5	16·3	2682	33·5
III.	11.–13.	8·9	61·7	269·7	16·3	1830	22·9

[1] Hultgren und Landergren, Die Ernährung bei frei gewählter Kost. *Hygiea's Festband.* 1889. S. 18.

Der Harn in Versuch V.

Periode	Tag	Menge ccm	NGehalt g	Periode	Tag	Menge ccm	N-Gehalt g
I.	0	1650	16·0	II.	9	590	6·5
	1.	875	10·8		10	1320	8·4
	2.	660	8·7	III.	11	1130	7·5
	3.	700	8·1		12	990	5·4
	4.	785	7·9		13	1103	4·9
	5. Hunger	1185	9·6		14[1]	1635	4·7
	6.	620	9·8				
	7.	600	7·5				
	8.	845	7·1				

Der bei Anordnung des Versuches leitende Gedanke war folgender: unter dem Einfluss einer beträchtlich eingeschränkten kohlehydratarmen Kost sollte in der Vorperiode die N-Zersetzung so tief wie möglich herabgedrückt werden. Da die Kraftzufuhr kaum mehr als der Hälfte (58 Proc.) des Bedürfnisses entsprach, musste natürlich das Mangelnde der eigenen Substanz des Körpers, Albumin, Fett und Glykogen, entnommen werden. Hieraus ergiebt sich, dass die Grösse der N-Zersetzung an diesen Tagen theilweise von der relativen Inanition bedingt gewesen. Das Glykogen anlangend, hoffte ich, es würde während des siebentägigen Halbhungers völlig aufgebraucht werden; um es noch sicherer gänzlich zum Schwinden zu bringen, wurde ein Hungertag, der fünfte Tag, eingeschoben. Der also glykogenfreie Körper wäre dann auf reine Fettnahrung zu setzen mit einem Energiegehalt um 50 Proc. grösser als in Periode I und dem Bedürfnisse annähernd entsprechend in der Absicht, Aufklärung darüber zu schaffen, ob diese beträchtliche Steigerung der Kraftzufuhr den Ausfall der Kohlehydrate zu compensiren vermochte. Am Besten wäre es ja gewesen, einen Ueberschuss an Fett zu geniessen, aber theils war ich zur Zeit des Versuches noch nicht ganz sicher, dass nicht exclusive, reichliche Fettnahrung an sich die Albuminzersetzung in die Höhe treiben könnte, theils befürchtete ich Verdauungsstörungen von einer so grossen

[1] An diesem Tage wurde eine unbedeutend reichlichere Kost von ähnlicher Art wie früher genossen; daneben wurde so viel Wasser getrunken, dass die Harnmenge grösser wurde als an irgend einem der voraufgehenden Tage, und zwar in der Absicht, ausfindig zu machen, ob die abgesonderte N-Menge unter diesen Verhältnissen von der Harnmenge beeinflusst wurde. Aus der Tabelle erhellt, dass dies nicht der Fall war.

Oelquantität. In den Nachperioden sollte die während der Fettnahrung eventuell gesteigerte N-Zersetzung wieder durch die nämliche, kohlehydratarme halbe Kost, wie in der Vorperiode, herabgedrückt werden. Wie in dieser, würde also auch hier die relative Inanition einer niedrigen N-Zersetzung entgegenwirken.

Ein Blick auf die Tabelle über die ausgeschiedenen N-Mengen zeigt ein gleichmässiges Sinken derselben an den vier ersten Tagen. Wie zu erwarten, wurden jetzt, bei halbem Kostmaass, nicht die niedrigen Werthe, die wir früher bei specifischem N-Hunger und genügender Kraftzufuhr kennen gelernt haben, erreicht. Der Hungertag hat eine geringfügige Steigerung der Zersetzung aufzuweisen, ebenso der darauf folgende Tag, der Nahrungszufuhr ungeachtet. Am achten und letzten Tage der Vorperiode wurde 7·1 g N erreicht. Am ersten Tage der exclusiven Fettnahrung wird ein weiteres Sinken auf 6·5 g verzeichnet, was ich in diesem, wie in vorhergehenden Versuchen nur aus einer Wirkung der reichlichen Fettnahrung und noch vorhandenen Glykogens erklären kann, welche also in dem wohlgenährten Körper einem siebentägigen Halb- und eintägigen Ganzhunger widerstanden haben. Am zweiten Fetttage scheint das Glykogen annähernd geschwunden zu sein, weshalb der N-Verbrauch, trotz der um 50 Proc. grösseren Kraftzufuhr, nicht unbeträchtlich, auf 8·4 g N steigt, und wahrscheinlich an einem eventuellen dritten Fetttage noch weiter gestiegen wäre. Unter dem Einfluss der Kohlehydrate der Nachperiode gelingt es nachher bei halber Inanition die N-Zersetzung in drei Tagen wieder von 8·4 auf 4·9 g herabzudrücken. Diese letztere Zahl als Maass der N-Zersetzung bei Kohlehydratzufuhr angenommen, beträgt die Differenz 3·5 g = 41·7 Proc. von 8·4, einen nach dem vorausgesagten niedrigen Werth für die durch die Kohlehydrate bewirkte Herabsetzung des Eiweissbedarfes. Der Unterschied in der Nahrung an den Fett- und den letzten Kohlehydrattagen, welcher diese Differenz hervorgerufen, war, dass während der letzteren pro Tag 266 g Kohlehydrate = 1091 Cal. resorbirt wurden, ohne was Dementsprechendes in der Fettkost, in dieser dagegen ein Ueberschuss von 213 g Fett = 1981 Cal. sich vorfand.

In diesem Versuche hat also rund 1 Cal. aus zugeführten Kohlehydraten für die Eiweissersparung grösseren Effect gehabt als 2 Cal. Fett bei einseitiger Fettnahrung.

Meine sämmtlichen Versuche haben also zu voller Evidenz die Ueberlegenheit der Kohlehydrate über einseitige Fettnahrung erwiesen in der Fähigkeit, Eiweiss vor Verbrennung zu schützen. Aus den Versuchen VIII und X erhellt, dass — die gegebenen Bedingungen und eine kurze

Dauer natürlich vorausgesetzt — die Kohlehydrate in dieser Beziehung mindestens doppelt so wirksam wie eine isodyname Menge Fett sind, und zwar obgleich die Berechnung zu Gunsten des letzteren gemacht worden ist.

Wie ist aber dieser höchst sonderbare Unterschied zwischen zwei Nahrungsstoffen zu erklären, die sich sonst beim Stoffwechsel in einem ganz entgegengesetzten Verhältnisse (4·1 Fett = 9·3 Kohlehydrate) ersetzen?

Am eingehendsten ist diese Thatsache von Rubner und Erwin Voit erörtert worden und obgleich ihre Anschauungen in gewissen Beziehungen ein wenig differiren, sind sie der Hauptsache nach ziemlich derselben Ansicht. Sie stellen sich die Sache folgendermassen vor: Der totale Stoffwechsel der Zelle oder des Organismus wird von seinem Bedürfniss nach kinetischer Energie bestimmt; welche Nahrungsstoffe für das Zufriedenstellen dieses Bedürfnisses in Anspruch genommen werden, ist innerhalb weiter Grenzen gleichgültig und wird von dem grösseren oder geringeren Gehalt des Säftestromes an dem einen oder dem anderen bedingt. Dabei treten Albumin, Fett und Kohlehydrate mit isodynamen Mengen für einander ein. Den Fall aber angenommen, dass die Zelle freie Wahl hat, dass die Gewebsflüssigkeit gleich reich an allen drei Nahrungsstoffen ist, dann wird in erster Reihe das Eiweiss, weiter die Kohlehydrate und in letzter Hand das Fett angegriffen. Diese Ordnung wird bestimmt „nach der chemischen Affinität der Zellsubstanz zu den einzelnen Nährstoffen." (E. Voit.[1]) Die Kohlehydrate würden ferner, Dank ihrer Aldehyd- bezw. Ketongruppe sich in einem labileren Gleichgewicht als das Fett befinden, deshalb leichter als dieses zersetzt werden und in höherem Maasse eiweissersparend wirken.[2] Rubner[3] legt grösseres Gewicht auf die verschiedene Wasserlöslichkeit und Theilbarkeit dieser Nahrungsstoffe, die letztere nach der Moleculargrösse beurtheilt, in welcher Beziehung das Fett am ungünstigsten situirt sein sollte. Zu seinem Nachtheile wird ferner angeführt, dass es rascher angesetzt und dadurch kürzere Zeit der Möglichkeit zersetzt zu werden und ersparend einzuwirken, ausgesetzt wird.

Die letztgenannte Ursache zu einer nennenswerthen N-Steigerung bei absoluter Fettnahrung dürfte bei gleichmässiger Vertheilung der Kost auf vier bis fünf Mahlzeiten am Tage, wie es in meinen Versuchen geschah, ausgeschlossen werden können. Was die übrigen hier

[1] E. Voit und A. Korkumoff, *Zeitschr. f. Biol.* 1895. Bd. XXXII. S. 135.
[2] a. a. O. S. 130.
[3] Leyden's *Handbuch.* 1898. I. S. 78.

genannten Hypothesen betrifft über die Ursachen der Minderwerthigkeit des Fettes als Albuminersparer den Kohlehydraten gegenüber, ist es schwer sich darüber zu äussern. Es scheint mir jedenfalls unzweifelhaft, dass sie zur Erklärung dieser Erscheinung nicht ausreichen. Wenn nämlich die Ueberlegenheit der Kohlehydrate einzig und allein durch ihre grössere Löslichkeit und Oxydirbarkeit u. s. w. bedingt wäre, dann wäre es schwer zu begreifen, dass sie in einer gemischten N-freien Kost in so grossem Umfange durch das minder lösliche, weniger oxydirbare Fett ersetzt werden können, ohne dass der Eiweissbestand hierunter leidet. In Versuch IX z. B. wurde die N-Zersetzung ebenso rasch und annähernd ebenso tief durch 120 Fett und 350 Kohlehydrate, wie in den Versuchen I und II durch 850 bis 900, bezw. 750 g Kohlehydrate herabgedrückt; in dem Versuche Tallqvist's wurden von 466 g Kohlehydraten 216 g durch Fett ersetzt ohne nennenswerthe Störung des N-Gleichgewichtes. Wenn grössere oder geringere Löslichkeit u. s. w. von irgend grösserem Belang wäre, so müsste reine, genügende Kohlehydratnahrung immer kräftiger und rascher N-ersparend wirken als eine Nahrung, wo die Hälfte oder mehr des Energiebedarfes in Form des schwerlöslichen Fettes zugeführt würde. Dem ist aber, wie gezeigt worden, nicht so, eine Thatsache, die noch bestätigt wird durch einen Vergleich zwischen den N-Curven in den Versuchen III, IV und V, wo die Proportionen zwischen Kohlehydrat und Fett die genannten gewesen, und der N-Zersetzung bei den zwei reinen Kohlehydratversuchen. Die Albuminersparung ist in beiden Gruppen gleich kräftig und zeigt, dass die obengenannten Verschiedenheiten in physikalischer und chemischer Beziehung zwischen Kohlehydrat und Fett keinen an der N-Zersetzung merklichen Unterschied in der Leichtigkeit verursachen, womit sie bei gleichmässiger Zufuhr zersetzt werden. — Ich glaube deshalb, dass die eigentliche Ursache zu der bedeutenden Verschiedenheit in der Fähigkeit dieser Nahrungsstoffe, bei einseitiger Zufuhr Albumin vor Verbrennung zu schützen, anderswo zu suchen ist. — Der Umstand, dass die Albuminzersetzung bei N-Hunger ebenso tief sinkt, gleichgiltig ob der Energiebedarf zur Hälfte durch Fett oder zur Hälfte durch Kohlehydrate, oder ausschliesslich durch die letzteren gedeckt wird, und dass Tallqvist ebenso leicht N-Gleichgewicht herstellen konnte, wenn die N-freie Energie zu 83 wie zu 44 Proc. aus Kohlehydraten bestand, deutet ja auf eine geringere Differenz in N-ersparender Fähigkeit zwischen den N-freien Nahrungsstoffen, wenn sie gemischt als wenn sie jedes für sich genossen werden. Offenbar gewinnt das Fett an Effectivität, in welchem Maasse? Ein annäherndes

Urtheil darüber ergiebt sich aus nachstehender Zusammenstellung von Versuchen, die, obgleich nicht an einer und derselben Person gemacht, jedenfalls wegen der gleichartigen Versuchsbedingungen und des regelmässigen Verlaufes der N-Zersetzung bei N-Hunger einen Vergleich zu gestatten scheinen.

In Vers. X setzten 240g Kohleh. u. 64g Fett die N-Zers. auf 8g am 4. Tage herab,
„ „ III u. V setzten 300 bis 380g Kohlehydrate und 150g Fett die N-Zersetzung auf 4g am 4. Tage herab.
„ „ II setzten 750g Kolehydrate und 0g Fett die N-Zersetzung auf 4g am 4. Tage herab.

Der Vergleich scheint mir ein hohes Maass von Wahrscheinlichkeit zu geben der Ansicht, dass bei Gegenwart eines nicht fixirten Minimums an Kohlehydraten das Fett sowohl bei N-Hunger wie bei N-Zufuhr einen ebenso kräftigen N-Schutz entfaltet wie isodyname Mengen Kohlehydrate.

Was ist aber der Anlass dazu, dass diese Eigenschaft des Fettes schnell auf weniger als die Hälfte reducirt wird, so bald die Kohlehydrate fortgelassen werden? Meines Erachtens ist der Grund folgender: Wenn Kohlehydrate dem Körper nicht länger zur Verfügung stehen, muss er davon selbst produciren, um sein permanentes Bedürfniss danach zu befriedigen.[1] Wenigstens unter physiologischen Verhältnissen dürfte man behaupten können, dass diese Kohlehydrat- oder Zuckerbildung aus Eiweiss geschieht. Eine vitale, physiologische Zuckerbildung aus Fett ist nie bewiesen worden, und auch eine pathologische dürfte, wie im Folgenden gezeigt werden wird, sehr zweifelhaft sein. Es ist dann einleuchtend, dass dasjenige Eiweissquantum, das behufs Zuckerbildung bei N-Hunger zersetzt wird, nicht durch Fett, wohl aber durch Kohlehydrate erspart, oder richtiger ausgedrückt, ersetzt werden kann. Deswegen erscheint das Fett als Albuminersparer den Kohlehydraten unterlegen, sobald diese oder das Glykogen geschwunden, aber nicht früher. Diejenige Steigerung der N-Zersetzung, die wir in unseren Versuchen bei Uebergang von kohlehydrathaltiger zu einseitiger Fettnahrung beobachtet haben, erscheint deshalb öfters am zweiten Tage, d. h. sobald es einen effectiven Glykogenvorrath nicht mehr giebt, und liefert nach dieser Hypothese ein Maass für diejenige Eiweissmenge, die zerfällt, um den minimalen Zuckerbedarf des Körpers zu decken.

[1] Diese Thatsache, die ohne Weiteres aus der Constanz des Blutzuckers, auch bei weit vorgeschrittenem Hunger, hervorgeht, ist bei ernährungsphysiologischen Untersuchungen viel zu wenig berücksichtigt worden.

Das Gesagte ist an einem concreten Falle, z. B. Versuch VIII, zu verdeutlichen. Unter dem Einfluss viertägiger, so gut wie N-freier, aber vollauf genügender Kohlehydratnahrung ist die N-Zersetzung des Körpers auf 3·76 g gesunken. Da bei reichlicher Kraftzufuhr der Organismus selbst jedenfalls so viel von seinem Organeiweiss zusetzt, haben wir Grund anzunehmen, dass es der unter diesen Umständen kleinste mögliche Eiweissverbrauch ist, entsprechend dem, den ich im Vorigen als Minimum-N bezeichnet habe und der, wie wir gesehen, einzig durch Albumin zu ersetzen ist.

Wenn nun in Versuch VIII die Kohlehydrate mit einer für den Energiebedarf vollauf genügenden Fettmenge ausgetauscht werden, steigt die N-Zersetzung in dem Maasse, wie das Glykogen verbraucht wird, und erreicht ihr wahrscheinliches Maximum am dritten Kohlehydrat- oder aber am siebenten N-Hungertage, 9·64 g; das N-Minimum am siebenten N-Hungertage belief sich für dieselbe Person in Versuch I auf 3·34; die Differenz, 6·3 g N, bezeichnet diejenige Albuminmenge, welche am ersten Tage wirklichen Kohlehydrat- oder Glykogenhungers behufs Zuckerbildung zerfallen ist. Ich bezeichne das zu diesem Zweck zersetzte Eiweiss als D(Dextros)-Albumin oder DN; dieses DN kann durch Kohlehydrate, nicht aber durch Fett ersetzt werden. — Ich stelle mir nun vor, dass DN nicht einmal bei N-Hunger eine unveränderliche Grösse darstellt. Ausser denjenigen Schwankungen, die durch wechselnden Thätigkeitszustand des Organismus hervorgerufen werden können, ist wahrscheinlich, dass es an den ersten Kohlehydrathungertagen grösser ist, je grösser die Kohlehydratzersetzung vorher gewesen, und ferner, dass der Organismus sich auf einen dem Angebote angepassten Kohlehydratverbrauch einstellen kann. Einen ungefähren Begriff von der Grösse des DN und seiner Abnahme ergiebt sich aus nachstehender Zusammenstellung von an derselben Person ausgeführten Versuchen. Als Maassstab für das N-Minimum an den betreffenden Tagen habe ich mich der N-Zersetzung während der ersten vier Tage des Versuches II, sowie des sechsten und siebenten Tages des Versuches I bedient; in beiden wurde reichliche, annähernd N-freie Kohlehydratnahrung genossen. Für den fünften Tag habe ich den mittleren Werth für die N-Zersetzung am vierten und sechsten Tage berechnet. Die Zahlen für die N-Zersetzung bei Kohlehydrathunger sind bei denjenigen N-Hungertagen der bezw. Versuche aufgeführt, wo nur Fett gegeben wurde. Die Art, in der das DN berechnet worden, erhellt ohne Weiteres aus der folgenden Tabelle.

Die Fig. VIII (vgl. Taf. I) giebt in übersichtlicher Weise die folgende Tabelle wieder. Wie bereits erwähnt worden, können wir die Wirkung des Glykogenvorrathes bis in den zweiten Tag hinein bei Kohlehydrathunger spüren. DN erreicht deshalb sein Maximum erst am dritten Tage und ist in zwei Versuchen 4·5 bezw. 6·3 g. Die Differenz kann u. A. dadurch erklärt werden, dass der grössere Werth auf eine Periode von reichlicher, einseitiger Kohlehydratnahrung folgte, während welcher der Organismus sich auf einen Ueberfluss daran eingestellt hat; dem kleineren Werth, 4·5 g, war wieder eine gewöhnliche, verhältnissmässig kohlehydratearme Kost vorausgegangen. Im Versuch IX erreicht DN schon am zweiten Tag den nämlichen Werth, 4·5 g, und würde sicher noch weiter gestiegen sein, wenn der Versuch fortgesetzt worden wäre. Uebrigens erhellt aus der Zusammenstellung, dass bei N-Hunger diejenige Albuminmenge, welche bei acut eintretendem Glykogenmangel behufs Bildung von Kohlehydraten zerfällt, bis doppelt so gross sein kann, wie das Minimumeiweiss desselben Tages. Nach den Angaben in der sechsten verticalen Reihe der Tabelle zu urtheilen, scheint indessen dieses DN von Tag zu Tag schnell abzunehmen, annähernd in derselben Weise, wie das N-Minimum. Der Körper besitzt augenscheinlich die Fähigkeit, seinen Verbrauch dem Angebot anzupassen, sowohl das N wie die Kohlehydrate anlangend.

N-Hungertag	a Min.-N g	b N pro Tag bei gleichzeitigem N- und Kohleh.-Hunger g			b—a = DN Gramm pro Tag		
	Vers. I u. II	Vers. VII	Vers. VIII	Vers. IX	Vers. VII	Vers. VIII	Vers. IX
1.	8·91	7·1	—	—	—	—	—
2.	5·15	8·5	—	—	3·4	—	—
3.	4·30	8·8	—	—	4·5	—	—
4.	3·76	7·1	—	—	3·3	—	—
5.	(3·56)	5·7	4·28	4·33	2·1	0·7	0·8
6.	3·36	—	8·86	7·81	—	5·5	4·5
7.	3·34	—	9·64	—	—	6·3	—

Die hier entwickelte Hypothese zur Erklärung der Ueberlegenheit der Kohlehydrate als N-Ersparer der einseitigen Fettnahrung gegenüber erfordert unter anderen Voraussetzungen auch zwei, die nicht allgemein gutgeheissen sind. Die eine ist die, dass das Eiweiss bei seiner sozusagen normalen Zersetzung im Organismus, d. h. bei Gegenwart von Kohlehydraten im Körper oder in der Kost, in der Regel nicht in einen mit Kohlehydraten physiologisch äquivalenten und durch sie zu ersetzenden N-freien Theil zerfällt. Die zweite ist, dass eine Zuckerbildung aus Fett unter physiologischen Verhältnissen nicht stattfindet.

Was die erstere Annahme, dass bei der Zersetzung des Albumins bei Gegenwart von Kohlehydraten kein DN entsteht, anbetrifft, so ist sie für die Gültigkeit meiner Hypothese in den von mir studirten Fällen bei N-Hunger nicht unumgänglich nothwendig. Man könnte sich ja denken, dass auch das N-Minimum DN bildet, aber in so geringem Umfange, dass, wenn die D-Zufuhr aufhört, um den Bedarf daran zu decken, ein weiteres Quantum Albumin behufs D-Bildung zersetzt werden muss. Dass man, wenn dem so wäre, nicht durch eine noch so reichliche Kohlehydratzufuhr das N-Minimum unter die angegebenen Werthe herabdrücken kann, könnte ja darin seinen Grund haben, dass die Grösse des N-Minimum bei Gegenwart von Kohlehydraten von dem Bedürfniss des Körpers nach den N-haltigen Componenten bedingt wäre. Die in meinen vier Versuchen mit exclusiver Fettnahrung am zweiten Kohlehydratkarenztage zersetzten totalen Albuminmengen von 8·5, 8·86, 7·81 und 8·4 g N würden dann in toto zum Decken des Kohlehydratdeficits an diesem Tage beigetragen haben. — Diese Anschauung verträgt sich indessen nicht mit dem Verhalten der N-Zersetzung in denjenigen Fällen, wo in einer gewöhnlichen gemischten Kost von normalem N-Gehalt die Kohlehydrate plötzlich mit einer isodynamen Menge Fett vertauscht werden. So geschah es in dem oben erwähnten Versuche Kayser's, dessen wichtigste Zahlen ich hier nochmals aufführe.

Periode	Nahrung pro Tag	N Zersetzung pro Tag Grm.		
		1. Tag	2. Tag	3. Tag
I	21 N + 71 Fett + 338 Kohleh.	18·8	19·3	20·1
II	21 „ + 220 „ + 0 „	22·2	22·9	25·4
III	21 „ + 71 „ + 338 „	20·8	18·4	18·8

Da die Energiezufuhr in allen drei Perioden gleich gross war, kann sie nicht die Steigerung der N-Zersetzung von rund 5 g, die am dritten Fetttage beobachtet wird, verursacht haben. Wenn nun die ganze resorbirte Albuminmenge, annähernd 20 g pro Tag, in toto so zersetzt worden wäre, dass dabei ein mit Kohlehydraten physiologisch äquivalenter N-freier Theil abgetrennt worden wäre, dann hätte keine Steigerung in der N-Fettperiode stattfinden müssen. Der Organismus würde nämlich bereits 20 DN zu seiner Verfügung gehabt haben. Da in meinen Versuchen, wo die Kohlehydratreduction doch bedeutend grösser war, eine totale N-Zersetzung von 9·6 g für das D-Bedürfniss am dritten Kohlehydratkarenztage genügte, so müsste im Falle

Kayser's wenigstens die doppelte Quantität genügend gewesen sein. Da aber nun in der Fettperiode nichtsdestoweniger eine weitere Zunahme der N-Zersetzung von 5 g, und zwar von dem eigenen Vorrath des Körpers, eintritt, so scheint mir dieses die Annahme nothwendig zu machen, dass das zugeführte Nahrungseiweiss unter diesen Verhältnissen nicht unter Kohlehydratbildung zersetzt worden ist.

Streitet diese Annahme gegen unsere Kenntniss von dem Verlauf der physiologischen Eiweisszersetzung? — Es verhält sich so, dass in dieser, wie in so vielen anderen Fragen die Ansichten bedeutend aus einander gehen, was natürlich darin seinen Grund hat, dass angestellte Versuche verschieden gedeutet werden können. Was die hier speciell erörterte Frage betrifft, sind zwei diametral entgegengesetzte Anschauungen zu verzeichnen.

Durch die Untersuchungen von Naunyn, Külz u. A. wurde nachgewiesen, dass bei hungernden Thieren eine Glykogenbildung durch reine Albuminnahrung zu erzielen ist. Durch Entdeckung des experimentellen Pankreas- und Phloridzindiabetes durch von Mering und Minkowski wurde es eine beliebte Sache, diese Kohlehydratbildung aus Eiweiss zu konstatiren und deren Umfang unter diabetischen Verhältnissen annähernd zu schätzen. Es lag nahe, eine für unser Verständniss von dem Stoffwechsel so wichtige Thatsache wie die Möglichkeit einer Abspaltung von Kohlehydrat aus dem Eiweiss zu verallgemeinern. „Wir werden," — sagt von Noorden[1] — „durch die bisherigen Untersuchungen zu der Annahme gezwungen, dass ein Theil der N-freien Atomgruppen des grossen Eiweissmoleküls stets[2] zuerst in Kohlehydrate oder kohlehydratähnliche Verbindungen umgewandelt wird, ehe er weiter zu CO_2 und H_2O verbrennt."

Eine andere Autorität auf dem Gebiete der Glykogenfrage, Max Cremer[3], sagt neuerdings: „Alle diese Versuche und Erwägungen lassen mir den Gedanken unabweislich erscheinen, dass Glykogen und Zuckerbildung auch in der Norm[2] im reichlichen Umfange aus dem Eiweiss erfolgen muss." — Gegen diese Ansicht der Münchener Schule steht, wie in vielen anderen Dingen, Pflüger in scharfem Widerspruch. Bei seinen Controlberechnungen etlicher Versuche Voit's, die als Beweis für eine Fettbildung aus Albumin beim Hunde herangezogen werden, konnte Pflüger, unter Benutzung neuerer Zahlen für den C- und N-Gehalt des Fleischalbumins, nicht konstatiren, dass

[1] *Die Zuckerkrankheit.* S. 9. Berlin 1901.
[2] von mir hervorgehoben.
[3] *Zeitschr. f. Biol.*, Voit's Festband. S. 436. 1901.

irgend ein Theil des reichlich verfütterten Fleisches, sei es in Form von Fett oder von Glykogen, angesetzt worden. Nach Pflüger steigt nämlich die Albuminzersetzung proportional mit der Zufuhr, und Albumin-C wird unter gewöhnlichen Verhältnissen nicht als N-freie Verbindung im Körper angesetzt; dieses geschieht nur unter gewissen Bedingungen. „Wenn nach Inanition bei Eiweisszufuhr Glykogen, bei Phloridzinvergiftung und Diabetes Zucker aus Eiweiss hervorzugehen scheint, so muss nach Obigem unter gewöhnlichen Verhältnissen diese Verwendung des Eiweisses entweder ganz fehlen[1] oder in nur geringem Maasse sich geltend machen.“[2] Nach den Münchener Physiologen würde also bei der Zersetzung von Eiweiss stets Glykogen oder Zucker hervorgehen, während dieses nach Ansicht der Bonner Schule niemals oder unter normalen Verhältnissen, sogar bei reichlichster Zufuhr, nur in unbedeutendem Maasse geschieht. — Hier dürfte wohl, wie so oft, die Wahrheit zwischen den beiden Extremen zu suchen sein. — Wie viel ist erstens in dieser Sache bewiesen? Es liegt in der Natur der Sache, dass man bei einer so schwierigen Untersuchung wie dem Feststellen einer Glykogenbildung aus einem Nahrungsstoffe behufs Sicherstellung der Ergebnisse die Versuche so angeordnet hat, dass man den fraglichen Stoff einem völlig oder annähernd glykogenfreien Thiere in recht bedeutender Menge verfüttert hat. Den zahlreichen Versuchen, die gemacht worden sind, ist deshalb eine Inanitionsperiode vorangegangen, mit oder ohne Arbeit, Strychninkrämpfe oder Phloridzindiabetes. Für diese Fälle, also bei Glykogenmangel — nicht für andere — ist es festgestellt, dass durch reichliches Nahrungseiweiss ein Glykogenansatz in Leber und Muskeln erzielt werden kann. Es ist sogar jüngst durch Frentzel[3] nachgewiesen worden, dass ein hungerndes Thier, das durch Strychninkrämpfe mit Sicherheit seines Glykogens beraubt worden ist, während einer darauffolgenden Narkose und fortgesetzten Hungers, seinen Glykogenvorrath zum Theil erneuern kann, wahrscheinlich auf Kosten des Körpereiweisses. Ein wie grosser Theil der zersetzten Eiweissmenge unter den genannten Verhältnissen bei einem so zu sagen physiologischen Kohlehydratbedürfniss der Glykogenbildung anheimfällt, ist aber nie gezeigt worden; die kleinen Glykogenmengen, die man gefunden, reden jedenfalls aber der Annahme das Wort, dass nur ein kleiner Theil des Albumins in dieser Weise zersetzt worden und nicht die ganze N-freie Componente des Eiweisses der-

[1] von mir hervorgehoben.

[2] Pflüger's *Arch.* Bd. LI. S. 317—320. 1891—1892.

[3] Pflüger's *Arch.* Bd. LVI. S. 288.

artig zerfallen ist. Hierfür sprechen ebenfalls gewisse Beobachtungen aus der Klinik des Diabetes. Es giebt nämlich Diabetiker, die bei Zufuhr ganz kleiner Kohlehydratmengen diese quantitativ ausscheiden, die aber zuckerfrei bleiben bei einer reichlichen Albuminnahrung, die, wenn aus allem Eiweiss Kohlehydrate abgespalten worden wären, solche Quantitäten davon gebildet hätten, dass die Toleranzgrenze sicher überschritten worden wäre. Naunyn[1] erwähnt eines Kranken, der, bei Zufuhr von 500 g Fleisch und 50 g Dextrose, 43 g Zucker ausschied. Dann wurde die Dextrose ausgeschlossen und das Fleischquantum um 1000 g vermehrt. In diesen letztgenannten waren wenigstens 30 g N enthalten; wenn die entsprechende Menge Eiweiss in toto Kohlehydrate gebildet hätte, würden daraus, selbst wenn wir das Verhältniss Dextrose: N so niedrig wie auf 2·8 : 1 schätzen, 80 g gebildet worden sein, und zum Mindesten hätte ein Theil davon ausgeschieden werden müssen. Er wurde indessen zuckerfrei, was meines Erachtens zeigt, dass nicht einmal der kleinere Theil der N-freien Atomgruppen des Eiweissmoleküls in mit Kohlehydraten oder Glykogen äquivalente Verbindungen umgewandelt worden ist. Nur für vorgeschrittene pathologische Fälle, wo der Kohlehydratverlust durch eine experimentelle oder natürliche Glykosurie aufs Aeusserste gesteigert ist, ist Grund anzunehmen, dass die Hauptmasse der ganzen zersetzten Eiweissmenge zur Deckung des unter diesen Verhältnissen unersättlichen Kohlehydratbedürfnisses in Anspruch genommen werden muss.

Unter der, wie unten gezeigt werden wird, wohlbegründeten Voraussetzung, dass das Fett kein physiologischer Glykogenbildner ist, finde ich also eine Kohlehydratbildung aus einem grösseren oder wahrscheinlich kleineren Theile des zersetzten Eiweisses bei eintretendem Glykogenmangel postulirt durch das permanente Kohlehydratbedürfniss, bewiesen durch obengenannte Versuche und bestätigt durch Versuche aus München, zu allerletzt von Gruber[2], die faktisch, auch unter Benutzung der Pflüger'schen Berechnungsweise, ein Verbleiben des verfütterten Albumin-C's bei reichlicher Fleischnahrung im Organismus nachgewiesen haben.

Dagegen ist eine Glykogenbildung aus Eiweiss a priori nicht nothwendig und ferner nie bewiesen in denjenigen Fällen, wo neben mässigen Eiweissmengen hinreichend Kohlehydrate gegeben werden, wie in der gewöhnlichen Kost des Menschen. Dass auch unter diesen Verhältnissen ein N-freier Theil von dem Eiweiss-

---

[1] Naunyn, *Diabetes mellitus.* S. 137.

[2] *Zeitschr. f. Biol.*, Voit's Festband. S. 410. 1901.

molekül abgespalten wird, ist ja möglich und auch wahrscheinlich in Betracht der Geschwindigkeit, womit die N-haltige Componente abgetrennt wird; damit ist aber nicht gesagt, dass die N-freie Atomgruppe ein Kohlehydrat ist. Weshalb sollte nicht die primäre Oxydation in normalen Fällen, wo kein Kohlehydratdeficit zu decken ist, weiter gehen können, z. B. bis Glykuron- oder Milchsäure? Man würde sich dann vorstellen können, dass bei herabgesetzter Assimilationskraft, wie bei Diabetes, diese primäre Oxydation sich bis dahin einschränken liesse, dass nicht nur die präformirten Kohlehydrate nicht oxydirt würden, sondern auch der N-freie Theil des Eiweissmoleküls auf einer niedrigeren Oxydationsstufe als normal, d. h. als Kohlehydrat stehen bliebe und als solches ausgeschieden würde. Eine solche Annahme würde, meiner Ansicht nach, den oftmals konstatirten Uebergang eines leichten Diabetes in einen schweren dem Verständniss näher bringen, als die heutzutage gangbaren Theorien es vermögen. Dem sei indessen wie ihm wolle; es liegen keine Thatsachen vor, die einer anscheinend unnöthigen Glykogenbildung aus Eiweiss bei einer Nahrung wie die normale des Menschen mit deren gewöhnlichem Gehalt an Kohlehydraten und Eiweiss das Wort reden.

Die erste Voraussetzung für die Gültigkeit meiner Hypothese zur Erklärung der Ueberlegenheit der Kohlehydrate als Eiweissersparer befindet sich also im Mindesten nicht in Widerspruch mit irgend welchen Erfahrungen, soweit ich sie kenne. Irgend welche directe Beweise für oder gegen die hier vertretene Ansicht zu liefern, dürfte auf bedeutende Schwierigkeiten stossen. — Um auf den Versuch Kayser's zurückzukommen, halte ich es, dem Gesagten zufolge, für wahrscheinlich, dass während der Vorperiode bei einer Nahrung von 21 N + 71 Fett + 338 Kohlehydrate keine Kohlehydratbildung aus Eiweiss stattgefunden hat; denn es wäre eine solche unnöthig, unbewiesen und unverträglich (s. S. 150) mit derjenigen Veränderung im Stoffwechsel, die in Periode II bei Aussetzen der Kohlehydrate und deren Ersetzen durch Fett eintraf. Gleichzeitig hiermit stieg indessen, wie wir uns erinnern, die N-Umsetzung über das zugeführte N-Quantum hinaus, am dritten Tage mit 5 bis 6 ^{g}, die der Körper also von seiner eigenen Substanz zersetzen musste. Dabei ist zu bemerken, dass dieser durch Glykogenmangel oder Glykogenbildung hervorgerufene Eiweissverlust annähernd von derselben Grösse ist in diesem Versuch bei einer Zufuhr von 20 ^{g} N wie in den meinigen, wo annähernd totaler N-Hunger obwaltete. Es fragt sich nun: geschieht die Glykogenbildung auf Kosten des mässig grossen Nahrungseiweisses, dessen Zersetzung ja durch Kohlehydratnahrung nicht verhindert werden kann, — oder spricht nicht der sowohl bei

N-Zufuhr wie bei N-Hunger quantitativ übereinstimmende Verlust an Körpereiweiss, das bewiesenermaassen Glykogen zu bilden vermag und bewiesenermaassen durch Kohlehydrate ersetzt werden kann, dafür, dass es auch in dem Fall Kayser's das Material für die Glykogenbildung abgegeben hat? Mir scheint die letztere Alternative die wahrscheinlichste zu sein. — Wenn in dem erwähnten Versuche die Periode der Kohlehydratkarenz noch einige Tage fortgesetzt worden wäre, ist es, nach dem was früher von der Abnahme des DN gesagt worden ist, wahrscheinlich, dass, auch bei Abwesenheit von Kohlehydrat, N-Gleichgewicht hergestellt worden wäre; dieses würde aber nur scheinbar geworden sein, indem ja fortwährend ein, wenn auch kleines, Quantum Organ-N unter Zuckerbildung zersetzt, aber von durch Fett gespartem Nahrungseiweiss restituirt worden wäre.

Den Fall angenommen, dass bei reiner Albumin-Fettnahrung eine beträchtliche Albuminmenge und reichliche Kraftzufuhr gegeben worden wären, so würde dadurch die Möglichkeit für ein Verbleiben des N-freien Theils des Albumins als Kohlehydrate und Fett gegeben sein. Unter solchen Verhältnissen wäre es unberechtigt anzunehmen, dass das Körpereiweiss für die Glykogenbildung in Anspruch genommen zu werden brauchte.

In Uebereinstimmung mit der hier geführten Erörterung ist meine Ansicht über die Glykogen- oder Kohlehydratbildung aus Eiweiss beim Menschen kurz die folgende: Bei gewöhnlicher Nahrung mit deren mässigen Albuminmengen und verhältnissmässig grossem Gehalt an Kohlehydraten liegen keine Gründe vor, eine physiologische Glykogenbildung aus Eiweiss anzunehmen. Werden in dieser Kost die Kohlehydrate ausgeschlossen und durch isodyname Mengen Fett ersetzt, so muss dagegen bei eintretendem Glykogenmangel eine Kohlehydratbildung aus Eiweiss stattfinden und dann wahrscheinlich aus demjenigen Körpereiweiss, das dabei, in annähernd derselben Menge wie bei N-Hunger und Fettnahrung, der Zersetzung anheimfällt. Enthält wieder die Kost so viel Eiweiss und Energie, dass die Möglichkeit besteht, dass ein Theil der N-freien Componente des Nahrungseiweisses angesetzt werde, wird wahrscheinlich in entsprechendem Maasse die Glykogenbildung aus Organeiweiss aufgehoben.

Die zweite Voraussetzung für die Richtigkeit meiner Hypothese zur Erklärung der grossen eiweisssparenden Fähigkeit der Kohlehydrate, mit derjenigen des Fettes verglichen, war die, dass eine physiologische Zucker- oder Kohlehydratbildung aus Fett nicht stattfindet. Wenn nämlich der Sachverhalt ein entgegengesetzter wäre, könnte ja die mächtige Steigerung der Albuminzersetzung bei exclusiver Fettnahrung nicht darin ihren Grund haben, dass Eiweiss zwecks Kohlehydratbildung zersetzt worden. Die vielfältig grössere Zersetzung des Körper- oder Nahrungsfettes müsste ja, wenn Kohlehydrat in nennenswerther Menge dabei entstanden wäre, zur Deckung des Kohlehydratbedarfes genügend gewesen sein und dadurch Eiweiss vor Zersetzung geschützt haben.

Die durch zahlreiche Erfahrungen der Ernährungsphysiologie und -Pathologie gut begründete und allgemein angenommene Ansicht war bis vor einigen Jahren die, dass das Fett innerhalb der höheren Tierreihe weder ein physiologischer noch ein pathologischer Glykogenbildner ist. Ein Umschlag in der Auffassung hat indessen stattgefunden. Eine nicht geringe Zahl von Forschern wollen nunmehr, auf Grund unten angeführter Untersuchungen dem Fett die Fähigkeit Zucker zu bilden nicht nur bei Krankheiten, sondern auch (bei Mangel an Kohlehydraten) unter völlig normalen Verhältnissen zuerkennen.[1] Wir werden im Folgenden zusehen, ob die für die letztgenannte Annahme herangezogenen Beweise so gut begründet sind, dass sie gegenüber den zahlreichen Erfahrungen, die für eine entgegengesetzte Ansicht angeführt werden können, Stand zu halten vermögen.

Nach der hochbedeutsamen Entdeckung der beiden experimentellen Diabetesformen, der renalen (Phloridzin) und der apankreatischen durch v. Mering und Minkowski, begannen zahlreiche Forscher die Grösse der Zuckerausscheidung bei experimentellem Diabetes in ihrer Abhängigkeit von verschiedener Nahrung zu untersuchen, besonders mit Rücksicht auf die Abstammung des Zuckers bei kohlehydratfreier Nahrung. Nach umfassenden Untersuchungen spricht sich v. Mering selbst[2] in dieser Sache folgendermaassen aus:

„Fettzufuhr steigert weder beim Phloridzindiabetes noch in schweren Fällen von Diabetes mellitus die Zuckerausscheidung, wohl aber hat hier vermehrte Eiweisszufuhr vermehrte Zuckerausscheidung zur Folge. Dann ist es festgestellt, dass reines Eiweiss, nicht aber Fett bei glykogenfreien Hungerthieren Anhäufung von Glykogen im Organismus bewirkt.“ Zahlreiche Untersuchungen des nachfolgenden Decenniums trugen nur dazu bei, die erwähnte Ansicht v. Mering's zu bestätigen. Die quantitative Ausbeute an Harnzucker (D) aus zersetztem Albumin (N) bei Hunger oder Fleischnahrung fand Minkowski[3] in einer Anzahl von Versuchen an apankreatischem Hund im Mittel 2·8 g D pro

[1] von Noorden, *Die Zuckerkrankheit*, III. Aufl., S. 11. 1901.

[2] *Zeitschr. f. klin. Med.* Bd. XVI. S. 439. 1889.

[3] *Arch. f. experiment. Path. u. Pharm.* Bd. XXXI. S. 97—98. 1892—1893.

1 g N. Bei Phloridzindiabetes konnte, wie v. Mering[1] nachwies, dies Verhältniss D:N gleich 5 werden. Soweit ich habe finden können, sind weder Minkowski noch v. Mering der Meinung, dass sie durch die obengenannte Relationszahl die maximale D-Bildungsfähigkeit aus Eiweiss festgestellt haben. Beide erörtern die Möglichkeit einer Zuckerbildung aus dem ganzen C-Vorrath des Eiweissmoleküls, dasjenige ausgenommen, das als $\overset{+}{\mathrm{Ur}}$ oder Am_2O_2CO ausgeschieden wird; wenn aller übrige C des Albumins unter Aufnahme von H und O in Zucker umgewandelt würde, würde dabei auf 1 g Albumin-N 6 bis 7, bezw. 8 g Dextrose entstehen können.[2] Nicht einmal diese Zahlen bezeichnen, meiner Ansicht nach, die denkbar grösste Ausbeute an Zucker aus Eiweiss. Bei schwerem Diabetes wird ja immer ein, öfters nicht geringer Theil des Eiweiss-N als H_3N ausgeschieden, wodurch ferner ein kleines Quantum Albumin-C für die Kohlehydratsynthese disponibel werden kann. Dem sei nun wie ihm wolle; es steht aber fest, dass die sogen. „Minkowski'sche Zahl" D/N = 2·8 durchaus nicht als die maximale Zuckerbildung aus Albumin bezeichnend angesehen werden kann. Theils ist es in hohem Maasse wahrscheinlich, dass ausser diesen 2·8 g D pro g N aus dem nämlichen Albumin noch ein Quantum D entstanden ist, das aber verbrannt worden,[3] theils kann ja der Phloridzindiabetes, wie wir gesehen, eine bedeutend grössere Relation D:N aufweisen; und doch ist es wohl unzweifelhaft, dass auch bei diesem ein Theil des Albuminzuckers verbrannt wird und also nicht im Harne erscheint. Je nach der Grösse dieser zersetzten Zuckermenge wird natürlich der Harnzucker, aber im entgegengesetzten Sinne, schwanken; hierdurch und mit Rücksicht auf die verschiedene Dosirung, dürfte man die Schwankungen in der Quote D/N erklären können, die in etlichen, sonst gut angeordneten Phloridzinversuchen an Thieren, meistens Hunden, bei Hunger oder kohlehydratfreier Nahrung beobachtet worden sind. So hat v. Mering 5 D : 1 N gefunden; Bendix[4] fand bei kurzdauernden Versuchen mit Milcheiweiss, Ovalbumin und Leim 1 g Harn-N entsprechend 3·9, 2·7 bezw. 2·4 g D; Lusk[5] hat durch neue Untersuchungen seinen früheren Werth D/N = 3·7 bestätigt gefunden. In den Versuchen Loewi's[6] schwankt im Allgemeinen die genannte Quote um 4,

[1] a. a. O. S. 441.
[2] a. a. O. S. 441 u. 137.
[3] Naunyn. *Diabetes.* S. 91.
[4] *Zeitschr. f. physiol. Chem.* Bd. XXXII. S. 479.
[5] *Zeitschr. f. Biol.* Festband. S. 91. 1901.
[6] *Arch. f. experiment. Path. u. Pharm.* Bd. XLVII. S. 74. 1901.

in denjenigen von Hartogh und Schumm[1] um 4·1 (3·5 bis 5) herum. Alle diese und noch andere, nicht referirten Angaben vertragen sich gut mit der Annahme einer Zuckerbildung aus Albumin allein, da ja hierbei, wie wir im Obigen gesehen haben, die Möglichkeit für eine Quote D/N sogar grösser als 8, sich nicht von der Hand weisen lässt. Dass die Chemiker, denen es bekanntlich gelungen, aus einer Anzahl von Eiweisskörpern Kohlehydrate abzuspalten, hierbei keinen grösseren Ertrag als ungefähr 20 Proc., d. h. D/N = 1·3, erreicht haben, dem dürfte keine so grosse Bedeutung beigemessen werden für die Beurtheilung des Umfanges der physiologischen Zuckerbildung. Da es nämlich bisher nicht gelungen, aus Caseïn irgend welche Kohlehydrate abzuspalten, das jedenfalls, in Folge der oben angeführten Versuche von Bendix, in vivo ein guter Glykogen- bezw. Zuckerbildner ist, ist es offenbar, dass uns noch unbekannte Processe dem Organismus für die Kohlehydratbereitung aus Albumin zur Verfügung stehen. — Dieselbe Annahme lässt sich übrigens auch in Betreff einer vitalen Zuckerbildung aus Fett machen; man kann die Möglichkeit derselben nicht leugnen, weil man den chemischen Process nicht kennt. Es ist die Tragfähigkeit dieser neuen Untersuchungen, die, in Widerspruch mit zahlreichen anderen Erfahrungen, dem Fett die Fähigkeit, neben dem Eiweiss ein Zuckerbildner zu sein, zuschreiben wollen, welche für unsere Auffassung von der Wahrscheinlichkeit des genannten Processes ausschlaggebend wird.

Das Material für diese Untersuchungen sind meistens Kranke mit genuinem Diabetes in weit vorgeschrittenem Stadium und mit beträchtlicher Zuckerausscheidung gewesen. Gemeinsam für alle diese Untersuchungen ist, dass sie von der Annahme ausgehen, dass der menschliche Diabetes mit dem experimentellen Pankreasdiabetes des Hundes analog sei und dass ferner die „Minkowski'sche Zahl" 2·8 D:1 N auch bei dem genuinen Diabetes des Menschen die maximale Zuckerbildung aus Albumin bezeichne. Unter diesen Voraussetzungen war es keine Schwierigkeit, mehrere Fälle von beträchtlicher Glykosurie zu finden, wo eine Zuckerbildung aus Fett neben derjenigen aus Eiweiss angenommen werden musste. Jeder Kranke, der während einiger Tage eine Zuckermenge ausschied, die, nach Abrechnung der Kohlehydrate der Kost, grösser war als 2·8 multiplicirt mit der Menge des in der gleichen Zeit umgesetzten N's, habe den Überschuss an Zucker aus Fett gebildet. Das ist der führende Gedanke in allen diesen Versuchen. — Indessen hat man hierbei zwei Annahmen gemacht, die mir etwas

[1] *Arch. f. experiment. Path. u. Pharm.* Bd. XLV. S. 42. 1900—1901.

willkürlich erscheinen. Erstens dürfte der Vergleich zwischen dem acuten Pankreasdiabetes des Hundes und dem genuinen chronischen des Menschen nicht haltbar sein. Ich halte es für wahrscheinlich, dass sie, was die Art der Stoffwechselstörung anlangt, in der Mehrzahl der Fälle im grossen Ganzen ähnlich sind, habe aber keine Gründe dafür finden können, dass sie es auch quantitativ sein müssen. Erstens ist es gewagt vorauszusetzen, dass zwei so verschiedene Thierspecies eine vollkommen ähnliche Zuckerökonomie haben. Zweitens muss ein genuiner Diabetes mit seinem langsamen Verlauf eine weit intensivere Glykosurie vor Eintritt der endlichen Katastrophe hervorrufen können; der Organismus hat ja Zeit, allmählich sich einer mehr und mehr abnehmenden Zuckerzersetzung anzupassen, ehe er unterliegt. Bei der experimentellen Form dagegen, wo das Thier mit einem Schlage einem schweren Diabetes anheimfällt, fehlt diese Accomodationszeit und die Störung muss deshalb dem Leben schnell ein Ende machen, wahrscheinlich zu einer Zeit, wo der Organismus noch fähig ist, einen nicht unbeträchtlichen Theil des Albuminzuckers zu zersetzen. Auch wenn in dem letzteren Falle das Verhältniss Harn-D : N constant gleich 2·8 zu setzen wäre, so würde deshalb nicht ein chronischer Fall, wo D : N $>$ 2·8, an und für sich eine Zuckerbildung aus Fett beweisen. Die Annahme, dass D : N = 2·8 die maximale Zuckerbildung aus N im Thierkörper bezeichnen sollte, hat übrigens, wie ich im Obigen zu zeigen versucht habe, keinen Grund. Erst ein Verhältniss D : N, das sich 8 nähert oder diese Zahl übersteigt, würde, falls beobachtet, während einer Reihe von Tagen unter reinen Versuchsbedingungen, meines Erachtens eine Zuckerbildung aus Fett unwiderleglich beweisen.

Ich werde im Nachstehenden möglichst kurz diejenigen Beobachtungen beim menschlichen Diabetes zusammenstellen, wo die genannte Quote ungewöhnlich gross gewesen, nach Ansicht der betr. Verfasser gross genug um die Annahme einer Zuckerbildung aus Fett zu motiviren. Ein Gemeinsames für diese Untersuchungen, die Alle doch sich anmaassen, den entscheidenden Beweis für eine der wichtigsten Principfragen des Stoffwechsels zu geben, ist es, dass sie unvollständig publicirt und zum Theil unter schwierig zu übersehenden Versuchsbedingungen angestellt worden sind.

Rumpf[1] hat während einer Zeit von mehr als einem Monat die Zuckerausscheidung, N-Umsetzung und Nahrungsaufnahme bei einem Fall von schwerem Diabetes verfolgt. Nach Subtraction der Kohlehydrate der Kost vom Harn-D beträgt das Verhältniss Harn-D : Harn-N

[1] *Berliner klin. Wochenschr.* 1899. S. 185.

bei diesem Kranken 3·7, also ein Werth, der sich nach meinem Dafürhalten mit der Annahme einer Zuckerbildung aus Albumin allein gut verträgt. Der zweite Fall R.'s, ein 56 jähriger tuberkulöser Diabetiker, der $1^1/_2$ Monat nach dem betreffenden Versuche starb, secernirte während 15 Tage bei „strengster Diät" durch den Harn 1169·8 g D und 98·9 g N oder pro Tag 78 D auf 6·6 N. Dieses Versuchsergebniss ist in höchstem Maasse beachtenswerth, vielleicht mehr wegen der einzig dastehenden, niedrigen N-Zersetzung (während 4 Tage weniger als 5 g pro Tag) bei animalischer („strengster") Diät und beträchtlichem Zuckerverlust als wegen der Grösse des letzteren. Auch haben etliche Verfasser[1] vor mir ihre Bedenken über diesen Fall ausgesprochen. In der That lässt der unvollständige Bericht berechtigten Zweifeln Raum. Ueber die für die Beurtheilung des Falles besonders bedeutungsvolle Kost, welche eine so niedrige N-Zersetzung herbeizuführen vermochte, wird keine andere Nachricht gegeben, als dass „strengste Diät" gehalten wurde und daneben 100 g Sahne und „Gemüse" gegeben wurden. Rumpf schätzt die Summe der Kohlehydrate — „bei weitem zu hoch" — auf 10 g pro Tag; da 100 g Sahne bereits 3 bis 4 g Milchzucker enthalten, kommen also auf die ganze übrige Kost nebst Gemüse 6 bis 7 g Kohlehydrate, welche eher einen unteren als einen oberen Grenzwerth für die Kohlehydrat-Zufuhr bezeichnen dürften. Angenommen indessen, dass diese 10 g quantitative ausgeschieden worden sind, erübrigen jedenfalls 68 Harn-D : 6·6 N; die Quote wird hier also gleich 10·3! Wenn wir hier mit Gewissheit eine N-Retention im Körper ausschliessen können und dessen sicher sind, dass die zugeführte Kohlehydratmenge de facto nicht grösser gewesen als angegeben, so beweist dieser Versuch, meiner Meinung nach, eine Zuckerbildung aus Fett. Die enorm niedrigen N-Werthe eines zuckerausscheidenden Individuums bei Albumin-Fettdiät, machen es indessen, Allem zum Trotz, sehr wahrscheinlich, dass die eine oder beide erwähnten Fehlerquellen nicht ausgeschlossen sind, und ich kann desshalb, wie auch Bial[2] und Müller[3], dem Versuchsergebnisse Rumpf's keine Beweiskraft zuerkennen für die von ihm gezogene Schlussfolgerung von einer intracorporellen Zuckerbildung aus Fett. Diese meint aber Mohr ausser Zweifel gestellt zu haben durch seine im Jahre 1901 veröffentlichten Untersuchungen[4] an zwei schweren

[1] Lüthje, *Zeitschr. f. klin. Med.* Bd. XXXIX. S. 405. 1900. Rosenqvist, *Berliner klin. Wochenschr.* S. 614. 1899. Müller, *Zeitschr. f. Biol.*, Festbd. S. 540. 1901.

[2] *Berlin. klin. Wochenschr.* 1901. S. 243.

[3] *Zeitschr. f. Biol.* 1901. Festband S. 540.

[4] *Berliner klin. Wochenschr.*

Diabetesfällen, einem 29 jährigen Mann und einem 27 jährigen Weib. Der erstere zeigte während einer Beobachtungszeit von 8 Tagen ein Verhältniss zwischen Harn-D und ungesetztem N = 5·72, was meiner Meinung nach keinen Grund für die Annahme einer Zuckerbildung aus Fett abgiebt. Der zweite Kranke, das 27 jährige Weib mit weit vorgeschrittenem Diabetes, zeigte während des Aufenthaltes im Krankenhause einige Mal Anfälle von Coma und starb ungefähr einen Monat nach Ablauf der über 30 Tage sich erstreckenden Beobachtungszeit. Während der ersten zwölf Tage derselben wurden pro Tag ausgeschieden 21·1 g N und 173·25 g Zucker (Harnzucker — Kohlehydrate der Nahrung); D:N also = 8·14:1. Berechnen wir die genannte Quote für die vier ersten Tage für sich, beträgt sie 10:1, für die acht letzten 7·3:1. Während einer unmittelbar darauffolgenden Beobachtungsreihe von achtzehn Tagen belief sich das Verhältniss D:N auf im Mittel = 5·4. Dieser letztgenannte Werth berechtigt nicht zur Annahme einer Zuckerbildung aus Fett. Dieses würde dagegen mit dem für die ersten zwölf Tage berechneten Verhältniss D:N = 8·14 der Fall sein, und besonders unter Voraussetzung, dass die Versuchsbedingungen völlig eindeutig sind. Wir werden nachsehen, ob dem so ist.

Während der ersten zwölf Tage erhielt die Kranke in der Nahrung $1^3/_4$ bis 2 Liter Milch, 5 Eier und 900 ccm Fleischbrühe — ob mehr, z. B. Gemüse, ist nicht aus dem kurzgefassten Versuchsbericht zu ersehen. Der Zuckergehalt der Milch wurde angeblich direkt bestimmt, ob für jeden Tag und wie oft, wird aber leider nicht gesagt. Die Kohlehydratzufuhr der Kranken in den genannten zwölf Tagen wird zu 76 g pro Tag angegeben ausser an einem Tage, wo sie 66·5 g betrug. Da während der nämlichen Zeit die Kranke täglich 2 bis 1·75 Liter Milch zu sich nahm, ergeben sich hieraus die Voraussetzungen, erstens dass die Milch einen so ungewöhnlich niedrigen Zuckergehalt wie 3·8 Proc. gehabt, und zweitens, dass die Milch die ganze Zeit hindurch ihren eigenthümlich niedrigen Zuckergehalt beibehalten. Bekanntlich ist der Zuckergehalt der gemischten Handelsmilch recht konstant und beträgt im Mittel 4·8 bis 5 Proc.[1] Wenn wir die meines Erachtens nicht allzu kühne Annahme machen, dass die Kranke wenigstens an den meisten Tagen unverdünnte Milch erhalten, bedeutet das, dass sie täglich annähernd 20 g Zucker mehr durch die Nahrung eingenommen als Mohr berechnet hat. Angenommen, dass auch diese 20 g quantitativ ausgeschieden worden, wird der aus nicht präformirten Kohlehydraten der Nahrung

[1] Almkvist u. Sondén, *Technisk Tidskrift.* 1895.

stammende Harnzucker auf 153 g pro Tag im Mittel für die ersten zwölf Tage herabgesetzt. Das Verhältniss D/N, in diesem Falle = 153/21·1 wird dadurch auf 7·3 herabgedrückt, ein Werth, der der Annahme einer ausschliesslichen Abstammung aus Eiweiss nicht im Wege steht. Wenn wir die vier ersten Versuchstage bis auf Weiteres ausser Rechnung lassen, beträgt D/N für die übrigen 6·3:1, eine Zuckerbildung aus Albumin, die sich wohl denken lässt. Es bleibt dann als Beweis für eine Zuckerbildung aus Fett nur die abnorm grosse Zuckerausscheidung während der vier ersten Versuchstage, wo D, auch nach Abzug der obengenannten 20 g Milchzucker pro Tag, immer noch 8·9 Mal grösser als das gleichzeitig zersetzte N war. Steht es aber ausser jedem Zweifel, dass alle Fehlerquellen ausgeschlossen sind, welche eine von Eiweiss- und Fettzersetzung unabhängige Zuckerbildung bewirken könnten? Im vorliegenden Falle lässt es sich denken, dass Kohlehydrate aus der dem Versuche voraufgegangenen, uncontrolirten oder wenigstens in der Publikation nicht erwähnten Nahrung zurückgeblieben sind und zu der Glykosurie an den ersten Versuchstagen beigetragen haben. Das ist jedenfalls eine wahrscheinliche Möglichkeit, mit der man zu rechnen hat und in Folge deren der Grösse der Glykosurie an diesen Tagen keine Beweiskraft in einer Frage von so principieller Bedeutung zuerkannt werden kann, und zwar um so weniger, als dieselbe Kranke nachher, unter klaren Versuchsbedingungen, keinen einzigen Tag ein Verhältniss D:N aufzuweisen hatte, das bekannte Grenzen überstieg. Am Ende der langen Beobachtungsreihe findet sich nämlich eine Periode von acht Tagen, wo die obengenannten Fehlerquellen keinen nennenswerthen Einfluss haben ausüben können. Es ging ihr nämlich voraus eine 3-tägige absolute Kohlehydratekarenz, wonach nicht mehr Kohlehydrat pro Tag verfüttert wurde, als in 170 g Sahne enthalten ist. Unter diesen reinen und leichter übersehbaren Bedingungen schwankte D:N zwischen 3·7 und 5·6 und betrug im Mittel 4·8 — eine bei Phloridzin-diabetes gewöhnliche Zahl für die Dextrosebildung aus Albumin. Ebensowenig wie die früher besprochenen Rumpf'schen, haben mich die Versuche Mohr's von der Wahrscheinlichkeit einer Zuckerbildung aus Fett überzeugen können. Dasselbe gilt von zweien von Rosenqvist[1] beobachteten Fällen, in welchen die Relation D:N 5·25 bezw. 4·75 betrug, also 2·8:1 überschreitend und deswegen nach Rosenqvist eine Zuckerbildung aus Fett beweisend, eine Schlussfolgerung, die, dem oben auseinandergesetzten zu Folge, nicht ganz berechtigt ist. Seine Werthe vertragen sich gut mit einer Zuckerbildung

[1] *Berliner klin. Wochenschr.* 1899. S. 612.

aus Eiweiss allein; die grösste seiner Beobachtungsreihen, die seines Erachtens eine Zuckerbildung aus Fett unwiderleglich beweist, ist nach meinem Dafürhalten ein ganz hübscher Beweis für das Gegentheil, dass nämlich der Zucker bei schwerem, menschlichem Diabetes dem Eiweiss, nicht dem Fett entstammt. In anderer Weise ist der unverkennbare Parellelismus nicht zu verstehen, der zwischen der N- und D-Curve in Fig. VII (vgl. Tafel), die ich nach den Versuchsdaten Rosenqvist's gezeichnet habe, sich findet.

Auch durch Thierversuche hat man eine Zuckerbildung aus Fett beweisen wollen. Hartogh und Schumm[1] haben bei acht stark phloridzin-diabetischen Hunden (in Coma gestorben) im Mittel D : N = 3·5 bis 1 : 5 gefunden, also in guter Uebereinstimmung mit der Annahme einer D-Bildung ausschliesslich aus Albumin. In einem Versuche wurde indessen während einer fünftägigen Periode D : N = 9 gefunden. Hauptsächlich auf Grund dessen machen sie die Schlussfolgerung, „dass der Zucker sich entweder aus Fett gebildet hat, oder dass der Kohlenstoff der Zerfallsproducte des Eiweissmoleküles für die Zuckerbildung verwandt wird. Letzteres ist aber eine Hypothese, welche uns noch weit weniger begründet erscheint als die Annahme, dass der Zucker aus Fett entsteht“.[2] Die letztgenannte Angabe betreffend, kann man ja anderer Meinung sein. Uebrigens sind die Versuche von Hartogh und Schumm schon früher einer recht scharfen Kritik unterworfen worden.[3] Man hat nicht ohne Grund auf etliche Fehlerquellen aufmerksam gemacht, die sich nicht ausschliessen lassen, so auf eine N-Retention (in der obengenannten fünftägigen Periode litt das Thier an den zwei letzten Tagen an Albuminurie), ferner darauf, dass Gemüse mit einem nicht zu berechnenden Gehalt an resorbirbaren Kohlehydraten verfüttert wurden u. s. w. Den Versuch anlangend, der in einer Periode die auffallend hohe Zahl für die Relation D : N aufwies, möchte ich auf einen bisher unbeachteten Umstand hinweisen, der meiner Ansicht nach seine Beweiskraft illusorisch macht. Aus den Versuchsdaten geht nämlich hervor, dass das Thier während dieser Periode an einem grösseren Abscess litt, aus welchem, als er drei Tage später geöffnet wurde, 1 Liter Eiter entleert wurde. Zweifelsohne muss das Thier Fieber gehabt haben, wodurch der Versuch an sich in hohem Maasse compliciert wurde; denn ehe man irgend eine Schlussfolgerung aus der gefundenen Relation D : N = 9 ziehen darf, muss man Ge-

[1] *Arch. f. experiment. Path. u. Pharm.* B. XLV. S. 1. 1901.
[2] a. a. O. S. 44.
[3] Lusk, *Zeitschr. f. Biol.*, Festband 1901, S. 35; Müller, *ibid.* S. 540.

wissheit dafür haben, ob im Allgemeinen bei acutem Fieber aller umgesetzter N direct ausgeschieden wird, mit anderen Worten den Beweis dafür besitzen, dass die sogenannte epikritische N-Steigerung nicht von einer vorhergehenden N-Retention bedingt ist. Darüber sind aber die Ansichten sehr verschieden. Es dürfte deshalb berechtigt sein, von diesem Falle, mit D : N = 9, abzusehen. — Der Umstand, dass es in allen übrigen Versuchen, trotz einer reichlichen Fettnahrung, trotz eines tödtlichen Diabetes, nicht einmal gelang, die Relation D : N auf eine Höhe zu treiben, die zur Annahme zwingt, dass der C-Vorrath des Fettes für die D-Produktion in Anspruch genommen worden ist, ist meines Erachtens ein guter Beweis für die Wahrscheinlichkeit, dass dieses nicht geschehen kann.

Beim Durchsehen der Litteratur habe ich mich davon überzeugt, dass wir bis auf den heutigen Tag keinen einzigen unumstösslichen Beweis für eine vitale Zuckerbildung aus Fett bei den höheren Thieren sei es unter pathologischen oder physiologischen Verhältnissen, besitzen. Die nämliche Ansicht ist übrigens von mehreren Anderen ausgesprochen worden, welche von den neueren experimentellen Belegen für die Theorie eines Fettzuckers Kenntniss genommen haben (Müller, Lusk, Bial[1] u. A.). Die Möglichkeit derselben kann ja nicht geleugnet werden, ihre Nothwendigkeit und Wahrscheinlichkeit erscheinen mir beide gleich gering. Die umfassenden Untersuchungen der letzten Jahre aus Zuntz's Laboratorium über die Kraftquelle bei der Muskelarbeit haben ergeben, dass das Fett hierbei ohne vorhergehende Saccharificirung zur Anwendung gelangt.

Als ein Corollarium zu dem soeben Gesagten ergiebt sich, dass, meiner Ansicht nach, sowohl der Mensch wie der Hund, wenn erforderlich, den grössten Theil des im Eiweissmolekül enthaltenen C-Vorraths zur D-Bildung benutzen kann. Von den besprochenen Versuchen haben mehrere eine Relation D : N $>$ 5 aufzuweisen; Lüthje[2] fand jüngst in einem Falle D : N = 5·7. Es ist zu bemerken, dass hierbei angenommen worden, dass die ganze zersetzte Albuminmenge unter Zuckerbildung zerfallen ist. Da ich indessen, wie auch Kumagava und Miura[3], für wahrscheinlich halte, dass auch bei schwerem Diabetes ein kleines Quantum Albumin, dem entsprechend, was ich unter physiologischen Verhältnissen als Minimal-N bezeichnet habe, diesem Schicksal entgeht und ohne Saccharificirung verbraucht wird, ergiebt

[1] *Berliner klin. Wochenschr.* S. 247. 1901.
[2] *Zeitschr. f. klin. Med.* Bd. XLIII. S. 225. 1901.
[3] *Arch. f. Anat. u. Physiol.* Bd. XXII. S. 436. 1898.

sich daraus, dass ich die Annahme mache, dass die D-Ausbeute der für D-Bildung wirklich angewandten Eiweissmenge grösser ist, als die Relation Harn-D: Harn-N ergiebt, in gewissen Fällen vielleicht maximal, annähernd 8 g D auf 1 g N.

Diese maximale Ausbeute vorausgesetzt, würden demnach in meinen Versuchen mit gleichzeitigem N- und Kohlehydrathunger, welche eine Berechnung von DN gestatten (s. Tab. S. 159), die Menge des gebildeten Zuckers am dritten Kohlehydrathungertage, d. h. am ersten Tage, wo der Glykogenmangel relativ vollständig geworden, 40 bis 50 g betragen. Der maximale specifische Kohlehydratbedarf des erwachsenen Menschen würde also bei akut eintretendem Glykogenmangel auf annähernd 2 g pro Stunde geschätzt werden können.

Dieses Bedürfniss kann durch eine Zuckerbildung aus Albumin oder aus Kohlehydraten gedeckt werden, nicht aber aus Fett, das, nach Allem zu urtheilen, nicht im Organismus in Zucker umgewandelt werden kann. Das zwecks Zuckerproduktion zerfallende Eiweiss kann durch Kohlehydrate, nicht aber durch Fett ersetzt werden. Dies ist der wesentliche Grund dafür, dass das Fett bei Abwesenheit der Kohlehydrate in geringerem Maasse eiweissersparend wirkt als diese.

IV. Die Eiweisszersetzung des Menschen bei vollständigem Hunger.

Im Vorhergehenden haben wir das typische Verhalten der N-Umsetzung bei N-Hunger mit und ohne Kohlehydratzufuhr kennen gelernt, und ich habe im letzten Capitel nachzuweisen versucht, dass das im letzteren Fall höhere Niveau der N-Curve und ihre übrigen Eigenthümlichkeiten von der zwecks Kohlehydratbildung stattfindenden Eiweisszersetzung bedingt werden.

Ich habe schon früher erwähnt, dass die N-Umsetzung bei der letztgenannten N-Hungerform, bei ausschliesslicher Fettnahrung, niedriger ist, in anderen Beziehungen aber nahe mit der N-Umsetzung bei totaler Inanition übereinstimmt. Bei dieser wird indessen die Grösse der Eiweisszersetzung durch eine Anzahl von Variabeln beeinflusst, die beim specifischen N-Hunger durch die N-freie Kraftzufuhr ausgeschlossen sind und die es bewirken, dass wir in dem ersteren Falle keine so regelmässig verlaufende N-Curve erwarten können wie im letzteren. Zu diesen Variabeln zähle ich die Kraftentfaltung des hungernden

Individuums sowie seinen grösseren oder geringeren Vorrath an Körperfett, Albumin und Glykogen. Es ist ja einleuchtend, dass, wenn die ganze Kraftproduction eines Menschen ausschliesslich auf Kosten der im Organismus befindlichen Nahrungsstoffe stattfindet, sowohl die Relation der letzteren zu einander als auch der Energiebedarf einen Einfluss auf die Albuminzersetzung ausüben müssen. Diese Ueberlegung zeigt, dass der Umfang und Verlauf der N-Umsetzung bei Hunger nicht so einfacher Natur ist, wie man früher geneigt war, anzunehmen. Im Folgenden habe ich es versucht, einige der für die menschlichen Hungerversuche charakteristischen Züge zu finden.

Zuvor werde ich über eine früher nicht veröffentlichte Untersuchung, die N-Umsetzung in einem viertägigen Hungerversuche an einem gesunden, 22 jährigen Manne betreffend, berichten.

Versuch XI. Die N-Umsetzung während vier Hungertage; 15. bis 18. Januar 1889. Versuchsperson der Verfasser.

Körpergewicht beim Anfang des Versuches 78·0 ^{kg}, beim Ende desselben 74·4 ^{kg}; Musculatur gut entwickelt; reichliches Körperfett. Während der Versuchszeit besorgte ich meine gewöhnliche Arbeit im Laboratorium. Der Harn wurde in fünf Portionen pro 24 Std. gesammelt und auf N analysirt.[1] Da die Stundenwerthe in diesem Zusammenhange ohne Interesse sind, führe ich nur die pro 24 Std. umgesetzte N-Menge an. Aus demselben Grunde berücksichtige ich nicht die Ergebnisse der Ca- und Cl-Bestimmungen im Harn.

Ich füge eine Tabelle über Einnahmen und Ausgaben während des Versuches bei. (Es gelang nicht, den Hungerkoth abzugrenzen.)

Hungertag	Ingesta	Excreta		Körpergewicht kg	N pro kg g
		Harn cm^3	Harn-N g		
0	Gewöhnliche Kost	1500	19·71	78·6	0·25
1	150 cm^3 Wasser	770	13·60	78·00	0·17
2	495 „ „	546	13·43	76·23	0·18
3	450 „ „	588	15·13	75·23	0·20
4	507 „ „	583	13·87	74·43	0·19

Der Versuch wurde ohne Störungen zu Ende geführt und ist deswegen bemerkenswerth, weil er die Grösse der N-Umsetzung eines fettreichen Körpers bei Hunger und einer mit nicht unbeträchtlicher Körperarbeit verbundenen, neunstündigen täglichen Beschäftigung im Labora-

[1] Die Mehrzahl dieser N-Bestimmungen verdanke ich Herrn Dr. E. O. Hultgren.

torium zeigt. Uebrigens bewegen sich die für die N-Umsetzung gefundenen Zahlen innerhalb der Grenzwerthe sonstiger Versuche und werden im Zusammenhang mit diesen besprochen werden.

In der folgenden Tabelle habe ich die für die N-Umsetzung pro Tag gefundenen Werthe in acht Hungerversuchen, die eine Dauer von im Mindesten drei Tagen gehabt und an erwachsenen, gesunden Männern ausgeführt worden sind, zusammengestellt.

Hungertag	Schreiber's und Waldvogel's[1] Versuchspersonen I	II	Ln. (XI) 78·00 kg	J. A.[2] 67·48 kg	Breithaupt[3] 59·52 kg	Cetti[3] 56·45 kg	Succi I[4] 62·4 kg	Succi II[5] ?
	Gramm umgesetztes N:							
0	7·15	?	19·71	23·41	13·02	13·49	17·85	?
1	8·82	9·48	13·60	12·17	10·01	13·55	15·19	17·0
2	10·09	11·36	13·43	12·85	9·92	12·59	12·13	11·2
3	11·68	14·33	15·13	13·61	13·29	13·12	15·25	10·55
4			13·87	13·69	12·78	12·39	14·08	10·8
5				11·47	10·95	10·70	14·12	11·19
6					9·88	10·10	11·13	11·01
7						10·89	10·31	8·79
8						8·90	9·37	9·74
9						10·83	8·56	10·05
10						9·47	7·43	7·12
15							5·66	5·05
20							4·82	3·3

Die Eiweisszersetzung schwankt beträchtlich am ersten Hungertage; in drei Fällen steigt sie ein wenig am folgenden Tage. Die letztgenannte Thatsache hat, wie schon früher erwähnt, Prausnitz[6] in zwölf von fünfzehn 2tägigen menschlichen Hungerversuchen constatirt.

Die Grösse der Eiweisszersetzung am ersten und zweiten Tage scheint,

[1] *Arch. f. experiment. Path. u. Pharm.* Bd. XLII. S. 69. 1899.

[2] Johansson, Landergren, Sondén und Tigerstedt, *Dies Archiv.* Bd. VII. S. 29. 1896.

[3] Lehmann, Mueller, Munk, Senator, Zuntz, Virchow's *Archiv.* Bd. CXXXI, Suppl. 1893.

[4] Luciani, *Das Hungern.* Hamburg 1890.

[5] E. und O. Freund, *Wiener klin. Rundschau* 1901. S. 92.

[6] *Zeitschr. f. Biol.* Bd. XXIX. S. 160. 1892.

nach den obigen Versuchen zu urtheilen, in keinen näheren Beziehungen zu derjenigen des letzten Normaltages gesetzt werden zu können; so beträgt z. B. die N-Umsetzung an diesem Tage in einem Versuche 7·15 und diejenige des zweiten Hungertages 10·09, während in zwei anderen Versuchen die entsprechenden Zahlen 13·02 bis 9·92 und 23·41 bis 12·85 sind. Unter Voraussetzung, dass die N-Umsetzung des letzten Normaltages von einer entsprechenden Eiweisszufuhr bedingt worden, und dass die Grösse dieser letzteren für die Menge des von Voit postulirten „Circulationseiweisses" bestimmend ist, scheint es mir, dass die N-Umsetzung bei menschlichem Hunger nicht zu Gunsten der Annahme spricht, dass in dem hungernden Körper ein Reservevorrath eines derartigen, leichter zerfallenden Albumins sich findet. Die Erfahrungen bei dem specifischen N-Hunger deuten ebenfalls darauf hin. — Am dritten Versuchstage erscheint in allen Versuchen bis auf einen eine im Allgemeinen bedeutende Zunahme der N-Umsetzung, welche hiermit in den meisten Fällen ihr Maximum erreicht hat. Dieses schwankt in fünf Versuchen an verschiedenen Personen mit einem Körpergewicht von 56 bis 78 kg zwischen 13·12 und 15·25 g N. Nach dem dritten oder vierten Hungertage sinkt die N-Umsetzung erst schnell und dann langsam, annähernd in derselben Weise wie bei combinirtem N- und Kohlehydrathunger, und beträgt in vier von fünf Versuchen am fünften Tage annähernd 11 g (10·7 bis 11·5), am zehnten Tage — bei gutem Nutritionszustand (Succi) — etwa 7, am fünfzehnten 5 und am zwanzigsten 4 g.

Der letzte Versuch Succi's scheint eine Ausnahme von dem hier geschilderten charakteristischen Verhalten der N-Umsetzung während der ersten Hungertage zu machen. Bei näherem Zusehen ist aber auch in diesem das präliminare Sinken und das darauf folgende Steigen des Eiweissverbrauches wiederzufinden, aber erst einige Tage später als in den anderen Versuchen. Ueber die Ursachen dieser Abweichung kann ich mich nicht aussprechen, da die Versuchsbedingungen noch nicht veröffentlicht sind.

Ich habe in Figur IX (vgl. Tafel) einige Typen für die N-Umsetzung während der ersten Tage der Inanition zusammengestellt und die charakteristischen N-Curven bei specifischem N-Hunger (Versuch I u. II) und combinirtem Albumin- und Kohlehydrathunger (Versuch VII) hinzugefügt.

Aus einem Vergleich zwischen der letztgenannten Curve und derjenigen der reinen Hungerversuche ergiebt sich die früher besprochene, grosse Uebereinstimmung in der Gestalt derselben. Für beide wesentlich charakteristisch ist die beträchtliche Zunahme des Albuminverbrauches am dritten Versuchstage, deren Grund offenbar in beiden Fällen der nämliche ist: ein aus Glykogenmangel hervorgerufener Eiweisszerfall zwecks Bildung des minimalen Zuckerbedarfes. Bei Inanition wird indessen ein grösseres Quantum Eiweiss zersetzt als bei reiner Fettdiät, was wieder zweifelsohne dadurch bedingt ist, dass bei Hunger das Körperfett nicht in genügender Menge und hinreichend schnell dem Kraftbedürfniss zur Verfügung gestellt werden kann. Dieses letztere muss deshalb zum Theil gedeckt werden durch einen Zuschuss an Albumin, Complementär-N, das also durch Zufuhr von Fett oder irgend einem sonstigen Nahrungsstoffe ersetzt werden kann. In demselben Maasse als der Albuminvorrath und die Energieentfaltung im Laufe des Hungers abnehmen, sinkt natürlich auch die Grösse dieses Complementär-N, um schliesslich, wenn die Fettreservoire aufgezehrt werden, wieder in steigender Menge der Verbrennung anheim zu fallen, dabei diejenige Steigerung der N-Umsetzung, die unter dem Namen der prämortalen bekannt ist, verursachend.

Die Grösse der Eiweisszersetzung bei einem typischen Hungerzustande ist also von der Grösse folgender Factoren abhängig: 1. des für den Organismus (bei genügender Kraftzufuhr) nothwendigen, minimalen N-Verbrauches, Min.-N; 2. seines Zucker- oder Kohlehydratbedarfes; bestimmend für die Grösse von DN; und 3. des Complementär-N, der, wie im Obigen auseinander gesetzt worden, durch den Energievorrath und die Energieentfaltung des Körpers bestimmt wird.

Fig. IX giebt uns eine Vorstellung von der gegenseitigen Grösse dieser Factoren während der ersten Hungertage. Die unterste Curve (Versuch I und II) zeigt die N-Umsetzung bei N-Hunger und genügender Kraft- und Kohlehydratzufuhr, also das N-Min. Die nächst höhere (Versuch VII) ist die N-Curve bei N- und Kohlehydrathunger, aber ausreichender Fettnahrung; stellt also N-Min. + DN dar. Die drei obersten, welche die N-Umsetzung in drei Fällen vollständiger Inanition wiedergeben, d. h. bei gleichzeitigem N-, Kohlehydrat- und Fetthunger ergiebt also die Summe: N-Min. + DN + Compl.-N. — Die N-Umsetzung am dritten Hungertage, dem ersten, der für menschlichen Hunger typisch ist, beträgt rund 14 g. Von diesen sollten rund 4 g das N-Min. repräsentiren, 5 g das DN und 5 g den Compl.-N; also würde ein Drittel oder mehr der Eiweisszersetzung beim Hunger des Menschen durch den Kohlehydratbedarf des Organismus bedingt sein.

Bei genügender Kraftzufuhr kann das N-Min. durch das Albumin der Nahrung ersetzt werden, der DN ausserdem durch deren Kohlehydrate und der Compl.-N durch jeden beliebigen Nahrungsstoff.

Ich habe früher die Wahrscheinlichkeit hervorgehoben, dass sowohl Minimal-N wie DN und Complementär-N durch die Adaptation und den sinkenden Albumingehalt des Organismus herabgesetzt werden. Das Zusammenwirken beider dürfte genügen, um die Möglichkeit derjenigen kleinen N-Werthe zu erklären, die bei weit vorgeschrittenem Hunger beobachtet worden sind.

Den Herren Mitgliedern der Königlich schwedischen Akademie der Wissenschaften und des Professorencollegiums des Karolinischen Instituts spreche ich meinen aufrichtigen Dank aus für die mir für diese Untersuchungen gewährte Unterstützung aus den Beskow'schen und Nobel'schen Fonds. Die Dankbarkeit, welche ich meinem früheren Lehrer, Herrn Professor Robert Tigerstedt, zolle, ist durch seine freundliche Erlaubniss, in dem damals unter seiner Leitung stehenden physiologischen Laboratorium in Stockholm zu arbeiten, um ein Weiteres gewachsen.

Meinen Collegen, Dr. E. Bjerner, Candidat G. Bergmark und Candidat S. Birger, die mich als Versuchspersonen unterstützt haben, sowie Fräulein cand. phil. Thora Rosenberg, die einen grossen Theil der Nahrungsanalysen ausgeführt, bin ich nicht minder zu Dank verpflichtet.

Anhang.

Versuchsprotokolle.

Versuch I. Bj. (31. X. 1898).

Die Einnahmen finden sich in der Tabelle auf Seite 114.

Versuch II. Bj. (14. XII. bis 17. XII. 1898).

Tag	Einnahmen Gramm				
	Alb.	F.	Kh.	Alkohol	Cal.
I	6·4	—	747·9	14·2	3192·0
II	6·3	—	728·1	16·2	3127·4
III	7·4	—	766·5	17·4	3294·8
IV	5·1	—	782·1	20·4	3374·0
Im Mittel pro Tag . .	6·3	—	756·2	17·1	3245·9
Fäces pro Tag	4·7	1·5	18·7	—	—
Netto-Einnahmen pro Tag	1·6	0·0	737·5	17·1	3150·1

Versuch III. J. (25. IX. bis 27. IX. 1901).

Tag	Einnahmen Gramm				
	Alb.	F.	Kh.	Alkohol	Cal.
I	13·7	173·2	411·2	0	3352·9
II	14·8	154·3	378·7	0	3048·4
III	14·5	150·7	384·6	0	3037·9
IV	15·7	157·6	398·3	0	3163·1
Im Mittel pro Tag II—IV	15·0	154·2	387·2	0	3083·1
Fäces pro Tag	9·2	3·7	3·7	—	—
Netto-Einnahmen pro Tag II—IV	5·8	150·5	383·5	0	2995·9

Versuch IV. Bk. (25. IX. bis 27. IX. 1901).

Tag	Einnahmen Gramm				
	Alb.	F.	Kh.	Alkohol	Cal.
I	16·3	205·7	380·8	7·3	3592·2
II	13·5	145·4	314·0	19·5	2831·5
III	12·5	143·1	308·3	31·7	2868·0
IV	12·8	147·8	310·0	31·7	2919·9
Im Mittel pro Tag II—IV	12·9	145·4	310·8	27·6	2872·6
Fäces pro Tag	6·4	2·7	2·7	—	—
Netto-Einnahmen im Mittel pro Tag II—IV . . .	6·5	142·7	308·1	27·6	2810·2

Versuch V. Br. (25. IX. bis 27. IX. 1901).

Tag	Einnahmen Gramm				
	Alb.	F.	Kh.	Alkohol	Cal.
I	17·2	203·2	371·9	14·6	3587·3
II	15·8	152·8	334·4	19·5	2993·3
III	14·6	154·6	315·6	31·7	3013·6
IV	15·0	160·2	320·8	31·7	3088·6
Im Mittel pro Tag II—IV	15·1	155·9	323·6	26·6	3031·7
Fäces pro Tag	8·3	2·3	2·2	—	—
Netto-Einnahmen im Mittel pro Tag II—IV . . .	6·8	153·6	321·4	27·6	2968·1

Versuch VI. Bj. (12. X. bis 15. X. 1901).

	Einnahmen Gramm				
	Alb.	F.	Kh.	Alkohol	Cal.
Jeder Tag	13·7	120·6	354·5	16·3	2745·3
	Ausgaben (fäces) pro Tag Gramm				
	8·0	4·9	4·9	—	—
Netto-Einnahmen im Mittel pro Tag	5·7	115·7	349·6	16·3	2646·5

Versuch VII. Bj. (23. XI. bis 27. XI. 1898).

Tag	Einnahmen Gramm				
	Alb.	F.	Kh.	Alkohol	Cal.
I	2·4	365·1	1·6	10·1	3482·5
II	2·5	391·6	1·6	16·2	3772·2
III	2·9	395·2	4·1	16·2	3817·5
IV	3·1	435·1	4·7	16·2	4191·8
V	2·1	437·8	3·4	16·2	4207·4
Im Mittel pro Tag . . .	2·6	405·5	3·1	13·8	3787·0

Versuch VIII. Bj. (14. XII. bis 20. XII. 1898).

Periode I = Vers. II.

Periode II.

Tag	Einnahmen Gramm				
	Alb.	F.	Kh.	Alkohol	Cal.
V	2·5	362·8	2·9	18·2	—
VI	1·7	337·2	3·3	29·8	—
VII	0·9	343·7	3·9	43·3	—
Im Mittel	1·7	347·9	3·0	30·4	3467·6
Fäces pro Tag	7·1	43·9	0·9	—	—
Netto-Einnahmen im Mittel pro Tag	—	304·0	2·1	30·4	3048·6

Versuch IX. Bj. (12. X. bis 17. X. 1901).

Periode I = Vers. VI.

Periode II.

Tag	Einnahmen Gramm				
	Alb.	F.	Kh.	Alkohol	Cal.
I	0·5	340·0	3·4	16·3	—
II	0·2	340·0	3·4	19·0	—
Im Mittel pro Tag . . .	0·4	340·0	3·4	17·7	3301·1
Fäces pro Tag	6·0	14·1	1·1	—	—
Netto-Einnahmen im Mittel pro Tag	—	325·9	2·3	17·7	3164·0

Versuch X. Ln. (25. IX. bis 7. X. 1901).

Periode I.

Tag	Einnahmen Gramm				
	Alb.	F.	Kh.	Alkohol	Cal.
I	11·8	113·3	243·4	31·7	2321·9
II	9·8	69·3	242·7	24·4	1850·0
III	9·0	62·0	241·3	16·3	1716·9
IV	10·4	65·9	247·2	16·3	1783·1
Im Mittel pro Tag . . .	10·3	77·6	243·7	22·2	1918·5
Fäces[1] pro Tag	3·6	1·8	1·6	—	—
Netto-Einnahmen pro Tag	6·7	75·8	242·1	22·2	1880·0
Tag V	0	0	0	0	0

Periode II.

Tag	Alb.	F.	Kh.	Alkohol	Cal.
VI	9·9	59·1	250·5	16·3	1738·9
VII	9·9	59·1	250·5	16·3	1738·9
VIII	11·4	70·2	280·6	16·3	1964·2
Im Mittel pro Tag . . .	10·4	62·8	260·5	16·3	1808·0
Fäces[1] pro Tag	3·6	1·8	1·6	—	—
Netto-Einnahmen pro Tag	6·8	61·0	258·9	16·3	1770·0

Periode III.

Tag	Alb.	F.	Kh.	Alkohol	Cal.
IX och X pro Tag . . .	1·5	277·2	5·1	16·3	2719·2
Fäces pro Tag	2·9	2·7	1·6	—	—
Netto-Einnahmen pro Tag	—	274·5	3·5	16·3	2681·0

[1] Für Periode I und II gemeinsam gesammelt und analysirt.

Periode IV.

Tag	Einnahmen Gramm				
	Alb.	F.	Kh.	Alkohol	Cal.
XI	10·3	61·8	270·3	16·3	1839·2
XII	10·3	61·8	270·3	16·3	1839·2
XIII	10·3	61·2	270·7	16·3	1881·9
Im Mittel pro Tag . . .	10·3	63·3	270·4	16·3	1853·6
Fäces pro Tag	1·4	1·6	0·7	—	—
Netto-Einnahmen pro Tag	8·9	61·7	269·7	16·3	1830·0

Erklärung der Figuren.

(Tafel I.)

Fig. I. Die Curven von Exp. I und II veranschaulichen die N-Umsetzung in den betreffenden Experimenten, bei N-Hunger und ausschliesslicher Kohlehydraternährung. Die dritte Curve zeigt die N-Umsetzung des ersten Tages in Exp. VII, bei N-Hunger und Fettzufuhr unter Einfluss noch bestehenden Glykogenvorrathes. — Die vierte Curve von oben repräsentirt die stündliche N-Ausscheidung bei Tag und bei Nacht in Exp. II.

Fig. II. N-Umsetzung vier verschiedener Personen bei specifischem N-Hunger unter Zufuhr von genügenden Energie- und Kohlehydratmengen.

Fig. III. N-Ausscheidung in Exp. VII, bei combinirtem Eiweiss- und Kohlehydrathunger (ausschliessliche Fettnahrung).

Fig. IV. N-Ausscheidung in einigen Hungerversuchen an Hunden (v. Voit). Curve I: reine Hungercurve; II: auch Hunger, aber an den Tagen 5, 6, 7 sind 200 ^{grm} Fett gefüttert worden. In dem von der Curve III dargestellten Hungerversuch fand Fettfütterung statt an den Tagen 4, 5, 6 (vgl. S. 130).

Fig. V. N-Umsatz in Exp. VIII uud IX, bei N-Hunger und a) Zufuhr von Kohlehydraten (Periode „Kh", Tage 1 bis 4) und b) später Ersatz der Kohlehydrate durch Fett (Periode „F", Tag 5 bis 7).

Fig. VI. Stündliche N-Ausscheidung bei Tage und bei Nacht im letzterwähnten Exp. VIII.

Fig. VII. N- und Dextrose-Ausscheidung des Diabetikers v. Rosenquist (S. 163).

Fig. VIII. Vgl. Tabelle Seite 149.

Fig. IX. N-Ausscheidung des Menschen

a) bei reinem Hunger: die mit „Exp. IX", „J. A." und „B—t" verzeichneten Curven;

b) bei combinirtem Kohlehydrat- und Stickstoffhunger (Exp. VII);

c) bei specifischem N-Hunger unter Zufuhr von Kohlehydraten (Exp. I und II).

Vgl. übrigens S. 169.

Ueber Blutveränderungen durch Muskelarbeit.

Von

E. A. von Willebrand
in Helsingfors.

Kräftige Muskelbewegungen üben, wie die Physiologie lehrt, nicht nur auf die Muskeln selbst einen gewissen Einfluss aus, sondern wirken auch in hohem Grade zurück auf mehrere der wichtigsten Organe des Körpers und ihre Functionen, wie Respiration, Circulation, den Ausscheidungsprocess u. s. w. — Auch im Blute hat man nach einer starken körperlichen Anstrengung verschiedene Veränderungen beobachtet.

Die Frage über die Einwirkung der Muskelarbeit auf die Zusammensetzung des Blutes ist, soweit uns bekannt, nur von einigen wenigen Forschern einem genaueren Studium unterworfen worden. Die ziemlich spärlichen Angaben, die sich hierüber in der Literatur finden, sind, wie aus der folgenden Uebersicht hervorgeht, nicht in jeder Hinsicht übereinstimmend.

Lloyd Jones[1] hat bei seinen diesbezüglichen Untersuchungen gefunden, dass leichte Muskelthätigkeit an der Blutdichte entweder nichts ändert oder eine Abnahme bedingt, hingegen körperliche Anstrengung, besonders wenn sie die Secretion der Schweissdrüsen anregt, das spec. Gewicht erhöht.

Auch Hammerschlag[2] konnte eine Zunahme der Blutdichte nach einem vierstündigen anstrengenden Marsche constatiren.

Zu einem anderen Resultate gelangte Schmaltz[3] bei einem Experimente, wo er 10 Minuten lang intensive Bewegungen des Körpers

[1] Lloyd Jones, On the variations in the specific gravity of the blood in health. *Journal of physiology.* 1887. Bd. VIII. Cit. nach Tornow.

[2] Hammerschlag, Bestimmung des spec. Gewichtes des Blutes. *Zeitschr. f. klin. Med.* 1892. Bd. XX.

[3] Schmalz, Die Untersuchung des specifischen Gewichtes des menschlichen Blutes. *Deutsch. Archiv f. klin. Med.* 1891. Bd. XLVII.

vornahm durch angestrengtes, bis zu vollkommener Ermüdung fortgesetztes Turnen mit schweren Hanteln und andere Zimmergymnastik. Das spec. Gewicht des Blutes und der Hämoglobingehalt desselben waren nachher völlig unverändert.

Cohnstein und Zuntz[1] suchten der vorliegenden Frage durch Thierversuche näher zu treten. Um den Effect sensibler Reizung und willkürlicher Innervation auszuschliessen und nur die reine Wirkung der Muskelthätigkeit zu erhalten, wurde bei einigen Thieren das Rückenmark unterhalb der Austrittsstelle der wichtigsten Gefässnerven durchschnitten und hierauf durch elektrische Reizung der unteren Extremitäten kräftige Muskelcontractionen erzeugt. In einer anderen Serie wurde der Einfluss der Muskelthätigkeit an normalen Thieren untersucht durch Blutbestimmungen vor und nach einer Hetzjagd von einigen Minuten. — Nach Tetanisirung der hinteren Extremitäten wurde eine constante, wenngleich an Grösse variirende Steigerung der Anzahl rother Blutkörperchen und des Hämoglobingehalts beobachtet, hingegen meistens eine Abnahme der Leukocytenanzahl. — Nach Hetzung des intacten Thieres fanden sie in Bezug auf die Erythrocyten bedeutend kleinere und in der Richtung wechselnde Resultate, dagegen eine ziemlich deutliche Vermehrung der Anzahl weisser Blutkörperchen.

Die umfassendste Bearbeitung erhielt die Frage der Blutveränderungen durch Muskelthätigkeit bei den Untersuchungen, welche im Sommer 1894 im Auftrage des preussischen Kriegsministeriums angeordnet wurden, um festzustellen, in welchem Grade die Functionen des menschlichen Organismus durch anstrengende Märsche beeinflusst würden, besonders mit Rücksicht auf eine mehr oder weniger schwere Belastung. — Es wurden im Ganzen 28 Versuchsmärsche gemacht mit einer Wegstrecke von 18—24 $^3/_4$ ^{km} und einer Belastung von 22—31 ^{kg}. Die Untersuchungen wurden von Zuntz und Schumburg[2] geleitet. Die im Blute auftretenden Veränderungen wurden von Tornow[3] studirt. Das Ergebniss dieser Blutuntersuchungen war folgendes: Im spec. Gewicht des Blutes trat in fast allen Fällen nach dem Marsche eine ausgeprägte Erhöhung ein, welche für die verschiedenen Versuchspersonen zwischen 2 bis 6 Tausendsteln variirte. Die rothen Blut-

[1] Cohnstein und Zuntz, Untersuchungen über den Flüssigkeitsaustausch zwischen Blut und Geweben unter verschiedenen physiologischen und pathologischen Bedingungen. Pflüger's *Archiv f. d. ges. Physiol.* 1888. Bd. XLII.

[2] Zuntz und Schumburg, Studien zu einer Physiologie des Marsches. Berlin 1901.

[3] Tornow, Blutveränderungen durch Märsche. Inaug.-Diss. Berlin 1895.

körperchen zeigten gleichfalls fast ohne Ausnahme eine Steigerung der Anzahl, welche im Durchschnitt 9 Proc. betrug; desgleichen die weissen Blutkörperchen eine durchschnittliche Vermehrung von 43 Proc. Am Tage nach dem Marsche herrschten wieder normale Verhältnisse, nur für die weissen Blutkörperchen schien eine starke körperliche Anstrengung eine andauernde Vermehrung mit sich zu führen.

Winternitz[1 u. 2] hat Veränderungen sowohl der morphologischen als der chemischen Zusammensetzung des Blutes durch Einwirkung von Wärme und Kälte nachgewiesen. Nach allgemeinen, die ganze Oberfläche des Körpers berührenden thermischen und mechanischen Proceduren trat nicht nur eine Vermehrung der Leukocyten ein, sondern auch eine Steigerung der Anzahl rother Blutkörperchen und eine entsprechende Zunahme des Hämoglobingehaltes. Seine Untersuchungen lehrten ferner, dass auch active Muskelbewegungen einen ähnlichen, obwohl weniger auffallenden Effect hatten. Die Zahl der rothen Blutkörperchen, welche schon unmittelbar nach einer Kälteeinwirkung zugenommen hatte, wurde in mehreren Fällen durch die Reactionsbewegungen noch weiter vermehrt. Auch ohne vorhergehende Kälteeinwirkung nahm die Zahl der Erythrocyten nach anstrengenden Bewegungen zu.

Im Folgenden gebe ich die Resultate einer Serie von Blutuntersuchungen, die ich an einigen jungen Personen nach einer kurzen, aber kräftigen Muskelarbeit unternahm in der Absicht, einige der etwaigen Blutveränderungen zu verfolgen, sowie zur Klärung einiger damit zusammenhängender Fragen beizutragen. — Die Versuche waren auf folgende Weise angeordnet.

Als Versuchspersonen dienten 12 junge, völlig gesunde Männer im Alter von 16 bis 30 Jahren. Vor dem Versuche wurden die normalen Verhältnisse im Blute festgestellt. Hierauf musste das Versuchsindividuum während 10 Minuten eine kräftige Muskelarbeit ausführen. Diese bestand in einem bis zu starker Ermüdung fortgesetzten Turnen mit Hanteln sowie anderen kräftigen gymnastischen Bewegungen solcher Art, dass die meisten Muskeln des Körpers in Thätigkeit geriethen. Das Blut wurde dann entweder unmittelbar oder 5 bis 10 Minuten nach beendeter Muskelanstrengung und ausserdem 1 bis $1\frac{1}{2}$ Stunden später untersucht.

---

[1] Winternitz, Neue Untersuchungen über Blutveränderungen nach thermischen Eingriffen. *Centralbl. f. innere Medicin.* 1893.

[2] *Handbuch der physikalischen Therapie* von Goldscheider und Jacob. Theil I, Bd. I. Cap. Hydrotherapie.

Bei der Blutuntersuchung wurde zunächst nur der Anzahl rother und weisser Blutkörperchen Aufmerksamkeit geschenkt. Die Blutproben wurden nach einem Stich mit der Lanzette den Fingerspitzen entnommen, und war es somit Capillarenblut, das zur Untersuchung kam. Die Zählung der Formelemente des Blutes geschah mit Hilfe der Thoma-Zeiss'schen Apparate. Zur Anzahlbestimmung der rothen Blutkörperchen wurde der von Miescher modificirte Melangeur benutzt, in welchem das Blut mit Hayem'scher Flüssigkeit im Verhältniss von 1:200 verdünnt wurde. Als Verdünnungsflüssigkeit bei der Zählung der Leukocyten wurde $^1/_3$ procent. Essigsäurelösung angewandt, und die Verdünnung betrug 1:20. Im Uebrigen wurden alle Vorsichtsmaassregeln, die beim Handhaben der Apparate nöthig sind, sorgfältig beobachtet. — Bei jeder Bestimmung wurden immer zwei Präparate bereitet und von den beiden durch Zählung erhaltenen Ziffern der Mittelwerth genommen.

Die Untersuchungsresultate gehen aus Tabelle I (S. 180) hervor.

Ueberblicken wir nun die Ziffern in der hier angeführten Tabelle I, so finden wir in allen 7 Fällen, in denen die Anzahl der rothen Blutkörperchen bestimmt wurde, nach der Muskelthätigkeit eine deutliche Steigerung derselben. Diese Steigerung wurde in einem Falle (II) schon unmittelbar nach Beendigung der Bewegungen nachgewiesen, und auch in den übrigen Fällen war bei der ersten, 5 bis 10 Minuten nach abgeschlossener Muskelarbeit vorgenommenen Untersuchung die Anzahl der Erythrocyten stets vermehrt. Die Grösse dieser Zunahme der Anzahl Blutkörperchen ist aus Folgendem ersichtlich:

	Vermehrung der Anzahl der rothen Blutkörperchen im Cubikmillimeter;	in % der ursprünglichen Anzahl
Minimum	150 000	2·9
Maximum	1 220 000	23·4
Mittel	667 000	12·3

In Bezug auf die Dauer der Vermehrung fielen die Versuche etwas verschieden aus. In einem Versuch (I) waren die normalen Verhältnisse schon nach $1^1/_2$ Stunden wieder hergestellt. In einem anderen Fall behielt die Steigerung noch nach 1 Stunde ihren maximalen Werth bei. In den übrigen Versuchen war die Anzahl der Erythrocyten nach 1 bis $1^1/_2$ Stunden zwar zurückgegangen, zeigte aber noch eine bedeutende Erhöhung.

Was die weissen Blutkörperchen betrifft, so wurden die Veränderungen derselben in allen 10 Versuchen beobachtet. In sämmtlichen Fällen findet man auch eine recht bemerkenswerthe

Tabelle I.

Nr.	Name und Alter	Zeit der Blutuntersuchung	Erythrocyten: Zahl im Cubikmillimeter	Erythrocyten: Vermehrung oder Verminderung in % der ursprünglichen Anzahl	Leukocyten: Zahl im Cubikmillimeter	Leukocyten: Vermehrung oder Verminderung in % der ursprünglichen Anzahl
I.	A. L., 29 J.	Vor der Muskelarbeit	5840000	+ 9·2	12300	+30·1
		10 Min. nach d. „	—		16000	
		40 „ „ „ „	6380000		12800	
		1½ Std. „ „ „	5760000		12300	
II.	J. L., 24 J.	Vor der „	5640000	+13·8	6400	+25·0
		Unmittelbar nach d. „	6420000		8000	
		1 Std. „ „ „	6150000		6300	
III.	J. Ö., 27 J.	Vor der „	5900000	+ 6·4	—	+73·1
		10 Min. nach d. „	6280000		11600	
		1 Std. „ „ „	6280000		6700	
IV.	J. N., 30 J.	Vor der „	5250000	+23·4	6500	+96·9
		5 Min. nach d. „	6470000		12800	
		1½ Std. „ „ „	5460000		6400	
V.	K. E., 30 J.	Vor der „	5050000	+2·9	5100	+31·7
		5 Min. nach d. „	5200000		6700	
		1 Std. „ „ „	5100000		3800	
VI.	P. A., 16 J.	Vor der „	5030000	+18·1	5200	+19·2
		10 Min. nach d. „	5940000		6200	
		40 „ „ „ „	—		5000	
		1½ Std. „ „ „	5700000		—	
VII.	K. L., 25 J.	Vor der „	5460000	+12·6	8600	+62·8
		10 Min. nach d. „	6150000		14000	
VIII.	G. R., 22 J.	Vor der „	—		10600	+30·2
		10 Min. nach d. „	—		13800	
IX.	H. P., 23 J.	Vor der „	—		8000	+50·0
		10 Min. nach d. „	—		12000	
X.	G. N., 22 J.	Vor der „	—		8000	+51·0
		10 Min. nach d. „	—		12800	
		40 „ „ „ „	—		9500	
		1½ Std. „ „ „	—		8700	

Leukocytose, die ebenso rasch nach Aufhören der Muskelarbeit entsteht, wie die Vermehrung der rothen Blutkörperchen. Das Minimum, Maximum und der Mittelwerth dieser Hyperleukocytose ist aus folgender Zusammenstellung ersichtlich:

	Vermehrung der Anzahl der Leukocyten im Cubikmillimeter;	in % der ursprüngl. Anzahl.
Minimum	1000	19·2
Maximum	6300	96·9
Mittel	3600	47·0

Im Vergleich mit der Vermehrung der Erythrocyten scheint die Leukocytose von noch rascher vorübergehender Natur zu sein. In allen Fällen, in denen die Blutveränderungen genauer verfolgt wurden, war nämlich schon 1 bis $1\,^1/_2$ Stunden nach beendeter Muskelanstrengung die normale Leukocytenanzahl eingetreten. In zwei Versuchen (I und VI) war dies schon nach 40 Minuten der Fall. Versuch X hingegen zeigte nach 40 Minuten noch eine Vermehrung von 1500 weissen Blutkörperchen im Cubikmillimeter, entsprechend 18·8 Proc. (Maximum 51 Proc.).

Nach dieser Uebersicht über die Versuchsresultate kommen wir auf die Frage nach den Ursachen, welche die numerische Zunahme der rothen und weissen Blutkörperchen in Folge einer kräftigen Muskelthätigkeit herbeiführen.

Wenden wir unsere Aufmerksamkeit zunächst nur den rothen Blutkörperchen zu, so lassen sich hier verschiedene Möglichkeiten denken.

1. Die Vermehrung kann durch eine Neubildung von Blutkörperchen bedingt werden.

2. Es liesse sich eine veränderte Vertheilung der Blutkörperchen in der Blutbahn denken, so dass die Zellen sich in grösserer Menge in den Capillargefässen anhäufen.

3. Es kann sich um eine Concentration des Blutes handeln, um eine Verminderung des Plasmas und in Folge dessen eine relative Vermehrung der Anzahl der Blutkörperchen.

Die erste Annahme lassen wir ohne Weiteres fallen, denn eine Neubildung von $^1/_2$ bis 1 Million Erythrocyten pro Cubikmillimeter kann, nach allem, was wir über die Regeneration des Blutes wissen, nicht in so kurzer Zeit stattfinden. — Es bleiben uns also die beiden anderen Hypothesen zu näherer Prüfung.

Cohnstein und Zuntz[1] schrieben die bei ihren Versuchen auf-

[1] a. a. O.

tretende Vermehrung und Verminderung der Blutkörperchen einer ungleichmässigen Blutvertheilung zu. Ihre Untersuchungen zeigten, dass die Capillaren ärmer an Zellen sind als die grossen Stämme, und dass der Gehalt an Blutkörperchen mit der Weite der Capillaren und der Stromgeschwindigkeit variirt. Hiernach üben alle Eingriffe, welche in dieser Hinsicht eine Veränderung in grösseren Gefässgebieten veranlassen, einen Einfluss auf die Zahl der Blutkörperchen aus, vor allem in den Capillaren, indirect auch in den grösseren Gefässen. Durch vasodilatatorische Einflüsse werden die Capillaren stark mit Blutkörperchen gefüllt, während hingegen die grösseren Gefässe ärmer an Blutkörperchen werden. Bei Contraction der Gefässe wird das Verhältniss ein entgegengesetztes. Als derartig wirksame Factoren erwiesen sich Durchschneidung und Reizung des Rückenmarkes, Vagusreizung, Erhöhung des venösen Druckes, Muskelthätigkeit und Fieber.

Auch Winternitz[1] erklärt die Vermehrung der rothen Blutkörperchen, welche er nach kalten Bädern sowie nach activer Muskelthätigkeit beobachtete, durch eine andere Vertheilung der Zellen in der Blutbahn. Unter gewöhnlichen Verhältnissen finden sich nach ihm Stauungen und Anhäufungen rother und weisser Blutkörperchen in gewissen Organen, von wo aus sie unter günstigen Circulationsverhältnissen in den allgemeinen Kreislauf hineingeschleudert werden. Als wirksame Momente betrachtet er hierbei vor allem Veränderungen der Herzthätigkeit und des Gefässtonus.

Bei meinen Untersuchungen wurde das Blut den Capillaren der Haut entnommen. Die Vermehrung der Erythrocyten würde also, wenn die Auffassung von Chonstein und Zuntz richtig wäre, in Zusammenhang mit einer Erweiterung dieser Capillaren stehen. Ich habe in der Literatur keine sicheren Angaben darüber finden können, ob die Muskelarbeit von einer derartigen Gefässerweiterung begleitet ist, wohl aber Aeusserungen, die darauf hindeuten.[2 u. 3] Eine solche Annahme liegt ja auch nahe. Bei den meisten meiner Versuche erzeugte die Muskelanstrengung starkes Schwitzen. Die erhöhte Thätigkeit der Schweissdrüsen ist sehr wahrscheinlich mit einer Hyperämie der Haut verbunden. Uebrigens muss man auch an eine Erweiterung der Hautgefässe durch wärmeregulatorische Einflüsse denken.

---

[1] a. a. O.

[2] *Handbuch der physikalischen Therapie* von Goldscheider und Jacob. Cap. Gymnastik.

[3] Krebs und Mayer, Blutbefund bei Schwitzproceduren. *Zeitschr. f. physik. und diät. Therapie.* Bd. VI. Heft 7.

Wenn nun aber die Vermehrung der Blutkörperchen durch eine derartige vasomotorische Ursache bedingt ist, so müsste man gleichzeitig mit der Polycythämie in den Capillaren eine Verminderung der Zellen in den grösseren Gefässen finden. Um diese Frage zu entscheiden, stellte ich einige Versuche an, in denen Blut sowohl aus den Capillaren als aus einer Armvene vor und nach einer 10 Minuten währenden kräftigen Muskelarbeit zur Untersuchung kam.

Die Resultate dieser Versuche gehen aus folgender Tabelle hervor.

Tabelle II.

Nr.	Name und Alter	Erythrocyten oder Leukocyten	Blutentnahme aus den Capillaren oder aus einer Vene	Anzahl Blutkörperchen im Cubikmillimeter: Vor der Muskelarbeit	Anzahl Blutkörperchen im Cubikmillimeter: 10 Min. nach der Muskelarbeit	Vermehrung oder Verminderung in % der ursprünglichen Anzahl
XI.	N. S., 29 J.	Erythrocyten	Vene	5940000	6720000	+13·1
		Leukocyten	Capillare	10000	14600	+46·0
		„	Vene	11500	11100	− 3·5
XII.	K. L., 21 J.	Erythrocyten	„	5870000	6840000	+16·6
		Leukocyten	„	10100	8900	−11·8
XIII.	J. N., 30 J.	Erythrocyten	„	5540000	5730000	+ 3·4
		Leukocyten	„	10600	11700	+10·4
XIV.	F. L., 24 J.	Erythrocyten	Capillare	6150000	6660000	+ 8·3
		„	Vene	6100000	6350000	+ 4·1

Die Ziffern in dieser Tabelle zeigen, dass ein deutlicher Unterschied zwischen dem Capillarblut und dem Venenblut in der fraglichen Hinsicht nicht besteht. Wir finden nämlich auch in den grösseren Gefässen eine hochgradige Steigerung der Blutkörperchenzahl nach der Muskelanstrengung.

Mit solchen Thatsachen vor Augen muss man wohl die Hypothese von einer veränderten Blutvertheilung als Ursache der in Rede stehenden Erscheinung fallen lassen.

Die von Winternitz angeführte Erklärung, dass durch eine lebhaftere Circulation die Blutzellen aus gewissen Organen, in denen sie stagnirten, in die Blutbahn hinausgetrieben würden, ist gleichfalls nicht stichhaltig, da es keineswegs bewiesen ist, dass unter gewöhnlichen Verhältnissen eine Stase oder Anhäufung von Zellen an gewissen Stellen besteht. (Vergl. Zuntz und Schumburg, Physiologie des Marsches.)

Der dritten Hypothese nach würden die Blutveränderungen durch Eindickung des Blutes entstehen. Bekanntlich führen starke körperliche Anstrengungen eine erhöhte Wasserausscheidung aus dem Körper, vor allem durch die Haut und die Lungen mit sich. Um die Menge dieses Wasserverlustes bei meinen Versuchen abzuschätzen, wurden einige Bestimmungen hierüber gemacht. In 5 Fällen wurde nämlich die Versuchsperson vor und nach den Muskelbewegungen genau gewogen. Die Harnblase wurde vor jeder Wägung vollständig entleert. Nachstehende Tabelle giebt den gesammten Gewichtsverlust des Körpers an, von dem Zeitpunkt, wo die Körperbewegungen begannen, bis zu dem Augenblick, wo nach denselben die Blutuntersuchung gemacht wurde, ausserdem die in derselben Zeit producirte Harnmenge und die Vermehrung der Anzahl Blutkörperchen im Cubikmillimeter.

Tabelle III.

Nr.	Name und Alter	Gewichtsverlust in Gramm	Harnmenge in Cubikcentimeter	Vermehrung der Anzahl Blutkörperchen im Cubikmillimeter
I.	A. L., 29 J.	100	15	540000
II.	F. L., 24 J.	110	20	780000
III.	J. O., 27 J.	200	9	380000
IV.	J. N., 30 J.	150	15	1220000
V.	K. E., 30 J.	150	?	150000

Als Mittelwerth der angeführten Zahlen ergiebt sich ein Gewichtsverlust von 142^{g} und eine Vermehrung der Blutkörperchen von 614000 pro Cubikmillimeter.

Prüfen wir nun näher, ob dieser Wasserverlust als Ursache der Blutkörperchensteigerung anzusehen ist. Nach Zuntz und Schumburg[1] muss jeder Wasserverlust, den der Körper erleidet, nicht nur das Blut treffen, sondern alle wasserhaltigen Organe. Wenn man nun, auf Grund der Kenntniss, die wir von der gesammten Wassermenge des Körpers, der Blutmenge und dem Wassergehalt des Blutes besitzen, berechnet, eine wie grosse Steigerung der Anzahl Blutkörperchen durch diesen Wasserverlust bedingt würde, so erhält man im Durchschnitt für die 5 Versuchsindividuen einen Werth von nur 15000 Blutkörperchen auf den Cubikmillimeter, während der thatsächliche Zuschuss 614000 betrug.

---

[1] a. a. O.

Hierzu kommt noch die von Grawitz[1] auf experimentellem Wege gefundene Thatsache, dass eine starke Wasserausscheidung aus dem Körper nicht immer eine Veränderung der Blutdichte mit sich führt. Bei starken Schwitzproceduren beobachtete Grawitz allerdings in einigen Fällen eine Steigerung des spec. Gewichtes des Blutes, in anderen hingegen keine Veränderung oder sogar eine Verminderung desselben. Dieses eigenthümliche Verhalten meint er durch eine gewisse, auf vasomotorischem Einfluss beruhende Wechselwirkung zwischen dem Blute und den Gewebssäften erklären zu können. Durch die Einwirkung von Wärme soll eine Erweiterung der Gefässe eintreten, ein verminderter Blutdruck und ein Uebergang von Flüssigkeit ins Blut. Hierdurch soll den Folgen der Wasserverdunstung entgegengewirkt werden.

Es giebt aber einen anderen Umstand, durch den sich eine Concentration des Blutes durch die Einwirkung der Muskelarbeit erklären lässt. Ranke[2] hat nämlich bei seinen Studien des Tetanus gefunden, dass der arbeitende Muskel wasserreicher wird, und dass der Wassergehalt in den Muskeln am grössten wird, welche die meiste Arbeit leisten. Die Zunahme des Wassergehaltes in den Muskeln entspricht einer Abnahme des Wassergehaltes des Blutes.

Loeb[3] hat dieses Zuströmen von Wasser zum arbeitenden Muskel als einen Ausdruck des gesteigerten osmotischen Druckes gedeutet, welcher durch die mit der Muskelthätigkeit verbundenen chemischen Spaltungsprocesse entsteht.

Die bei meinen Versuchen beobachtete Vermehrung der Blutkörperchen lässt sich somit auf befriedigende Weise durch eine Eindickung des Blutes, bedingt durch den Uebertritt von Wasser aus dem Blute in die Muskeln, erklären.

Wir gehen nun zur Frage nach den Ursachen der bei Muskelarbeit auftretenden Leukocytose über. Auch hier ist nicht an eine Neubildung weisser Blutkörperchen zu denken, dagegen spricht schon die Schnelligkeit der Vermehrung und der Wiederabnahme der Zellen.

Wir haben dann zunächst dieselben Ursachen, welche die Steigerung der Erythrocyten bedingen, zu berücksichtigen. Dass aber eine Concentration des Blutes nicht die wichtigste Rolle beim Hervorrufen der

[1] Grawitz, Klinisch-experimentelle Blutuntersuchungen. *Zeitschr. f. klin. Med.* 1892. Bd. XXI.

[2] Ranke, Tetanus. Cit. nach Loeb.[3]

[3] Ueber die Entstehung der Activitätshypertrophie der Muskeln. Pflüger's *Archiv f. Physiologie.* 1894. Bd. LVI.

Arbeitsleukocytose spielen kann, darauf lässt sich aus folgenden Umständen schliessen.

Die Anzahl der rothen und weissen Blutkörperchen stieg nicht im gleichen Verhältniss. Während die ersteren durchschnittlich nur um 12·3 Proc. zu nahmen, steigerte sich die Anzahl der Leukocyten um 47 Proc. Ferner war die Leukocytose von weit kürzerem Bestande, als die Vermehrung der Erythrocyten. Diese letztere bestand noch in recht hohem Grade zu einer Zeit, wo in Bezug auf die Leukocyten schon wieder normale Verhältnisse herrschten.

Aber noch in anderer Beziehung liegt eine Verschiedenheit vor. Aus den Ziffern in Tabelle II ersehen wir, dass sowohl im Blute aus den Capillaren, als in dem aus den grossen Gefässen sich in Bezug auf die rothen Blutkörperchen die gleichen Veränderungen nachweisen lassen. Hingegen zeigen die Versuche XI, XII und XIII,[1] dass gleichzeitig mit einer Zunahme der weissen Blutkörperchen im Blute der Capillaren eher eine Abnahme dieser Zellen in dem der Venen stattfindet.

Auf Grund dieses letzteren Befundes müssen wir annehmen, dass wir es hier mit einer veränderten Vertheilung der Leukocyten im Blutkreislaufe zu thun haben, zu Gunsten der peripheren Theile der Gefässbahn. — Wie aber eine derartige Anhäufung weisser Blutkörperchen im Gebiete der Capillaren entsteht, lässt sich nicht so leicht erklären.

Zuntz und Schumburg, die jedoch nur das Blut aus den Capillaren untersuchten, deuten die nach Muskelarbeit gefundene Leukocytose auf folgende Weise: „Durch alle diese Arbeiten wird es wahrscheinlich gemacht, dass auch bei unseren Märschen durch die Steigerung der Herzthätigkeit, des Blutstromes im venösen System eine grosse Zahl Leukocyten in den Blutstrom geschleudert wird, und dass dadurch die von uns gefundene sehr beträchtliche Arbeitsleukocytose entsteht. — — Da nun die Vermehrung bei unserer Arbeitsleukocytose fast ausschliesslich polynucleäre Elemente betrifft,

[1] Die Anzahl der Leukocyten im Venenblute wurde nur in diesen drei Versuchen bestimmt. Es war meine Absicht, in einer grösseren Anzahl von Fällen vergleichende Untersuchungen über das Verhalten der weissen Blutkörperchen im Venen- und Capillarblute anzustellen. Diese Absicht scheiterte aber an der Unlust der Versuchspersonen, sich dem schmerzhaften und beschwerlichen Eingriffe zu unterwerfen. Es wurden nämlich für den Versuch zwei grössere Hautvenen freipräparirt und dann in die Wunde versenkt, um sie zur Blutentnahme gleich zur Hand zu haben. Versuche, Blutproben mittelst Venenpunction zu erhalten, waren nicht von Erfolg gekrönt.

so kommen dabei die blutbereitenden Drüsen als Quelle der Marschleukocytose nicht in Frage. Man kann vielmehr nur die Bildungsstätten der polynucleären Elemente, Milz oder Knochenmark, verantwortlich machen. Oder aber man lässt den Ueberschuss an vielkernigen Zellen von den Wänden der Venen in die Blutbahn durch gesteigerte Blutbewegung herausgeschwemmt werden.“

Auch bei meinen Versuchen lässt sich eine in Folge der gesteigerten Herzthätigkeit und der beschleunigten Circulation geschehende Einschwemmung von Leukocyten aus den blutbildenden Organen denken, sowie ein Losreissen der wandständigen Zellen in den Venen. Ferner muss man wohl eine Stagnation dieser Zellen im Capillargebiete, wo die Circulation am langsamsten vor sich geht, annehmen.

Schliesslich können wir das Resultat der hier mitgetheilten Untersuchungen folgendermaassen zusammenfassen:

Nach einer 10 Minuten langen kräftigen Muskelarbeit vermehren sich die rothen Blutkörperchen durchschnittlich um 12·3 Proc., die weissen um 47 Proc. Diese Zunahme lässt sich schon unmittelbar nach beendeter Muskelanstrengung nachweisen und dauert für die rothen Blutkörperchen noch nach $1^1/_2$ Stunden fort, zu welcher Zeit hingegen die weissen schon zur normalen Anzahl zurückgekehrt sind. Der Hauptgrund für die Zunahme der Erythrocyten ist in einer Concentration des Blutes zu suchen. Die Leukocytose wieder scheint bedingt durch eine Anhäufung von Zellen in der Peripherie der Gefässbahn.

Beitrag zur Physiologie des Blinddarmes bei den Nagern.

Von

P. Bergman und E. O. Hultgren.

(Aus dem physiologischen Laboratorium des Carolinischen medico-chirurgischen Instituts in Stockholm.)

Nach der jetzigen Anschauung ist der Blinddarm beim Fleischfresser ein rudimentäres Organ, spielt dagegen beim Pflanzenfresser eine grosse Rolle für die Digestion und Resorption der Nahrung. Diese Lehre scheint hauptsächlich auf anatomische Thatsachen begründet zu sein. Da Blind- und Dickdarm bei verschiedenen Arten von Pflanzenfressern voluminöser und von complicirterem Bau sind, je reicher ihre Nahrung an Cellulose ist, zieht Tullberg,[2] zum Theil auch auf Grund eigener Beobachtungen über die Beschaffenheit des Magen- und Darminhaltes verschiedener Thiere, den Schluss, dass die Digestion und die Resorption von cellulosehaltigen Substanzen sich hauptsächlich im Blind- und Dickdarm vollziehen. Tullberg sagt auch, „dass eine starke Reduction des Blind- und Dickdarmes, falls das Thier nicht durch eine besondere Ausbildung anderer Organe eine Compensation für den erlittenen Verlust erhalten hat, nothwendigerweise das Verdauen des Cellulosegehaltes der Nahrung ausschliesst". — Experimentelle Untersuchungen über die Bedeutung des Blinddarmes beim Pflanzenfresser liegen, so viel uns bekannt ist, bisher nicht vor. Bei dieser Sachlage dürften die Versuche, über welche wir jetzt einen kurzen Bericht geben wollen, einiges Interesse beanspruchen können.

An einem erwachsenen, kräftigen, männlichen Kaninchen von 2070g Gewicht wurde der Blinddarm durch Anlegung einer Blinddarmfistel aus

[2] T. Tullberg, *Ueber das System der Nagethiere.* Upsala 1899.

dem Zusammenhang mit dem übrigen Darmtractus ausgeschaltet. Operation (am 7. Januar 1900): In der Aethernarcose wurde der Blinddarm unmittelbar unterhalb der Einmündung des Ileum durchgeschnitten, die centrale Wunde durch Seidesuturen verschlossen und der periphere Stumpf des Blinddarmes in die Bauchwunde genäht. Der isolirte Blinddarm hatte demnach Gelegenheit, seinen Inhalt nach aussen zu entleeren. In der ersten Woche nach der Operation sank das Körpergewicht bis auf 1680 g, wonach es wieder zu steigen begann; sonst bot das Thier während der ganzen Dauer des Versuches nichts Abnormes dar. Am 9. Februar war die Fistel ganz verschlossen. Am 5. Juni betrug das Körpergewicht 2245 g und am 3. November 2310 g. Das Thier wurde jetzt getödtet.

Section: Panniculus adiposus stark entwickelt. Sämmtliche Organe sehen völlig normal aus. Der isolirte Blinddarm hat eine Länge von 47 cm, erscheint schlaff und blutarm. Er enthält 23 g einer schmierigen Substanz von glänzender, grünlich-graugelber Farbe und etwas fadem Geruch. Im Mikroskope: Körner von verschiedener Grösse und Krystallblätter unregelmässiger Gestalt. Beim Kochen der Substanz mit 95 proc. Alkohol löst sich nur ein kleiner Theil; nach Abkühlung werden reichliche Cholestearinkrystalle abgeschieden.

Am operirten Kaninchen wurden zwei Versuche über die Ausnützung der Nahrung ausgeführt. Der Einfachheit wegen wurde bei diesen nur Hafer und Wasser zugeführt. Sonst bekam das Thier Hafer und Heu. Zum Vergleich wurden an zwei nicht operirten Thieren ganz ähnliche Versuche angestellt.

Die Zusammensetzung des Hafers ist nach den folgenden Durchschnittszahlen berechnet: Eiweiss und Extractivstoffe 11·7, Fett 6, Kohlehydrate 56·3, Asche 3, Wasser 13, Cellulose 10 Proc.[1] Der Stickstoff im Harn und in den Fäces wurde nach Kjeldahl bestimmt (N-Substanz gleich N × 6·25); in den Fäces wurde das Wasser durch Trocknen bei 105° C., das Fett durch Aetherextraction nach Soxhlet, die Asche durch Verbrennung bestimmt. Die Kohlehydrate und die Cellulose wurden als Differenz berechnet. Alle Analysen sind doppelt ausgeführt worden.

Versuch I. Operirtes Thier. Versuchsdauer 25 Tage (9. Februar bis 6. März 1900). Gewicht des Thieres bei Beginn des Versuches 1880 g, nach Schluss desselben 1760 g. — Einnahmen, Ausgaben und Verlust an den verschiedenen Bestandtheilen des Futters werden aus folgender Tabelle ersichtlich.

[1] Vgl. Hammarsten's *Lehrbuch der physiol. Chemie.* 1899.

Tabelle I.

	Hafer g	Fäces[1] g	Procent. Verlust
Menge	1212·0	420·0	—
Wasser	— 157·6	— 14·3	—
Trockenrückstand	1054·4	405·7	38·5
N-Substanz	141·8	20·2	14·2
Fett	72·7	2·5	3·4
Kohlehydrate und Cellulose	803·5	348·2	43·3
Asche	36·4	34·8	95·6

Die mit dem Harne während des Versuches ausgeschiedene N-Menge entspricht 124·88 g N-Substanz. Die N-Bilanz ergiebt demnach:

als Einfuhr . . . . 141·8 g N-Substanz

als Ausfuhr {in den Fäces — 20·2 g; im Harne — 124·9 g} . . . 145·1 g „

Differenz — 3·3 g N-Substanz

Vom eigenen Körper hat das Thier also pro Tag 0·13 g Eiweiss abgegeben.

Versuch II. Nicht operirtes Thier. 5 Tage vor dem Beginn des Versuches wurde das Thier auf eine Diät von nur Hafer gesetzt. Versuchsdauer 7 Tage (14. bis 21. Mai 1900). Körpergewicht beim Beginn des Versuches 1805 g, am Ende desselben 1845 g.

(Siehe Tabelle II Seite 191.)

Der mit dem Harne abgegebene Stickstoff entspricht 41·3 g N-Substanz. N-Bilanz:

als Einfuhr . . . . 73·7 g N-Substanz

als Ausfuhr {in den Fäces — 26·1 g; im Harne — 41·3 g} . . . . 67·4 g „

Differenz + 6·3 g N-Substanz

Im Körper sind demnach 0·9 g N-Substanz pro Tag zurückgehalten.

---

[1] Chemische Zusammensetzung der auf dem Wasserbade getrockneten Fäces:

4·8	Procent	N-Substanz,
0·6	„	Fett,
82·9	„	Kohlehydrate und Cellulose,
8·3	„	Asche,
3·4	„	Wasser,
100·0	Procent.	

Tabelle II.

	Hafer g	Fäces[1] g	Procent. Verlust
Menge	630·0	212·0	—
Wasser	— 81·9	— 14·6	—
Trockenrückstand	548·1	197·4	36·0
N-Substanz	73·7	26·1	35·4
Fett	37·8	3·2	8·5
Kohlehydrate und Cellulose	417·7	154·3	36·9
Asche	18·9	13·8	73·0

Bei den nächsten Versuchen wurden die Thiere acht Tage lang vor dem Beginn des Versuches auf eine Diät von nur Hafer gesetzt.

Versuch III. Operirtes Thier. Versuchsdauer 17 Tage (4. bis 21. August 1900). Körpergewicht beim Beginn des Versuches 2205 g, am Ende desselben 2107 g.

Tabelle III.

	Hafer g	Fäces[2] g	Procent. Verlust
Menge	895·0	304·0	—
Wasser	—116·4	— 36·8	—
Trockenrückstand	778·6	267·2	34·3
N-Substanz	104·7	19·8	18·9
Fett	53·7	2·7	5·0
Kohlehydrate und Cellulose	593·4	224·3	37·8
Asche	26·8	20·4	76·1

[1] Chemische Zusammensetzung der auf dem Wasserbade getrockneten Fäces:
12·3 Procent N-Substanz,
1·5 „ Fett,
72·8 „ Kohlehydrate und Cellulose,
6·5 „ Asche,
6·9 „ Wasser,
100·0 Procent.

[2] Chemische Zusammensetzung der luftgetrockneten Fäces:
6·5 Procent N-Substanz
0·9 „ Fett,
73·8 „ Kohlehydrate und Cellulose,
6·7 „ Asche,
12·1 „ Wasser,
100·0 Procent.

Die dem Harn-Stickstoff entsprechende N-Substanz betrug 71·2 g.

N-Bilanz:

als Einfuhr . . . . 104·7 g N-Substanz

als Ausfuhr {in den Fäces — 19·8 g / im Harne — 71·2 g} . . . 91·0 g „

Differenz + 13·7 g N-Substanz

Im Körper sind also 0·8 g N-Substanz pro Tag zurückgehalten.

Versuch IV: Nicht operirtes Kaninchen. Versuchsdauer wie im vorigen Versuche 17 Tage (4. bis 21. August 1900). Das Körpergewicht betrug beim Beginn des Versuches 2225 g, am Ende desselben 2250 g.

Tabelle IV.

	Hafer g	Fäces[1] g	Procent. Verlust
Menge	1590·0	619·0	—
Wasser	−206·7	− 72·4	—
Trockenrückstand	1383·3	546·6	39·5
N-Substanz	186·0	42·7	22·9
Fett	95·4	5·6	5·9
Kohlehydrate und Cellulose	1054·2	459·9	43·6
Asche	47·7	38·4	80·5

Der mit dem Harne ausgeschiedene Stickstoff entspricht 104·0 g N-Substanz. Die N-Bilanz ergiebt demgemäss:

als Einfuhr . . . . 186·0 g N-Substanz

als Ausfuhr {in den Fäces — 42·7 g / im Harne — 104·0 g} . . . 146·7 g „

Differenz + 39·3 g N-Substanz

Pro Tag sind also 2·3 g N-Substanz im Körper zurückgehalten.

Aus den mitgetheilten Versuchsprotocollen ergiebt sich, dass beim operirten Kaninchen in den beiden Versuchen eine geringe Gewichtsabnahme eingetreten ist, während bei den Controlthieren eine, wenn

[1] Chemische Zusammensetzung der luftgetrockneten Fäces:

6·9	Procent	N-Substanz,
0·9	„	Fett,
74·3	„	Kohlehydrate und Cellulose,
6·2	„	Asche,
11·7	„	Wasser,
100·0	Procent.	

auch sehr mässige, Zunahme des Körpergewichtes zu Stande kam. Für die richtige Beurtheilung dieses Ergebnisses ist indessen zu beachten, dass im Versuche I, welcher anfing, ehe das Thier sich nach der Operation vollkommen erholt hatte, das Körpergewicht noch am 13. Tage dasselbe wie am Anfange des Versuches war, sowie auch dass im Versuche III, trotz der notirten Gewichtsabnahme, die N-Bilanz positiv ausfiel. (Im Versuche I war der N-Verlust sehr gering.) Wie ersichtlich, stehen auch die Gewichtsdifferenzen in keiner Proportion zu den sehr grossen Differenzen der Menge der pro Tag aufgenommenen Nahrung. Diese betrug beim operirten Kaninchen 48·5 bezw. 52·6 g, bei den Controlthieren 90·0 bezw. 93·5 g Hafer pro Tag (Mittel). Von grösserer Bedeutung für die vorliegende Frage ist, dass das operirte Thier bei einer Diät von nur Hafer und Heu 10 Monate (und wie es scheint in „unbegrenzter“ Zeit) lebte und dabei eine nicht geringe Zunahme des Körpergewichtes erreichte. Ein Jeder, der mit Versuchen dieser Art beschäftigt gewesen ist, weiss übrigens, wie geringe Bedeutung Gewichtsdifferenzen dieser Grösse beizulegen ist. Es scheint also nicht angezeigt zu sein, aus diesem mehrerwähnten Umstand etwa den Schluss zu ziehen, dass die Ausschaltung des Blinddarms das Kaninchen weniger fähig gemacht hat, bei der hier in Frage kommenden Diät zu leben.

Wie weit die Ausschaltung des Blinddarms für die Ausnützung der Nahrung von Einfluss gewesen ist, geht aus der folgenden tabellarischen Zusammenstellung der in Procenten berechneten Ausnützung der verschiedenen Bestandtheile derselben hervor.[1]

Tabelle V.

	Vers. I. Op.-K.	Vers. II. Contr.-K.	Vers. III. Op.-K.	Vers. IV. Contr.-K.
N-Substanz	85·8	64·6	81·1	77·1
Fett	96·6	91·5	95·0	94·1
Kohlehydrate u. Cellulose	56·7	63·1	62·2	56·4
Asche	4·4	27·0	23·9	19·5
Trockenrückstand . . .	61·5	64·0	65·7	60·5

[1] Zu bemerken ist, dass im Versuche I das Thier vor dem Beginn des Versuches Hafer und Heu bekommen hatte. Ein hieraus resultirender nennenswerther Fehler scheint jedoch ausgeschlossen zu sein, da der Versuch verhältnismässig lange dauerte und bei der Ausschaltung des Blinddarms die Menge des Darminhaltes ziemlich gering gewesen ist.

Das Fett, die Kohlehydrate nebst der Cellulose sowie die Trockensubstanz sind demnach ebensogut vom operirten wie von den Controlthieren ausgenützt worden. Die sehr grosse Uebereinstimmung der in den verschiedenen Versuchen gefundenen Werthe scheint das Mitspielen von etwaigen Zufälligkeiten vollständig auszuschliessen. Eine besondere Bestimmung des Cellulosegehaltes der Fäces schien zwar wünschenswerth, kann aber bei der vollkommenen Uebereinstimmung der Werthe für die Ausnützung von Kohlehydraten und Cellulose in den vier Versuchen übergangen werden, da es ja wenig wahrscheinlich ist, dass eine etwaige weniger ausgiebige Ausnützung der Cellulose beim operirten Thier durch eine bessere Ausnützung der Kohlehydrate compensirt worden sei. (Fraglich ist immerhin, ob eine nennenswerthe Ausnützung der Cellulose des Hafers überhaupt stattgefunden hat.)

Der Werth für die Ausnützung der Asche liegt im Versuche III gerade zwischen den für die Controlthiere gefundenen; die geringe Ausnützung im Versuch I dürfte vielleicht auf Verunreinigungen des Hafers zu beziehen sein.

Die Ausnützung des Eiweisses ist beim operirten Thier durchgehend besser als bei den Controlthieren gewesen. In den Versuchen III und IV beträgt indessen die Differenz nur 4 Procent. Von grösstem Interesse erscheint uns das Resultat dieser letzten Versuche, wo die Versuchsbedingungen in allen Einzelheiten ganz dieselben waren. Die Uebereinstimmung der für die Ausnützung der verschiedenen Bestandtheile der Nahrung gefundenen Zahlen ist ja sehr gross, doch sind vom operirten Thiere sämmtliche Nahrungsstoffe besser als vom Controlthiere ausgenützt worden.

Wie aus Obigem zu erwarten war, ist auch die procentische Zusammensetzung der Fäces, trocken, in den vier Versuchen, nur mit Ausnahme für das Eiweiss, eine sehr gleichartige, wie aus der folgenden Tabelle ersichtlich ist.

Tabelle VI.

	Vers. I. Op.-K.	Vers. II. Contr.-K.	Vers. III. Op.-K.	Vers. IV. Contr.-K.
N-Substanz	4·9	13·2	7·4	7·8
Fett	0·6	1·6	1·0	1·0
Kohlehydrate u. Cellulose	85·9	78·3	84·0	84·2
Asche	8·6	6·9	7·6	7·0
Menge der Trockensubst. d. Fäces pro Tag (Mittel)	16·2	28·2	15·7	32·2

Der Trockenrückstand der Fäces war demnach bei den Controlthieren etwa doppelt so gross wie beim operirten Thier, pro Tag gerechnet.

Da die Processe, welche sich im Blinddarm vorwiegend abspielen. von Bakterien vermittelte Gährungs- und Fäulnissprocesse sein dürften, war es von Interesse, die Grösse der Ausscheidung von Aetherschwefelsäuren mit dem Harne beim operirten Kaninchen festzustellen. Hierin besitzen wir ja einen guten Maassstab für die Grösse der Fäulniss im Darme.[1] Während 6 Tage (25. bis 31. October 1900) verzehrte das operirte Kaninchen (Gewicht 2400 g) 553 g Hafer, ein Controlkaninchen (Gewicht 2020 g) 659 g Hafer. Die Menge der als schwefelsaures Baryt berechneten Aetherschwefelsäuren betrug:

beim operirten Kaninchen — 0·1975 g und
beim Controlthiere — 0·3648 g.

Während demnach die Mengen der aufgenommenen Nahrung sich wie 1 : 1·2 verhalten, ist das Verhältniss der gepaarten Schwefelsäuren 1 : 1·8. Der Unterschied scheint gross genug zu sein, um eine weniger ausgiebige Darmfäulniss beim operirten Kaninchen anzunehmen.

Betreffs der Rolle des Blinddarmes für die Digestion und Resorption der Cellulose gestatten somit unsere bisherigen Versuche keine bestimmten Schlüsse. Dagegen scheint festgestellt zu sein, dass durch die Ausschaltung des Blinddarmes die Ausnützungsfähigkeit der übrigen Bestandtheile der hier dargebotenen Nahrung nicht vermindert wird. Bei erhaltenem Blinddarme ist indessen das Kaninchen im Stande, ein grösseres Quantum von Futter zu sich zu nehmen. Dass dies unter Umständen von Bedeutung sei, ist wohl nicht zu bezweifeln. Auffallend ist aber bei unseren Versuchen, wie wenig diese Mehraufnahme den Thieren wirklich zu gute gekommen ist. Dass hierbei die Thätigkeit der Darmbakterien von Einfluss gewesen ist, liegt sehr nahe zu vermuthen.

[1] Verg. Hammarsten's *Lehrbuch der physiol. Chemie.*

Ueber die physiologische Bedeutung des Sehpurpurs.

Ein Beitrag zur Physiologie des Gelb-Violettsehens.[1]

Von

Docent V. O. Sivén und Amanuensis G. von Wendt.

(Aus dem physiologischen Institut der Universität Helsingfors, Finland.)

I. Mittheilung.

Ueber die Einwirkung des Santonins auf den Gesichtssinn.

Seit Boll's schöner Entdeckung des Sehpurpurs (1876) und W. Kühne's und Ewald's klassischen Untersuchungen desselben hat die physiologische Forschung nicht sonderlich viel in Bezug auf diese wunderbare chemische Substanz hinzuzufügen gehabt. Ueber die Bedeutung desselben für das Sehen weiss man bis hierzu nichts Sicheres.

Die Ansichten, welche im Anschluss an die Max Schultze'sche Hypothese von der totalen Farbenblindheit der Stäbchen von v. Kries u. A. ausgesprochen werden, fussen, scheint es, auf nicht ganz sicheren Gründen.

Veranlasst durch einige Beobachtungen, welche wir kürzlich in der Lage waren zu machen, wollen wir einige Fragen zur Discussion bringen, die auf das Engste mit der physiologischen Aufgabe der Stäbchen (des Sehpurpurs) zusammenhängen. Auf Grund der Thatsachen, die wir feststellen konnten, scheint es uns, dass die gegenwärtig in der Physiologie herrschende Anschauung über die Function der Stäbchen in mehrfacher Hinsicht modificirt werden müsse.

In dieser ersten Mittheilung werden wir zeigen, dass man im Santonin ein Mittel besitzt, welches auf eigenthümliche Weise die Ein-

[1] Wir wenden hier und zum Theil auch im Folgenden den Ausdruck „Gelb-violett" an, obgleich derselbe, wie wir weiterhin sehen werden, nicht ganz dem factischen Thatbestande entspricht. Es geschieht dies der Bequemlichkeit wegen, da wir sonst nur durch eine Umschreibung einen Ausdruck für den richtigen Begriff erhalten würden.

wirkung des Lichtes auf den Sehpurpur im Auge beeinflusst, und dass man mit dessen Hilfe auf eine verhältnissmässig einfache Weise die Physiologie des Sehpurpurs studieren kann.

Schon seit lange ist es bekannt, dass bei Santoninvergiftung ein eigenthümliches Farbensehen auftritt, welches meistens so geschildert wird, dass weisse Gegenstände gelb erscheinen (Xanthopsie), und dass diesem Gelbsehen ein Violettsehen vorausgeht.

Schon bei verhältnissmässig kleinen Dosen des Giftes (Natr. santonic. etwa 0·3 bis 0·5 g) können die Symptome hervortreten, noch ehe sich andere Vergiftungssymptome zeigen. Bei grösseren Dosen treten Hallucinationen auf (Geruchs- und Geschmacksempfindungen), Schwindel, Flimmern vor den Augen, Pupillenerweiterung, Uebelkeit, Erbrechen, Benommenheit, Dyspnoe und Krämpfe.

Die Einwirkung des Santonins auf den Farbensinn hat schon seit Jahrzehnten die Aufmerksamkeit auf sich gelenkt, gleichwohl nicht in dem Maasse, wie sie es verdient. Von mehreren Forschern ist dieser Umstand, wenn man so sagen darf, mehr im Vorübergehen untersucht worden, und doch scheint schon die Thatsache von grösstem Interesse zu sein, dass wir ein Gift besitzen, durch welches unser Farben percipirender Apparat in einer gewissen bestimmten Richtung beeinflusst werden kann. Für die Auffassung und das Studium der Physiologie der Farbenempfindungen muss ja diese Thatsache von der grössten Bedeutung sein.

Ehe wir näher darauf eingehen, wie das Santonin auf den Farbensinn einwirkt, wollen wir zunächst einige Theorien zur Erklärung des Phänomens einer Betrachtung unterziehen.

Bekanntlich ist das Gelbsehen ein Symptom, das auch unter anderen Verhältnissen auftritt als bei der Santoninvergiftung. Man hat es in gewissen von Icterus begleiteten Krankheiten beobachtet. Dieses veranlasste eine Erklärung des Phänomens in der Annahme einer Gelbfärbung der Augenmedien zu suchen. Obwohl diese Hypothese a priori wenig Wahrscheinlichkeit für sich hat, so sei sie doch erwähnt, da eine Autorität wie Arthur König sich nicht abweisend zu einer derartigen Deutung des Phänomens gestellt hat. König[1], der den Thatbestand an sich selbst untersuchte, hebt hervor, dass das Santonin ausschliesslich eine Verkürzung des Spectrums am violetten Ende verursacht. „Da man die beschriebenen Aenderungen in den Farbenwahrnehmungen“ — schreibt König — „mit sehr grosser Annäherung

[1] **Arthur König, Ueber den Einfluss von santoninsaurem Natron auf ein normales bichromatisches Farbensystem.** *Centralbl. f. Augenheilk.* 1888. S. 373.

auch erhalten kann, indem man durch ein dickes Uranglas blickt, so würde zunächst an eine Gelbfärbung der Augenmedien zu denken sein. Bei den im Hinblick darauf angestellten ophthalmoskopischen Untersuchungen war eine solche Färbung nicht zu erkennen; doch muss bemerkt werden, dass bei denselben künstliche Beleuchtung angewandt wurde, bei der Benutzung von Tageslicht wäre sie vielleicht wahrzunehmen gewesen."

Vor mehr als 40 Jahren hob jedoch schon Edm. Rose[1] hervor, dass eine derartige Erklärung jeder Berechtigung entbehrt. Eine Gelbfärbung der Augenmedien konnte nach Rose nie constatirt werden, weder bei getödteten Thieren noch bei opthalmoskopischer Untersuchung des Augenhintergrundes, in welchem Falle doch die Strahlen die Medien zweimal durchlaufen müssen, um in unser Auge zu gelangen. Auch Filehne[2], der den Augenhintergrund bei Tageslicht untersuchte, konnte keine Spur von Gelbfärbung entdecken. Ebenso wenig liess sich eine solche am Glaskörper eben getödteter Thiere nachweisen.

Auch wir haben vergebens nach einer derartigen Farbenveränderung der Augenmedien gesucht. In Uebereinstimmung mit früheren Forschern untersuchten wir den Augenhintergrund santoninvergifteter Kaninchen (0·6 g Natr. santonic.) mit dem *af* Schultén'schen Augenspiegel, ohne auch nur eine Spur von Gelb in den Augenmedien entdecken zu können. Da bei der Santoninvergiftung eine ausgeprägte Verkürzung des Spectrums in seinem kalten Theile beobachtet wird, so liesse sich vielleicht in Uebereinstimmung mit König an eine Absorption der violetten Strahlen in den Augenmedien denken; aber auch diese Annahme muss fallen gelassen werden. Abgesehen davon, dass eine wässerige Lösung des Salzes gar keine Lichtabsorption zeigt, liess sich eine solche auch nicht am Glaskörper santoninvergifteter Thiere constatiren. Wir haben die Augenmedien (Glaskörper und Linse) eben getödteter Kaninchen, die grosse Dosen santoninsaures Natron erhalten hatten, spectroskopisch untersucht, ohne die geringste Absorption oder Verkürzung des Spectrums beobachten zu können.

In Uebereinstimmung mit früheren Forschern müssen auch wir somit dafür halten, dass das Gelbsehen bei der Santoninvergiftung durchaus nicht auf diese Weise entstehen kann. Hiergegen spricht u. A. auch der Umstand, dass bei der Vergiftung ein Violettsehen entsteht, und dass dieses Violettsehen ebenso deutlich hervortritt wie das Gelbsehen, hierüber weiterhin mehr.

[1] Edm. Rose, Virchow's *Archiv*. 1860. Bd. XVIII. S. 27.
[2] Pflüger's *Archiv*. 1900. Bd. LXXX. S. 100.

Wenn sich das Farbensehen bei der Santoninvergiftung nicht auf diese Weise erklären lässt, so muss man annehmen, dass das Gift direct auf das Nervensystem einwirkt, und hier fragt es sich nun, ob diese Einwirkung eine centrale ist oder eine periphere.

Da ausser dem Gelb- und Violettsehen auch andere Störungen auftreten, wie Geruchs- und Geschmackshallucinationen, Aphasie, Schwindel, Erbrechen u. s. w., welches theils Symptome cerebralen Ursprunges sind, so hat man angenommen, dass auch die Störungen der Farbenwahrnehmungen derselben Natur seien.

Mehrere Umstände, auf die wir weiterhin zurückkommen werden, sprechen gleichwohl dafür, dass das Santonin auf den Gesichtsapparat nicht central, sondern peripher einwirkt.

Wir haben es hier mit dem interessanten Umstande zu thun, dass ein Gift solche Veränderungen in der Retina erzeugen kann, dass unsere Auffassung des objectiven Lichtes theilweise verändert wird. Diese Thatsache an und für sich scheint uns der grössten Aufmerksamkeit werth zu sein, mehr als ihr in neuerer Zeit zu Theil geworden ist. Denn, wenn wir solche Mittel besitzen, dass wir auf die farbenpercipirenden Organe einwirken können, ohne dass die übrigen Functionen des Gesichtssinnes Schaden erleiden, so wäre es vielleicht möglich, durch Experimente in dieser Richtung zur Erklärung der Physiologie des Farbensinnes beizutragen.

Im Folgenden versuchen wir das Wichtigste zusammenzustellen, was uns über die Einwirkung des Santonins auf den Sehact bekannt ist. Vor Allem sollen folgende Fragen berührt werden: 1. Wie wird unsere Auffassung der Farben verändert? 2. Lassen sich während der Santoninvergiftung functionelle Veränderungen an der Retina nachweisen, und welche sind es? 3. Lassen sich diese functionellen Veränderungen mit der Störung der Farbenwahrnehmung in Zusammenhang bringen?

Was die erste Frage betrifft, so ist sie sehr gründlich von Edm. Rose studirt worden.

Ueber die künstliche Farbentäuschung nach Genuss der Santoninsäure giebt Rose[1] an: „1. Dass sie sich jedesmal als „Gelbsehen“ kundgiebt, und man dann mit diesem Namen an das grünlich-gelbe Aussehen lichter weisser Flächen (z. B. Schreibpapiers, weisser Flammen, des Himmels) daran erinnert. 2. Dass dabei bisweilen ausserdem ein Lichteindruck als violett empfunden wird. Es stellt sich dabei heraus, dass der Lichteindruck nur undeutlich und matt sein muss, um dies Violettsehen hervortreten zu lassen, wie es denn fast stets

[1] l. c. Bd. XIX. S. 532.

an weniger beleuchteten Theilen des Papiers z. B. bemerkt wurde, während die direct beleuchteten wohl gelb erschienen oder an den Rändern lichtschwacher Flammen, und dass es unter dieser Bedingung gleichgültig ist, ob das Licht den Eindruck eines Farbentones sonst macht, insofern es nämlich in den meisten Fällen gelb, bei anderen roth oder auch, je nach der schwächeren Lichtstärke, roth oder gelb gefärbt sein konnte. 3. Ohne Einwirkung von Licht kommt das Violettsehen nicht zu Stande, zum Unterschiede von den gewöhnlichen Arten der Chromopsie.“

Rose bemerkt weiter, „dass, je nachdem Violettsehen da ist, je nachdem Violettsehen und Gelbsehen verschieden stark sind, anfangs der Narcotisirte wechselnde Farbentöne von einem und demselben Farbengemisch empfinden kann, dass er jedoch schliesslich stets in ein Stadium ungetrübter, mehr weniger starker sog. Gelbsichtigkeit verfällt.“

„In jedem Falle leidet während der Zeit des Rausches der Farbensinn, indem der Umfang der Farbenempfindung erregenden leuchtenden Strahlen in der Scala des Spectrums mit seiner In- und Abnahme schwindet und wieder wächst, so dass die brechbarsten Lichtwellen nicht mehr den Eindruck von Violett machen, sondern nur den Lichtsinn erregend, als weiss erscheinen, welches Erblassen des Farbeneindruckes sich von da mit dem Steigen der Narcose auf immer weniger brechbare Lichtwellen fortsetzt, so dass das gesammte Heer bläulicher Farbenempfindungen fehlt. Da diese Blindheit für Violett sich bei den verschiedensten Methoden herausgestellt hat, sich allein stets findet ebenso regelmässig, wie unter den subjectiven Beobachtungen das sogenannte Gelbsehen und so lange als dieses besteht, so muss man als die Ursache der sogenannten Gelbsichtigkeit eine mehr oder weniger starke Violettblindheit ansehen, die bis zur vollständigen Blaublindheit geht.“

Neuere Untersuchungen haben im Grossen und Ganzen die Beobachtungen Rose's bestätigt. Gleichwohl fanden andere Forscher in gewissen Punkten Abweichungen.

v. Kries[1] giebt an, dass während des Violettsehens das Spectrum auf beiden Seiten erheblich verlängert wird, und dass dasselbe während des darauf folgenden Stadiums von Gelbsehen sich auf beiden Seiten verkürzt. Dasselbe Phänomen konnte v. Kries auch bei einer violettblinden Person beobachten.

Nach König ruft die Santoninvergiftung ausschliesslich eine Verkürzung des violetten Theiles des Spectrums hervor.

---

[1] *Archiv f. Augenheilkunde.* 1898. S. 253.

Im Vorhergehenden haben wir nur die wichtigsten Arbeiten auf diesem Gebiete berücksichtigt. Mehrere andere Abhandlungen (wie z. B. die von Hüfner, Krauss, Woinow, Brackmeyer, Frohnstein, Henneberg, Hilbert u. A.), in denen die bezw. Verfasser eine Erklärung des Phänomens zu geben suchen, sind wohl zu unserer Kenntniss gelangt; da es uns aber zu weit führen würde, näher auf alle diese mehr weniger plausiblen Hypothesen einzugehen, so müssen wir es unterlassen. — Die Beobachtungen früherer Forscher in Bezug auf die Farbenempfindungen sind allerdings richtig, aber in mehreren Punkten unvollständig, so dass man nicht auf sie bauen kann.

Wir haben daher die Wirkungen des Santonins von neuem und zwar an uns selbst studirt und erlauben uns die Resultate unserer Untersuchungen hier darzulegen.

Am 23. December 1902 um 6 Uhr Abends nahm ich (v. Wendt) 0·4^{g} santonsaures Natron in absoluter Finsterniss ein und verblieb eine Stunde im Dunkeln.

Farbensehen im Dunkeln oder dergl. konnte nicht beobachtet werden, auch kein Flimmern vor den Augen u. dergl.

Um 7 Uhr wurde eine rothe elektrische Lampe angezündet und war an derselben kein veränderter Farbenton zu beobachten. Hierauf begab ich mich in einen halbdunklen Raum, um mit dem Zeiss'schen Apparat zur Darstellung complementärer Farben zu prüfen, ob eine Aenderung des Farbensehens bestand. Ich beobachtete jetzt, dass das weisse Licht des Projectionsapparates eine gelb-orangegelbe Farbe angenommen hatte, ebenso das elektrische Bogenlicht, überhaupt, dass von jedem mit weissem oder weissgelblichem Licht leuchtenden Körper ein reines gelb-orangegelbes Licht strömte. Weisse, stärker beleuchtete Flächen hatten einen gelblichen Farbenton, schwächer beleuchtete Flächen behielten ihre gewöhnliche Farbe. Mit Ausnahme der stärker beleuchteten weissen Flächen liessen sich somit keine Farbenveränderungen in der Umgebung wahrnehmen. Eine Einschränkung des Spectrums wurde nicht beobachtet, nur eine rasch eintretende Ermüdung beim Fixiren des violetten Theiles des Spectrums. Dieses gab sich dadurch zu erkennen, dass dieser Theil für kurze Augenblicke gleichsam völlig verlöscht war. Desgleichen machte jede einzelne Spectralfarbe denselben Eindruck auf das Auge wie unter normalen Verhältnissen. Wir hatten nämlich unter früheren Uebungen genau gelernt die Farben übereinstimmend zur benennen und unsere Angaben stimmten auch nach der Vergiftung völlig miteinander überein. Noch um 11 Uhr Abends bestand das oben beschriebene Gelbsehen fast gänzlich ungeschwächt.

Am 25. December 1902 nahm ich (Sivén) um $^1/_2$12 Uhr

Morgens 0·3 g Natr. santonic. und um 12 Uhr 15 Min. weitere 0·10 g. Um 10 Uhr Vorm. hatte ich gefrühstückt. Das Zimmer, in dem ich mich aufhielt, hatte drei grosse Fenster nach Süden und drei nach Osten. Der Wintertag war klar und das Sonnenlicht strömte reichlich ins Zimmer.

Etwa 15 Minuten nach der letzten Dosis erschien es mir, als ob das Tageslicht sich etwas verändert hätte. Es nahm einen etwas grün-gelblichen Ton an, als ob durchsichtige gelb-grüne Gardinen vor eines der Fenster gezogen wären. Alle Gegenstände erschienen gleichwohl in ihren natürlichen Farben. Ein weisser Papierbogen ist weiss. Keine Spur von Violettsehen. An schwarzen Gegenständen lässt sich auch bei der sorgfältigsten Beobachtung nichts derartiges spüren. Eine Untersuchung des Farbensinnes mit den Holmgren'schen Wollfäden giebt ein normales Resultat. Um 12 Uhr 40 Min. begab ich mich in das zum Dunkelzimmer umgewandelte Auditorium, woselbst der Zeiss'sche Projectionsapparat aufgestellt ist, um meinen Farbensinn mit dem Spectralapparat desselben zu untersuchen. Beim Eintritt in dieses Halbdunkel blieb ich plötzlich vor Verwunderung darüber stehen, dass alle Bänke und Tischfüsse des Auditoriums mir in heller, reiner, rosa-violetter Beleuchtung entgegenschimmerten. Diese Bänke und Tische sind hellgelb gebeizt. Alle weissen Gegenstände in diesem halbdunkeln Raume, der Ofen, die Instrumentenschränke u. s. w. erscheinen beim ersten Anblick in ihrer natürlichen Farbe, desgleichen alle schwarzen Gegenstände. Nur die gelbgefärbten Gegenstände erscheinen schön rosa-violett.

Es wird sogleich im Halbdunkel eine Prüfung des Farbensinnes mit den Holmgren'schen Wollenfäden vorgenommen. Roth, grün, blau kann ich ebenso gut wie in normalem Zustande unterscheiden; gelb und violett hingegen werden verwechselt. Aufgefordert, alle violetten Fäden auszuwählen, sammelte ich eine Menge solcher von verschiedenen Schattirungen. Als ich mit ihnen in's volle Tageslicht hinaustrat, hielt ich eine bunte Sammlung von rein violetten, hellgelben und orangefarbenen Fäden in der Hand. Der Farbensinn wurde von Neuem bei voller Beleuchtung geprüft und erwies sich in jeglicher Hinsicht als normal. Wiederholte Prüfungen im Dunkeln ergeben, dass ich die gelben und orangegelben Farben violett sehe.

Ich war also im Halbdunkel völlig gelb-orangeblind.

Mit dem Zeiss'schen Projectionsapparat wird ein Spectrum auf die weisse Wand geworfen. Etwas Abnormes kann ich an demselben nicht bemerken. Die Länge des Spectrums gebe ich genau an. Nur wird bei der violetten Farbe ein eigenthümliches Flackern verspürt.

Zeitweise erscheint sie gräulich; zeitweise wieder mehr violett, mitunter kann die violette Farbe für einen Augenblick verschwinden.

Ein gelb-orange gefärbtes Papier wird in dem halbdunklen Raume so gelegt, dass das Licht durch die Thür des angrenzenden Zimmers darauf fällt; Die eine Hälfte des Papierbogens steht vertical, die andere horizontal. Das Papier ist so placirt, dass es ausserdem mit starkem, weissen Bogenlicht beleuchtet werden kann. Im Halbdunkel sehe ich die verticale Hälfte, auf welche das Tageslicht durch die Thüre fällt, in ihrer natürlichen orange-gelben Farbe, die horizontale Hälfte, die im Schatten liegt, leuchtet rosa-violett. Bei Beleuchtung mit der Bogenlampe nimmt diese Hälfte dieselbe orange-gelbe Färbung an wie die verticale, doch tritt die Farbenveränderung nicht unmittelbar ein. Von violett klärt sie sich in einigen Secunden zu orange-gelb. Verlöscht man die Bogenlampe, so wird sie unmittelbar violett. Mehrere Wiederholungen des Versuches geben dasselbe Resultat.

Gelbgefärbte Flüssigkeiten (Pikrinsäurelösung, Urin) erscheinen im Halbdunkel schön violett.

Um 2 Uhr erneuerte Prüfung des Farbensinnes bei vollem Tageslicht und im Halbdunkel mit demselben Resultate wie vorher. Wenn ich bei voller Beleuchtung mit weissem Bogenlicht das Gefäss mit der Pikrinsäurelösung gegen den weissen Projectionsschirm halte, so ist die Flüssigkeit rein gelb, gegen eine schwarze Fläche gehalten, ist sie bei derselben Beleuchtung violett.

Um 2 Uhr 30 Min. ist der Thatbestand noch derselbe. Ein stärkeres Gelbsehen konnte ich nicht beobachten, vielleicht, dass das Licht der weissen Bogenlampe etwas gelblich schimmert, doch kann ich dieses nicht mit Bestimmtheit entscheiden. Die Schatten um eine kleine elektrische Glühlampe schimmern violett.

5 Uhr 30 Min. Nachm. Das Phänomen dauert fort. Noch am folgenden Morgen erscheint mir ein gelber Lampenschirm in der Morgendämmerung hell röthlichviolett (blasse Lachsfarbe). Eine Violettblindheit konnte ich während des ganzen Versuches nicht feststellen, wenn man nicht das Flackern der violetten Farbe im Spectrum dahin deuten will, ebenso wenig ein völlig typisches Gelbsehen.

Mein (v. Wendt) zweiter Versuch wurde am 26. Dec. 1902 bei Tageslicht unternommen. Um 11 $^1/_4$ Uhr wurden 0·45 ^{g} santonsaures Natron eingenommen. Schon eine Viertelstunde darauf bemerkte ich eine Veränderung der Beleuchtung. Es erschien mir draussen und drinnen heller, was wohl einer stärkeren Nuance von gelb in der Beleuchtung zuzuschreiben ist, wenngleich eine solche nicht sicher constatirt werden konnte. Der Schnee z. B. erschien völlig weiss. Um 12 Uhr brach die Sonne hervor, und die Schneedecke erschien jetzt etwas gelbgefärbt.

Lampenlicht, elektrisches Bogenlicht u. s. w. hatten schon nach 20 bis 25 Min. denselben gelb-orangegelben Farbenton wie beim ersten Versuche. Eine Einschränkung des Spectrums wurde nicht beobachtet; auch keine Veränderung der einzelnen Spectralfarben. Im Halbdunkel kam dieselbe Erscheinung zur Beobachtung, wie in Sivén's erstem Versuche, wenngleich in etwas modificirter und geschwächter Form. Orange-gelb und violett wurden verwechselt. Bei schwächerer Beleuchtung erschienen beide Farben rein rosa-violett, war die Beleuchtung stärker, so imponirten sie beide als braungelb. Ein orange-gelbes Glanzpapier hatte bei durchfallendem schwachen Tageslicht reine Veilchenfarbe; eine orange-gelbe Lösung im Schatten eines dunklen Tuches rosa-violette Farbe.

Fräulein G. nimmt am selben Tage um 12 Uhr Mittags $0 \cdot 2^g$ Natr. santonic. ein. Nach etwa $^3/_4$ Stunden stellen sich Vergiftungssymptome ein. Ein deutliches Gelbsehen ist nicht zu bemerken, aber im Halbdunkel leuchten gelbe Gegenstände rosaviolett. Eine Prüfung des Farbensinnes im Dunkeln (mit Holmgren'schen Wollenfäden und farbigen Papierstücken) erweist eine völlige Gelbblindheit wie im Versuche Sivén's. Doch sind die Symptome bei Fräulein G. nicht so ausgeprägt. Hat sich das Auge eine Zeit lang, 3 bis 5 Minuten, für die Dunkelheit adaptirt, so unterscheidet man auch im Halbdunkel gelb und violett ziemlich gut. Bei nicht völliger Adaption geschieht Verwechselung. Eine Verkürzung des Spectrums bemerkt Fräulein G. nicht. Die kalte Seite des Spectrums erscheint ihr normal.

Am 27. December 1902 um $11^1/_2$ Uhr Vorm. nahm ich (Sivén) bei vollem Tageslicht $0 \cdot 4^g$ Natr. santonic. ein, ohne etwas anderes genossen zu haben, als um 7 Uhr Morgens eine Semmel mit Butter und zwei Tassen Kaffee. Etwa eine halbe Stunde nach der Einnahme des Giftes begannen sich die Symptome geltend zu machen und bald darauf waren sie völlig ausgeprägt. Das Zimmer (dasselbe wie im ersten Versuche) begann auf einmal grünlich-gelb zu schimmern, ganz als ob helles Sonnenlicht durch eine hellgrüngelbe Gardine hereingefallen wäre.

Ein deutliches Violettsehen ging dem Gelbsehen nicht voraus, obgleich ich mit besonderer Aufmerksamkeit hierauf achtete. Wohl aber schienen Schatten, besonders in den weniger hellen Theilen des Zimmers, in violett zu schimmern. Bald darauf begab ich mich in das wieder zum Dunkelzimmer umgewandelte Auditorium. Die gelben Tische und Bänke leuchten wie im ersten Versuche in rosa-violetter Farbe. Unmittelbar darauf wird eine Prüfung des Farbensinnes mit den Holmgren'schen Garnfäden und farbigen Papierstückchen im Halbdunkel vorgenommen. Roth und grün werden gut unterschieden. Gelb und violett werden verwechselt; gelb und orange erscheinen rosaviolett. Mit dem Masson'schen Farbenkreisel wird die Farbenmischung untersucht. Orange und roth geben im Halbdunkel Purpur.

Bei völligem Ausschluss des äusseren Lichtes ist keine Spur von Farbensehen zu bemerken. Als ich ins helle Zimmer heraustrat, schimmerte alles um mich in gelblich-hellgrünem Licht. Der Farbensinn im Tageslicht völlig normal. Wiederholte Untersuchungen ergeben das gleiche Resultat. So lange das Gelbsehen fortdauert, sehe ich im Halbdunkel alle gelb und orange gefärbten Gegenstände rosa bis violett. — Eine Untersuchung des Spectrums (erzeugt durch den Zeiss'schen Projectionsapparat) ergiebt ziemlich normale Verhältnisse; es lässt sich weder eine Verlängerung, noch eine Verkürzung desselben constatiren. Ich gebe die Länge genau so an wie Dr. v. Wendt. Das einzige Bemerkenswerthe ist, dass die violette Farbe nicht völlig deutlich hervortritt. Ich sehe violett, aber das Auge ermüdet gleichsam vom Ansehen dieser Farbe; wie im ersten Versuche bemerkt man auch hier ein Flackern der violetten Farbe. Sie spielt zeitweise in grau, mitunter nur theilweise, mitunter bis blau hinüber.

12 Uhr 30 Min. Nachm. ist das Gelbsehen beim Tageslicht am intensivsten. Die weisse elektrische Bogenlampe leuchtet citronengelb. Wie v. Wendt beobachte auch ich, dass das Gelbsehen um so intensiver, je stärker die Lichtquelle ist.

Stehe ich mit dem Rücken gegen das Fenster, so scheint es, als ob das gelbe Licht von beiden Seiten hereinströme. Die Farben der Gegenstände unterscheide ich gut.

Ein weisser Papierbogen schimmert gleichwohl gelb. Fixire ich ihn näher, so erscheint die Stelle, auf die der Blick fällt, weiss, doch die Peripherie leuchtet gelb. Ich nehme ein kleineres Stück weissen Papiers, fixire irgend einen Gegenstand und schiebe das Papier etwas zur Seite, es leuchtet gleichsam in gelb auf (in der Farbe eines gelben Kanarienvogels). Ich untersuche die Sache näher. Zwei weisse Papierstücke von der Grösse eines Markstückes werden neben einander auf eine schwarze Unterlage gelegt. Ich fixire sie und sehe sie beide völlig weiss. Nun wird das eine mit dem Auge fixirt, während das andere zur Seite geschoben wird. Sogleich sehe ich das periphere Papierstück gelb, während das mit dem Auge fixirte rein weiss verbleibt.

Ich begebe mich wieder ins halbdunkle Zimmer, um diese weissen Papierstücke im Halbdunkel zu prüfen. Die Stücke werden neben einander auf eine schwarze Unterlage placirt; sie erscheinen beide gleich mit einem violetten Farbenton. Das eine wird fixirt, das andere nach aussen zu fortgeschoben. Jetzt erscheinen sie verschieden. Das fixirte ist grau-violett, das in der Peripherie befindliche hat sich aufgehellt und ist nahezu weiss; die Farbe lässt sich nicht bestimmen.

Eine vollständige perimetrische Untersuchung des Farbensinnes lässt sich dieses Mal nicht mehr vornehmen. Gegen 2 Uhr hat das Gelbsehen schon beträchtlich abgenommen. Im Halbdunkel jedoch erscheinen gelbgefärbte Gegenstände noch immer rosaviolett.

Ein leichter Kopfschmerz belästigt mich den Rest des Tages. Sonst keine unangenehmen Symptome. Die Wirkung des Giftes war dieses Mal bedeutend stärker als beim ersten Versuche. Hierzu trug der Umstand bei, dass es bei nüchternem Magen genommen wurde, etwas, worauf schon Edm. Rose hinwies.

Fassen wir die Resultate dieser Beobachtungen in Kürze zusammen, so lassen sich folgende Sätze aufstellen.

1. Bei völliger Abwesenheit von äusserem objectiven Licht ist ein Farbensehen bei der Santoninvergiftung nicht zu beobachten. Zum Zustandekommen desselben ist es nothwendig, dass äusseres Licht ins Auge fällt.

2. Violett- und Gelbsehen lösen einander nicht derart ab, dass ein Violettsehen dem Gelbsehen vorausginge, sondern sind beide gleichzeitig. Im Tageslichte oder bei voller Beleuchtung tritt das Gelbsehen hervor, im Halbdunkel das Violettsehen, so dass bei schwacher Beleuchtung gelbe Gegenstände violett erscheinen. In vollem Tageslichte schimmern auch Schatten und dunkle Gegenstände, die schwach beleuchtet sind, in violett.

3. Bei schwacher Beleuchtung ist eine Person im Santoninrausche vollständig gelbblind, nicht aber roth- oder grünblind.

4. Eine ausgesprochene Blindheit für spectral Violett konnten wir in diesen ersten Versuchen nicht beobachten, wenn man nicht das Flackern in grauviolett, welches wir am violetten Theile des Spectrums wahrnahmen, als solche deuten will. Bei einer anderen Person (Prof. J. W. Runeberg) traf eine sehr ausgesprochene Blindheit für spectral Violett ein, wie weiterhin erörtert wird.

5. Fixirt man eine grössere weisse Fläche bei vollem Tageslichte, so ist die centrale fixirte Stelle völlig weiss, mehr peripher hingegen schimmert die weisse Fläche in gelb. Dieser bemerkenswerthe Umstand

wird auf folgende Weise noch besser festgestellt. Zwei kleine weisse Papierstückchen werden in einer Entfernung von 15 bis 20^{cm} von einander placirt, das eine wird in einer Entfernung von 30 bis 40^{cm} mit dem Auge fixirt; man bemerkt dann, dass dieses rein weiss leuchtet, das andere hingegen gelb. Dieses deutet darauf, dass nicht der centrale Theil der Retina (die Macula) das Gelbsehen percipirt, sondern der periphere Theil desselben. Auf diesen wichtigen Thatbestand werden wir weiterhin zurückkommen.

6. Ein gelb-orangefarbener Papierbogen erscheint im Halbdunkel rosaviolett. Wird dieses Papier plötzlich mit weissem Bogenlicht beleuchtet, so nimmt es nicht unmittelbar seine richtige Farbe an. Die violette Farbe klingt gleichsam ab. Wird das Bogenlicht plötzlich ausgelöscht, so erscheint das Papier sofort rosa-violett.

Wie hieraus ersichtlich, stimmen unsere Beobachtungen in mehreren wichtigen Beziehungen nicht mit den Angaben früherer Forscher über die Einwirkung des Santonins auf den Farbensinn überein. Gleichwohl stehen diese Abweichungen nicht in directem Gegensatz zu früheren Beobachtungen. Das was andere früher sahen, konnten auch wir bis auf einige Ausnahmen constatiren, zugleich aber waren wir in der Lage, unsere Kenntniss dieser Phänomene in gewissen Punkten zu erweitern.

Im Folgenden wollen wir nun diese Beobachtungen und ihre Bedeutung einer näheren Prüfung unterziehen.

Wir betonen gleich, dass dieses hier nicht in der ganzen Ausführlichkeit geschehen kann, welche die Sache erforderte. Um diese Thatsachen mit jetzigen Lehren der Physiologie des Farbensinnes zu vergleichen, bedarf es eingehenderer Untersuchungen, als wir bis jetzt in der Lage waren auszuführen. Nur in dem Grade sollen diese Facta hier einer Betrachtung unterzogen werden, als sie allgemein bekannte Cardinalfragen berühren. Da uns die umfangreiche Litteratur auf diesem Gebiete nicht in allen Einzelheiten bekannt ist, so müssen wir im Voraus um Nachsicht bitten, sollten einige schon bekannte Thatsachen von uns übersehen sein oder als noch nicht beobachtet angesehen werden.

Was nun die erste Beobachtung betrifft, so haben alle früheren Forscher — soweit wir finden konnten — constatirt, dass bei Abwesenheit jeglichen äusseren Lichtes während der Santoninvergiftung keine Farbenphänome hervortreten. Filehne[1] hat allerdings angegeben, dass Arthur König an sich selbst auch ohne objectives Licht Violettsehen beobachtete, aber die Angabe beruht offenbar auf einem Missverständniss, denn wir haben in dem Aufsatze von König nichts Derartiges gefunden.

Der Umstand, dass durchaus objectives Licht in's Auge fallen muss, spricht, wie schon Rose hervorgehoben, für die periphere Natur des Phänomens. — Hierin liegt auch die Bedeutung dieser Thatsache.

Mehrere frühere Forscher haben angegeben, dass während der Santoninvergiftung das Violett- und Gelbsehen einander ablösen, so zwar, dass dem Gelbsehen ein Violettsehen vorausgehe. Andere wieder fanden, dass das Violettsehen dem Gelbsehen folgte. Die letztere Beobachtung ist die richtige. Wie schon oben hervorgehoben worden, schliessen Violett- und Gelbsehen einander keineswegs aus, und wir müssen daher die Richtigkeit der Kries'schen Beobachtungen bezweifeln, wenn er behauptet, dass im Stadium des Violettsehens das Spectrum an beiden Seiten verlängert sei, während des Gelbsehens verkürzt. Es verhält sich nämlich so, dass im Licht das Grün-Gelbsehen hervortritt, im Dunkel Rosa-Violettsehen. Hierdurch erklärt sich auch, weshalb man im Licht Schatten und schwarze Gegenstände in Violett schimmern sieht, während hell beleuchtete in den Complementärfarben, hellgrüngelb, schimmern. Wir haben diese interessante Erscheinung wiederholt beobachtet und haben zu wiederholten Malen das Spectrum untersucht, um die Richtigkeit der Kries'schen Angaben feststellen zu können, aber, wie gesagt, mit negativem Resultat.

Als besonders wichtige Thatsache sei also hervorgehoben, dass das Gelb- und Violettsehen einander nicht ablösen, sondern dass sie gleichzeitig bestehen. Dass dieses Phänomen nichts mit Contrastwirkungen oder mit complementären Nachbildern zu thun hat, wird schon von Hüfner[2] betont. Hüfner weist darauf hin, dass das Violetsehen nicht verschwindet, wenn man die Schatten durch ein intensiv rothes Glas betrachtete, welches auch nicht eine Spur gelben Lichtes hindurchliess. Wir können noch hinzufügen, dass das Phänomen zu lange fortdauert, als dass an Nachbilder zu denken wäre, und dass es auch hervortritt, ohne dass zuerst gelbgrüne Strahlen ins Auge eindringen.

Die rosaviolette Farbe, welche besonders gelbe und orangefarbene Gegenstände während der Santoninvergiftung im Halbdunkel

---

[1] Pflüger's *Archiv.* 1900. Bd. LXXX. S. 97.

[2] Gräfe's *Archiv.* 1867. Bd. XIII. S. 315.

annehmen, ist selbstverständlich, wie wir in einer folgenden Abhandlung näher darlegen werden, nicht der violetten Farbe des Spectrums gleichzustellen.

Die Thatsache, dass während der Santoninvergiftung im Halbdunkel eine mehr oder weniger ausgeprägte, aber stets deutlich nachweisbare Gelbblindheit eintritt (gelb und orangefarbene Gegenstände, Papierstücke, Garnfäden erscheinen rosaviolett und werden mit der violetten verwechselt), während der Farbensinn für die übrigen Farben, speciell für roth und grün, erhalten ist, scheint uns der Aufmerksamkeit werth. Leider waren wir nicht in der Lage, diese Gelbblindheit mit feineren Methoden zu untersuchen und müssen uns daher darauf beschränken nur das thatsächliche Bestehen derselben hervorzuheben.

Es ist offenbar, dass ein derartiges Verhalten nicht mit der Young-Helmholtz'schen Farbentheorie im Einklange steht. Eine Gelbblindheit mit gleichzeitiger Beibehaltung des Farbensinnes für roth und grün ist dieser Theorie nach unmöglich.

Auch mit der Hering'schen Theorie lässt sich das Phänomen nicht gut vereinigen, wenn gleich zuzugeben ist, dass diese Theorie die Erscheinung vielleicht erklären könnte.

Eine nähere Untersuchung des Thatbestandes ist gleichwohl unumgänglich nöthig, ehe man sich mit Bestimmtheit hierüber äussern kann. Die Bedeutung des Phänomens liegt klar zu Tage und hoffen wir, weiterhin Gelegenheit zu haben es näher zu untersuchen.

Wie schon hervorgehoben wurde, waren wir bei unserem ersten Selbstversuche nicht in der Lage, eine völlige Blindheit für die spectrale violette Farbe zu constatiren, die von den meisten früheren Forschern beobachtet wurde. Dass jedoch auch in diesen Versuchen eine Störung in der kurzwelliges Licht percipirenden Substanz der Netzhaut stattfand, war durch den Umstand angedeutet, dass die violette Farbe im Spectrum gleichsam flackerte. Zeitweise erschien sie grauartig, bisweilen nur zum Theil, bisweilen ganz und gar, um dann wieder im gewöhnlichen Farbenton hervorzutreten. Eine Veränderung der übrigen Spectralfarben konnten wir bei diesen Versuchen weder am warmen noch am hellen Theile des Spectrums bemerken.

Durch das liebenswürdige Entgegenkommen Prof. J. W. Runeberg's erhielten wir Gelegenheit, an ihm während der Santoninvergiftung eine völlige Blindheit für die kurzwelligen Lichtstrahlen zu constatieren.

Am 30. December und 9. Januar um 11 Uhr 30 Min. Vorm. nahm Prof. Runeberg auf nüchternen Magen 0·3^{g} Natr. santonic. Etwa 20 Minuten darauf tritt Gelb-Violettsehen ein. Prof. Runeberg sieht es wie wir in unseren Versuchen. Das Tageslicht schimmert in hellgrün-gelb; im Halbdunkel schimmern gelbe und orangefarbene Gegenstände rosa-violett. Als Prof. Runeberg ein mit dem Zeiss'schen Projectionsapparat gegen den weissen Projectionsschirm geworfenes Spectrum betrachtet, sieht er keine violetten Farben. Prof. Runeberg beschreibt seine Beobachtungen folgendermassen:

„Die Beobachtungen, die ich nach Einnahme von 0·3g santonsauren Natrons zu zwei verschiedenen Malen auf übereinstimmende Weise machen konnte, sind der Hauptsache nach folgende.

Etwa eine Viertelstunde nach der Einnahme bemerkte ich, besonders beim Anblicken weisser Gegenstände, einer schneebedeckten Fläche oder eines weissen Ofens einen deutlichen grüngelben Schimmer, ungefähr als ob man die Gegenstände durch ein derartig gefärbtes Glas betrachtet hätte. Dieser Farbenton, der völlig mit der Complementärfarbe des Spectralvioletts übereinstimmte, trat allmählich immer stärker hervor, erreichte etwa eine halbe Stunde nach der Einnahme sein Maximum und begann ungefähr eine halbe Stunde später wieder an Intensität abzunehmen. Gleichwohl war dieses Gelbsehen, wenngleich in immer schwächerem Grade, noch mehrere Stunden später zu bemerken, ja selbst mehrere Tage nachher erschien beim Ansehen einer Lichtflamme, besonders einer rasch aufflammenden, z. B. beim Anzünden eines Streichhölzchens, ein gelblicher Schimmer um die Flamme.

Beim Betrachten des auf einen Schirm projicirten Spectrums während der maximalen Einwirkung des Santonins erschien der violette Theil des Spectrums völlig farblos, grau, ungefähr im selben Ton, wie der Schirm, auf den es projicirt war, und trat nur als etwas stärker beleuchteter Theil des Grundes hervor. Der blaue Theil des Spectrums erschien nicht ganz in derselben Farbennuance wie vorher, sondern näherte sich etwas mehr dem Grün. Der grüne, gelbe und orangefarbene Theil des Spectrums schienen gänzlich unverändert, dagegen aber hatte der rothe, besonders der äusserste Theil desselben, eine deutlich und stark hervortretende Nuance in dunklem Purpur. Dieser Purpur ist von einem Bande von rothem Farbenton eingefasst. Auch wenn der violette Theil des Spectrums für sich allein projicirt wurde (durch den Complementärfarbenapparat von Zeiss), so war auf der Stelle dieser Farbe nichts anderes zu entdecken, als ein schwach beleuchteter Fleck, von ganz demselben Farbenton, wie der umgebende Fond, während die Stelle der Complementärfarbe auf keine Weise von dem vollkommen im selben grünlichgelben Farbenton hervortretenden, von weissem Lichte beleuchteten Theile des auf den Schirm projicirten Lichtbildes zu unterscheiden war. Bei Projection der verschiedenen Spectralfarben, getrennt jede für sich, war zu bemerken, dass die blaue Farbe einen etwas grünlichen Ton hatte und die rothe eine deutliche Purpurfarbe, während die übrigen Spectralfarben völlig normal erschienen.

Dieselben Veränderungen des Auffassungsvermögens der violetten Farbe und der Nuancen von blau und roth liessen sich mit farbigen Papieren feststellen, wenngleich nicht ganz ebenso scharf und unzweideutig wie bei den reinen Spectralfarben.

Zur selben Zeit trat, besonders beim Betrachten gelber und orangefarbener Gegenstände, bei gewissen Beleuchtungen im Halbdunkel ein rosa, mitunter etwas in violett spielender Farbenton hervor, der bisweilen so überwiegend werden konnte, dass die Gegenstände rosa oder violett gefärbt erschienen.

Beim Betrachten eines weissen Papierbogens in vollem Tageslichte erschien der ganze Bogen im selben grüngelben Farbenton, der sich überhaupt beim Sehen im Tageslichte geltend machte. Aber bei genauem Fixiren eines kleinen weissen Papierblättchens erschien dasselbe ganz weiss. Im peripheren Gesichtsfelde erschien auch das kleine Papierblättchen in der gewöhnlichen grüngelben Farbennuance, aber eine ganz bestimmte Grenze, wo der grüngelbe Farbenton verschwand, wenn das Papierblättchen dem Fixationspunkte des Auges genähert wurde, konnte nicht erkannt werden. Hierbei ist zu bemerken, dass ich stark myop bin, und dass eine genaue Auffassung der Farbennuancen im peripheren Sehen sowohl ohne als mit Brillen mir nicht möglich war.“

Prof. Runeberg's interessante Farbenwahrnehmungen, speciell das Sehen von Purpur im äussersten rothen Theile des Spectrums, veranlassten uns zu Selbstversuchen mit etwas grösseren Santonindosen. — Früh am Morgen erneuerten wir unsere Selbstversuche mit einer kürzlich von Merck erhaltenen Sendung von Natr. santonic.[1] (Dosis 0·4 bis 0·6), mit dem Resultat, dass auch wir völlig blind für das Spectralviolett wurden. Der violette Theil des Spectrums erscheint auf dem Projectionsschirm deutlich als gräulicher, schwächer beleuchteter ungefärbter Theil. Die blaue Spectralfarbe erscheint auch uns in grünlichem Schimmer. Im äussersten rothen Theile des Spectrums ist eine deutliche Purpurfarbe zu sehen. Das auf dem weissen Schirm projicirte Spectrum ist in dem rothen Theile so geformt, dass auf der rechten Seite ein convexer Schatten in das Roth hineinragt. Dieser Schatten und seine nächste Umgebung im Roth waren es, die in der

[1] Das anfangs benutzte Salz war schon im Frühling 1900 in Berlin gekauft und hatte vielleicht etwas durch die Einwirkung des Lichtes gelitten, sodass es vielleicht nicht ganz kräftig war.

Santoninvergiftung in schöner Purpurfarbe leuchteten. Mehr nach innen zum spectralen Orange hin, ist die rothe Spectralfarbe unverändert. An den übrigen Spectralfarben (orange, gelb, grün) war nichts Abnormes zu bemerken.

Wie erklären wir nun alle diese Beobachtungen?

Am einfachsten scheint uns bis auf Weiteres die Annahme, dass das Santonin auf irgend eine Weise auf die Substanz im Auge einwirkt, die durch das kurzwellige Licht, violett, beeinflusst wird. Wir werden weiterhin den Beweis dafür erbringen, dass diese Substanz der Sehpurpur ist. Bis auf Weiteres sei nur hervorgehoben, dass dies mit Kühne's classischen Untersuchungen über diese wunderbare Substanz in gutem Einklange steht.

Der Umstand, dass bei der Santoninvergiftung die Farbenwahrnehmung für spectrales Violett gänzlich oder theilweise verschwunden ist, erklärt auf einfache und völlig befriedigende Weise das Gelbsehen oder richtiger das Hellgrüngelbsehen bei hellem Tageslichte.

Wie wir oben schon im Vorübergehen hervorhoben, hängt dieses Gelbsehen wesentlich von der Menge objectiven äusseren Lichtes ab, das ins Auge fällt. Wir können dieses in Kürze so zusammenfassen, dass das Gelbsehen wächst in directem Verhältniss zu der Menge rein weissen Lichtes, das ins Auge fällt.[1] Bei einer gewissen unteren Grenze, die wir noch nicht Zeit und Gelegenheit hatten näher zu bestimmen, verschwindet es gänzlich. Ob die von uns beobachtete Gelbblindheit an dieser Grenze eintritt, konnten wir gleichfalls noch nicht mit völliger Genauigkeit bestimmen, obgleich es höchst wahrscheinlich ist, dass es sich so verhält. Es ist gleichwohl keineswegs ausgeschlossen, dass bei einer gewissen Beleuchtung sozusagen „normale“ Farbenverhältnisse constatirt werden können. Dieses scheint uns bis auf Weiteres plausibel.

Da, wie oben hervorgehoben wurde, die Farbenwahrnehmung für die kurzwelligen — violetten — Lichtstrahlen verschwunden ist, muss man selbstverständlich das weisse Licht, welches ins Auge fällt, in der Complementärfarbe sehen, die natürlich nicht einfach, sondern aus den übrigen Spectralfarben zusammengesetzt ist. Eine Mischung desselben mit Ausschluss der violetten Farbe giebt bekanntlich hellgelb-grün — ein Farbenton — in welchem bei voller Santoninvergiftung alle rein weissen Gegenstände bei Beleuchtung schimmern. Es ist klar,

[1] Es braucht kaum darauf hingewiesen zu werden, dass wir hier gewisse individuelle Verhältnisse, wie die Grösse der Giftdosis und die grössere oder geringere Empfänglichkeit der Versuchsperson für dieselbe nicht berücksichtigt haben.

dass die Reinheit dieses Grün-Gelbsehens von der Reinheit des ins Auge fallenden objectiven Lichtes abhängt.

Das Auftreten der Purpurfarbe im alleräussersten Theile des spectralen Roth muss wohl darauf beruhen, dass der Schatten, der ins Roth hineinragt, eigentlich violett erscheint, wie alle Schatten während der Santoninvergiftung. Dieser violette Schatten gemischt mit dem spectralen Roth giebt Purpur.

Wir haben es also hier mit einer besonders interessanten Entstehung der Purpurfarbe zu thun.

Dass es mit allergrösster Wahrscheinlichkeit der Sehpurpur ist, der vom Santonin angegriffen wird, lässt sich aus dem Umstande schliessen, dass während der Santoninvergiftung die Stelle des centralen Sehens (Macula) keine veränderten Farbenempfindungen hat.

Bei genauer Beobachtung erscheint ein weisser Papierbogen an der Stelle, die das Auge fixirt, völlig weiss, schimmert aber peripher von derselben in Gelbgrün. Kann man schon hiernach vermuthen, dass die Stelle des Gelbsehens sich peripher in der Retina befindet, so geht dieses mit voller Deutlichkeit aus einer perimetrischen Untersuchung des Farbensinnes während der Santoninvergiftung hervor.

Wir haben den Farbensinn während der Santoninvergiftung perimetrisch untersucht. Es wurden dabei mehrere interessante Thatsachen constatirt. In einer folgenden Abhandlung werden wir näher auf dieselben eingehen; hier seien nur folgende das Gelbsehen berührende Beobachtungen mitgetheilt.

Die perimetrischen Messungen wurden nur für das rechte Auge ausgeführt. Die Grösse der Papierblättchen betrug 1 ^{ccm}, der Abstand des Auges vom fixierten Punkte etwa 32 ^{cm}.

Ein weisses Papierblättchen giebt im grösseren Theile des Gesichtsfeldes die Empfindung von Gelb, nur im Maculatheile erscheint das Blättchen weiss. Das Verhältniss geht am besten aus den beigefügten Abbildungen unseres Gesichtsfeldes hervor. (Siehe Fig. 1 und 2.)

Diese Untersuchung zeigt mit einer Deutlichkeit, die nichts zu wünschen übrig lässt, dass nicht die Gegend der Macula Sitz des Gelbsehens ist, sondern die Peripherie der Retina und zwar in einer Ausdehnung, die dem normalen Sehen von Weiss entspricht.

Das Phänomen, dass ein weisses Papier an der Stelle des centralen Sehens weiss erscheint, in der Peripherie gelb, erhält seine Erklärung in Folgendem. An der Stelle des centralen Sehens in der Retina finden sich bekanntlich nur Zapfen und keine Stäbchen, während in der Peripherie die Anzahl der Stäbchen überwiegt. Sieht man mit dem centralen Theil der Retina, oder mit anderen Worten, mit den Zapfen, so erscheinen die Gegenstände in ihren natürlichen Farben, und speciell weisse Gegenstände weiss, während im Gegentheil von der Retina-Peripherie, wo die Stäbchen vorkommen, die weissen Gegenstände im Santoninrausche gelb gesehen werden. Es muss dieses offenbar darauf beruhen, dass das Santonin nur auf die Stäbchen einwirkt. Dass die Zapfen gar nicht vom Santonin beeinflusst werden, zeigt u. A.

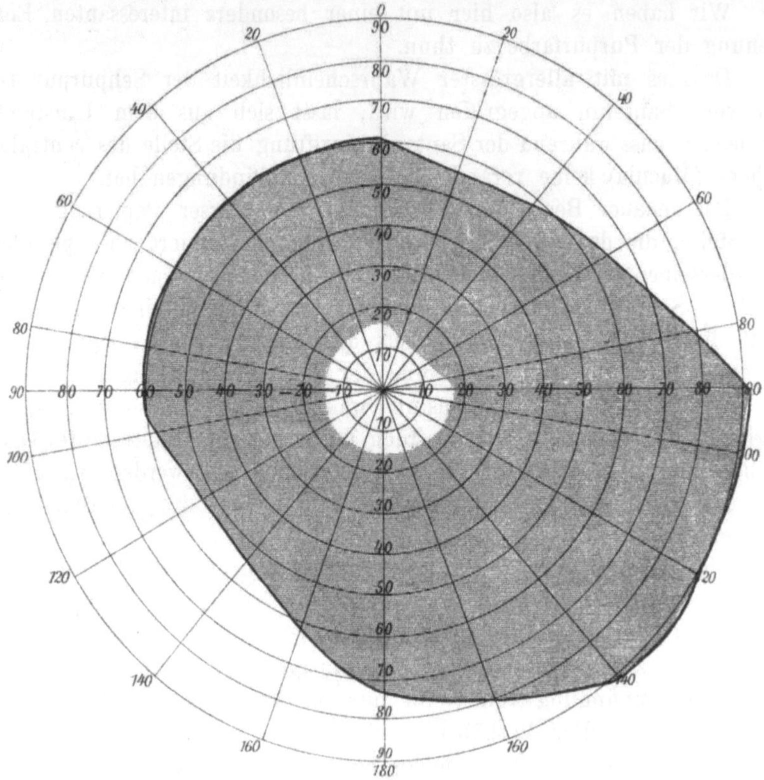

Fig. 1. Sehfeld für Weiss im Santoninrausche (v. Wendt).

die Untersuchung der Sehschärfe während der Santoninvergiftung. Docent Grönholm hatte die Liebenswürdigkeit, unsere Sehschärfe während voller Einwirkung des Giftes auf die übliche Weise zu-untersuchen und fand sie ebenso wie unter normalen Verhältnissen.

Die histologischen Untersuchungen der Lage der Zapfen in Froschaugen während der Santoninvergiftung, Untersuchungen, zu welchen wir gleich kommen werden, zeigen auch ihrerseits, dass das Santonin keine merkbare Einwirkung auf diese Organe hat.

Die wichtige Thatsache, dass nur die Stäbchen vom Santonin angegriffen werden stützt in hohem Maasse unsere Annahme, dass es nur Veränderungen im Sehpurpur sind, die sowohl das Violett- als das Gelbsehen in der Santoninvergiftung bedingen.

Wir haben bei unseren Experimenten das Adaptionsvermögen des Auges nicht untersucht, eine Untersuchung, die zweifellos von grösstem Interesse wäre. Frühere Forscher, die den Sachverhalt studirten, ge-

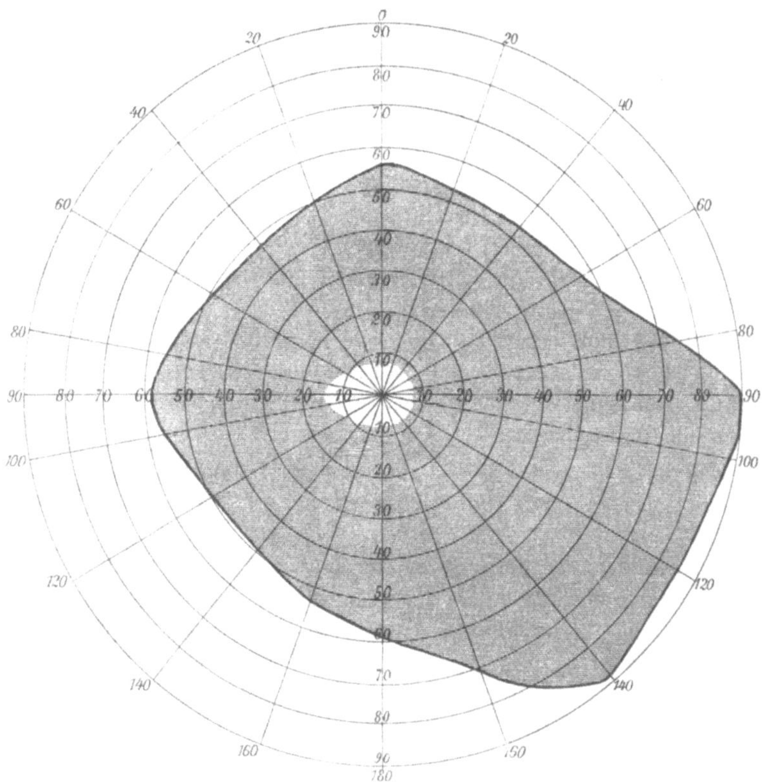

Fig. 2. Sehfeld für Weiss im Santoninrausche (Sivén).

langten zu verschiedenen Resultaten. v. Kries fand, dass die Adaption bei der Santoninvergiftung nicht verändert sei. Filehne fand sie verlangsamt.

Wir haben im Vorhergehenden als selbstverständlich angenommen, dass das Santonin peripher auf das Auge wirkt und nicht central auf das Gehirn, und dies geht auch unzweideutig aus unseren Untersuchungen hervor. Das Fehlen jeglichen Farbensehens in absolutem

Dunkel, der Umstand, dass das Gelbsehen von der Peripherie der Retina percipiert wird, während die Macula vom Gifte gar nicht oder, zum mindesten, nicht merkbar beeinflusst wird, diese Thatsachen beweisen, dass das Farbensehen in der Santoninvergiftung auf Veränderungen im peripheren Sehapparate beruht.[1]

Diese wichtige Thatsache wird noch des Weiteren dadurch gestützt, dass sich bei santoninvergifteten Thieren Störungen der functionellen Veränderungen in der Retina nachweisen lassen.

Im Jahre 1900 wies Filehne[2] am Frosche während der Santoninvergiftung deutliche Veränderungen am Sehpurpur nach. Filehne gab das Gift in Dosen von 0·3 bis 0·75 g und constatirte dabei folgendes:

„Wird ein Frosch vergiftet, nachdem seine Augen durch einen zweistündigen Aufenthalt im Dunkeln sehr reich an Sehroth geworden sind, und wird er hierauf weitere Zeit im Dunkeln belassen, so unterscheidet sich nach der Präparation sein Sehpurpurlager, sowie das Verhalten der den Purpur liefernden Pigmentzellen zur äusseren Schicht der Netzhaut und das Abbleichen des Purpurs unter der Einwirkung des Tageslichts in nichts von der Norm. Bei der Präparation gelingt es leicht, die Chorioidea mit den Pigmentzellen von der Aussenfläche der Retina abzuziehen; der Purpur ist prachtvoll und bleicht in normaler Weise und Zeit. Es wird also der Vorrath vorher gebildeten Purpurs von Santonin entweder nicht erreicht, oder doch nicht verändert.

Ganz anders ist der Befund in solchen Versuchen, in denen am santoninvergifteten Auge der Ersatz des durch Belichtung verbrauchten Sehpurpurs in Frage kommt. Wenn an den vergifteten Thieren genügend lange helles Tageslicht eingewirkt hat und der Sehpurpur als verbraucht betrachtet werden kann, und wenn man dann die Thiere für zwei Stunden ins Dunkle bringt, so findet man bei der alsdann vor-

[1] Wir wollen hier nochmals betonen, dass diese Verhältnisse durchaus dagegen sprechen, dass das Gelbsehen auf einer Gelbfärbung der Augenmedien beruhte. Wäre dieses der Fall, so müssten auch beim centralen Sehen weisse Gegenstände gelb erscheinen. Das Aussehen des Spectrums gegenüber dem santoninvergifteten Auge ist auch ein anderes, als wenn man es durch ein Uranglas (oder gelbgrün gefärbte Gelatinetafeln) betrachtet, welche den violetten Theil des Spectrums absorbirt. Dem santoninvergifteten Auge erscheint der violette Theil deutlich gräulich, beim Blick durch ein Uranglas ist dieser Theil des Spectrums so gut wie verschwunden, was darauf beruht, dass diese kurzwelligen Lichtstrahlen vollständig absorbirt sind. Das santoninvergiftete Auge empfindet also noch Helligkeit in diesem Theile des Spectrums.

[2] Pflüger's *Archiv*. 1900. Bd. LXXX. S. 104.

genommenen Präparation meist fast keinen, zuweilen gar keinen, öfter geringe Mengen von Purpur: der Grad der Purpurarmuth hängt einerseits von der Grösse der Giftgabe, andererseits von individuellen Verschiedenheiten der Thiere ab. Wo sich Ersatzpurpur gebildet hatte, verblich er im Tageslicht auffallend schnell, schneller als ein gleich grosser Vorrath von Purpur in einem unvergifteten Auge verbleicht. — Ein besonderes Interesse bot in Santoninapparaten, die keinen oder nur wenig Purpur besassen, das Verhalten der Pigment(Epithel)zellen. Das Abziehen der Netzhaut von der Chorioidea gelang nie glatt. Das Epithel (die Pigmentzellen) haftete ungemein fest an der Aussenfläche der Netzhaut. Es liegt auf der Hand, dass dieses Anklammern der (purpurerzeugenden) Pigmentzellen nur eine Folge des augenblicklichen Sehrothmangels ist. — Nicht die Santoninvergiftung als solche, sondern der Mangel an Sehroth, welcher in Folge der Santoninvergiftung aufgetreten ist, liefert den Grund dafür, dass in den zuletzt besprochenen Präparaten die Pigmentzellen sich so energisch an die Retina anklammern."

Diese Beobachtungen Filehne's konnten wir fast in jeder Hinsicht bestätigen und betonen dieses gegenüber v. Kries, der ein Jahr vor Filehne gleichfalls die Einwirkung des Santonins auf den Sehpurpur untersuchte, doch nur mit negativem Resultat. Worauf es beruhte, dass v. Kries[1] die deutlichen Veränderungen des Sehpurpurs bei santoninvergifteten Thieren nicht bemerkte, lässt sich nicht bestimmen, da v. Kries keine näheren Einzelheiten über seine Versuche veröffentlicht hat. Vielleicht, dass das Santonin in den Versuchen v. Kries' nicht in die Blutbahn gelangte, da er seine Frösche auf die Weise vergiftete, dass er ein Krystall von etwa 0·2 Natr. santonic. unter die Rückenhaut einführte.

Dass der Frosch wirklich vergiftet ist, lässt sich schon nach dem Aussehen desselben beurtheilen; das Hautpigment zeigt nämlich während der Santoninvergiftung interessante Veränderungen. Bei fast allen santoninvergifteten Fröschen fanden wir die Haut von auffallender Blässe, das Pigment hat sich gleichsam vermindert. — Schon durch diesen einfachen Umstand kann man einen santoninvergifteten Frosch von einem normalen unterscheiden.

Die nähere histologische Untersuchung über die Einwirkung des santonsauren Natrons auf die Froschretina ergab folgende Resultate.

Die gleich nach der Dekapitirung hervorpräparirten Augen wurden fixirt und gehärtet in:

[1] a. a. O. S. 252.

3 Proc. Salpetersäure, 18 Stunden, hierauf in steigendem Alkohol
5 bis 10 Proc. Formol, 1 bis mehrere Tage „ „ „
3 Proc. Salpetersäure, u. 5 Proc. Formol
1 bis 2 Tage „ „ „
4 Proc. Trichloressigsäure, 20 Stunden „ „ „

Einige Augen wurden vor der Härtung eröffnet, andere hingegen wurden uneröffnet gehärtet. Vergleiche darüber, welche der verschiedenen Fixir- und Härtungsmethoden für das Auge am geeignetsten sind, konnten natürlich nicht in Frage kommen.

Einige vergleichende Versuche wurden mit Carnoy'scher Mischung gemacht: 20 bis 30 Minuten langes Fixiren des geöffneten Auges in derselben und darauf Härtung in Alkohol von steigendem Proc.-Gehalt. Diese Präparate waren den in Salpetersäure-Formol und in Trichloressigsäure fixirten nicht merkbar überlegen, ja zu langes Fixiren in Carnoy's Mischung konnte fast untaugliche Präparate geben.

Die Präparate wurden in 52° Paraffin eingebettet, theils vermittelst Xylol, theils vermittelst der kürzlich von Heidenhain empfohlenen Schwefelkohlenstoffmethode. Die Paraffinblöcke wurden in 3 bis 5 Mikron dicke Serien geschnitten und die Präparate theils in Toluidin-Erythrosin, theils in Hämatoxylin-Eisenalaun-Bordeauxroth gefärbt. Die Färbung in Toluidin-Erythrosin geschah derart, dass die Präparate (stehende) zuerst 24 Stunden in $^1/_2$ Proc. Toluidinlösung gefärbt, hierauf einige Augenblicke in Wasser gespült und dann in gesättigter Erythrosinlösung gefärbt wurden, indem ein Tropfen der Erythrosinlösung auf den horizontal gehaltenen Objectträger geträpfelt und sobald er sich über die Mitte verbreitet hatte, sogleich abgespült wurde. Die Präparate wurden dann in Alkohol differenzirt und in Xylol-Canadabalsam eingebettet.

Die Hämatoxylinfärbung geschah so, dass die Präparate 24 Stunden lang in einer schwachen Eisenalaunbordeauxlösung gebeizt, dann gespült, in Hämatoxylin (Heidenhain) gefärbt, wieder gespült und in der Beizungsflüssigkeit differenzirt wurden, mit schliesslicher Controle durch das Mikroskop.

Wir haben nicht verschiedene Theile der Retina untersucht, sondern wurden die Schnitte immer von einer centralen Partie derselben genommen.

Eine grosse Anzahl von ihnen wurde nach folgendem Schema untersucht.

Serie I. Frösche hellem Tageslicht ausgesetzt und im Tageslicht getödtet.

„ II. Frösche im Dunkeln verwahrt und im Dunkeln getödtet.

„ III. Frösche 3 Stunden in hellem Tageslicht, hierauf 1 bis $2^1/_2$ Stunden im Dunkeln, dann getödtet.

„ IV. Frösche 2 und mehr Stunden im Dunkeln, hierauf $^1/_2$ bis 2 Stunden im Licht, dann getödtet.

„ V. Fröschen, mit Serie I controlirt, wird 0·1 bis 0·4 g Natr. santonic. injicirt, getödtet $^3/_4$ bis 2 Stunden später (die ganze Zeit im Licht).

„ VI. Mit Serie II controlirten Fröschen wurde 0·1 bis 0·4 g santonsaures Natron injicirt; getödtet $^3/_4$ bis 2 Stunden später (die ganze Zeit im Dunkeln).

Serie VII. Fröschen mit Controle der Serie III wird dieselbe Dosis Natr. santonic. injicirt; sie werden $^1/_2$ bis 2 Stunden später ins Dunkel gebracht und $^3/_4$ bis $1^3/_4$ Stunden später im Dunkeln getödtet.

„ VIII. Fröschen mit Controle der Serie IV wird im Dunkeln dieselbe Dosis Natr. santonin. injicirt und werden sie nach $^3/_4$ bis $1^3/_4$ Stunden ins Licht gebracht und $^1/_2$ bis $1^1/_2$ Stunden darauf getödtet.

Wir haben Frösche zu verschiedenen Jahreszeiten benutzt, im Frühling, Herbst und Winter. Einen ausgesprochenen Unterschied konnten wir nicht finden, vielleicht dass doch die Frühlingsfrösche am besten reagirten.

Die Normalversuche I, II, III und IV gaben stets typische Resultate.

Schon nach etwa einer Stunde war in den meisten Fällen die Dunkelstellung völlig ausgebildet. Die Pigmentzellen sind dann mit Pigment gefüllt, so dass der Kern nur theilweise zu sehen ist. Das Pigment erstreckt sich kaum zwischen die Stäbchen. Ganz so typische und schöne „Dunkelstellungen“ der Zapfen, wie sie zuerst von Th. W. Engelmann und van Genderen Stort beschrieben worden sind, gelang es uns nur vereinzelte Male zu erhalten. Die Lichtstellung sowohl des Pigments als der Zapfen hingegen war in den allermeisten Fällen völlig typisch.

Nach der Satoninvergiftung[1] zeigt die Retina folgende Eigenthümlichkeiten.

Die histologischen Präparate von nach V behandelten Froschaugen zeigen folgende Abweichungen von der Norm. Die Pigmentzellen sind fast von Pigment entblösst. Das Pigment ist in dichten Massen zwischen den Stäbchen zu sehen. Das Maximum des Pigmentgehaltes fällt ungefähr in gleiche Höhe mit dem oberen Theil der Innenglieder der Stäbchen. In Bezug auf die Zapfen sind keine deutlichen Veränderungen zu sehen.

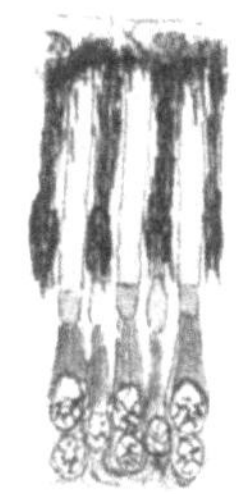

Fig. 3. Normaler Lichtfrosch.

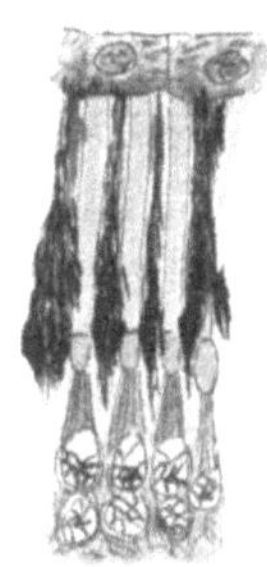

Fig. 4. Santonin-vergift. Lichtfrosch.

Ein nach VI behandelter Frosch weicht in Bezug auf die Lage des Pigments und der Zapfen nur unbedeutend vom Controlfrosche ab. Das Pigment dringt etwas zwischen die Stäbchen herab. Ein deutlicher Unterschied zeigt sich

[1] Von einer 20 procent. Lösung santonsauren Natrons wurde $^1/_2$ bis 3^{ccm} (0·1 bis $0·6^g$ Natr. santonic.) unter die Rückenhaut eingespritzt.

im histologischen Retinapräparat des nach VII behandelten Frosches (s. Fig. 5). Die Figur bezieht sich auf einen Frosch, der eine halbe Stunde nach der Vergiftung im Licht und dann zwei Stunden im Dunkel gewesen war, der Controlfrosch war etwa $1^1/_2$ Stunden im Dunkeln gewesen und zeigte völlig normale Dunkelstellung (s. Fig. 6).

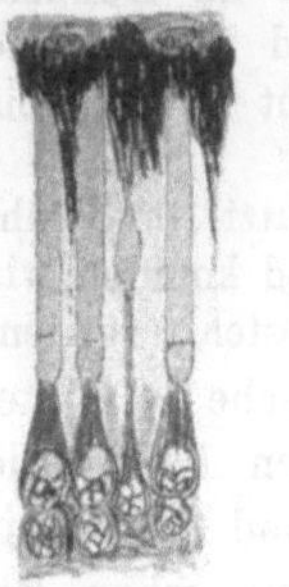

Fig. 5.
Santoninvergift. Dunkelfrosch.

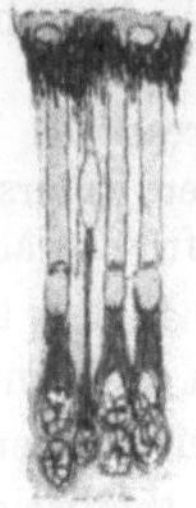

Fig. 6
Normaler Dunkelfrosch.

Das Pigment des vergifteten Frosches ist bis zur Höhe des mittleren Drittels der Aussenglieder der Stäbchen herabgedrungen. Die Aussenglieder der Zapfen ragen unbedeutend ins Pigment hinein.

Wir haben es hier also, sozusagen, mit einer unvollständigen Dunkelstellung zu thun. Der nach VIII behandelte Frosch zeigt in Bezug auf die Retina ein ähnliches Bild wie V.

Es wurden mehrere Controlserien gemacht und waren die Resultate übereinstimmend.

Wir konnten somit constatiren, dass santoninsaures Natron in Dosen von 0·1 bis 0·6 eine Reizung des Auges verursacht, die sich im histologischen Bilde in der Lage des Pigmentes zeigt. Wir erhalten bei einem im Licht vergifteten Thiere eine, wenn man so sagen darf, „Hyperlichtsstellung" des Pigments. Im Dunkeln wieder scheint beim vergifteten Thiere eine vollständige Rückkehr des Pigments von der Lichtstellung zu einer typischen Dunkelstellung nicht stattzufinden, oder zum mindesten äusserst verlangsamt zu sein. Dass die Ursache dieses Verhaltens nicht in einer primären Reizung der Pigmentzellen mit nachfolgender Lähmung derselben zu suchen sei, zeigt der Umstand, dass dieselbe „Hyperlichtstellung" auch bei Fröschen auftritt, die im Dunkeln vergiftet wurden oder nach der Vergiftung längere Zeit im Dunkeln gehalten und dann ins Licht gebracht wurden.

Das Santonin hat also an und für sich eine relativ unbedeutende Einwirkung auf die Lage des Pigments im Auge. Es erzeugt keine Pigmentwanderung im eigentlichen Sinne — unterstützt aber in hohem Grade die Einwirkung des Lichtes auf die Bewegung des Pigments und hat dann eine verhältnissmässig lange Nachwirkung, auch nachdem das Licht vom Auge abgesperrt wurde.

Dieses steht auch in gutem Einklange mit den Schlüssen, zu denen Filehne hinsichtlich des Sehpurpurs gelangt.

Soweit sich die Sache gegenwärtig beurtheilen lässt, sind bei der Santoninvergiftung die Veränderungen des Sehpurpurs das

Primäre, die Veränderungen in der Pigmentwanderung eine secundäre Erscheinung.

Können wir nun annehmen, dass bei der Satoninvergiftung auch im menschlichen Auge dieselben morphologischen Veränderungen auftreten, wie im Froschauge?

Filehne nimmt ohne Weiteres an, dass dieses der Fall sei, und auch wir sind geneigt, uns auf denselben Standpunkt zu stellen, umsomehr, als beim Menschen, wie wir zeigten, mit grösster Wahrscheinlichkeit das Farbensehen während der Santoninvergiftung eine Stäbchenfunction ist.

Die physikalische Prüfung des Farbensinnes und die morphologischen Veränderungen in der Retina des Froschauges ergeben also unzweideutig, dass das Santonin in erster Reihe den Sehpurpur des Auges angreift. Mehrere Umstände sprechen ferner dafür, dass das Gift, zum mindesten in mässigen Dosen, nicht auf andere licht-(farbe-)percipirende Organe des Auges (Zapfen) einwirkt.

Wie schon früher hervorgehoben wurde, liess sich während der Vergiftung keine Veränderung der Sehschärfe constatiren und auch in den Lageveränderungen der Zapfen beim Frosch war keine Abweichung von der Norm zu bemerken. Soweit sich die Sache gegenwärtig beurtheilen lässt, scheint also das Santonin nur den Sehpurpur in der Retina anzugreifen und die übrigen Elemente des Sehepithels intact zu lassen.[1]

Da es sich so verhält, so ergiebt sich hieraus, dass die Störungen der Farbenempfindungen im Santoninrausche auf Störungen des Sehpurpurs beruhen.

Die Blindheit für das spectrale Violett, wodurch das Grüngelbsehen im Tageslicht entsteht, ist somit verursacht durch die Einwirkung des Santonins auf den Sehpurpur.

Nun fragt es sich, ist der Sehpurpur die Sehsubstanz, durch welche unter normalen Verhältnissen diese Farbenempfindung (spectrales Violett und seine Complementärfarbe) vermittelt wird?

Die Antwort scheint nicht anders als bejahend ausfallen zu können. Es ist nämlich schwer, sich vorzustellen, dass eine Sehsubstanz, wie der Sehpurpur, durch ein Gift in solcher Richtung beeinflusst würde,

[1] Da bei Einnahme grösserer Dosen Santonin vollständige Amblyopie eintreten kann, so ist gleichwohl nicht völlig ausgeschlossen, dass, bei grösseren Giftdosen wenigstens, auch andere Theile der Retina angegriffen werden können. Die Amblyopie an und für sich spricht allerdings nicht ohne Weiteres hierfür, da dieselbe ja offenbar centralen Ursprunges sein kann und aller Wahrscheinlichkeit nach auch ist.

dass sie gewisse Farbenempfindungen erzeugte, wenn diese Substanz nicht schon unter normalen Verhältnissen eine derartige Eigenschaft besässe. — Wären die Stäbchen (der Sehpurpur), wie gegenwärtig allgemein angenommen wird, total farbenblind und nur Organe der Helligkeit, so wäre zu erwarten, dass während der Santoninvergiftung nur Veränderungen der Helligkeit eintreten müssten. Da jedoch das Santonin eine Farbenempfindung erzeugt, so muss dieses darauf beruhen, dass eine Störung in einem Organ aufgetreten ist, welches schon normal Farbenempfindungen vermittelt.

Wir gelangen also mit Nothwendigkeit zum Schlusse, dass der Sehpurpur[1] auch unter normalen Verhältnissen die Sehsubstanz ist, durch welche die Farbenempfindung des kurzwelligen Lichtes (Violett) vermittelt wird.

Auf Grund der völligen Blindheit für spectrales Violett während des Santoninrausches ergiebt sich ferner, dass der Sehpurpur die einzige Sehsubstanz ist, wodurch diese Farbenempfindung percipirt wird.

Ob und in welchem Maasse eine andere Spectralfarbe (beispielsweise blau) durch gewisse Processe des Sehpurpurs percipirt wird, waren wir bis jetzt nicht in der Lage, näher zu untersuchen.

Ehe wir schliessen, können wir nicht umhin, wenn auch nur im Vorübergehen, darauf hinzuweisen, dass gewisse physiologische Erscheinungen, wenn sie mit dem, was während der Santoninvergiftung beobachtet wird, zusammengestellt werden, ungesucht auf den Gedanken bringen, dass sie nur durch normal vor sich gehende Processe des Sehpurpurs hervorgerufen werden.

Betrachtet man in einem halbdunkeln Zimmer einen matt orangegelb gefärbten Gegenstand (die Farbenscheiben des Masson'schen Farbenkreisels), wenn geeignetes Tageslicht (durch die offene Thür eines angrenzenden Zimmers) darauf fällt, so erscheint der Gegenstand in seiner richtigen Farbe — orange-gelb. Beschattet man denselben (am einfachsten, indem man sich vor das Tageslicht stellt), so nimmt die Pappscheibe sofort einen rosa in Violett spielenden Farbenton an. Die Farbe verändert sie nach einigen Minuten von neuem. In der Peripherie der Scheibe klärt sich die Farbe auf — wird wieder orangegelb; in der Mitte erscheint sie noch immer rosa-violett, aber von der Peripherie schieben sich gleichsam orange-gelbe Buchten in das Rosaviolette hinein; dieser Farbenton scheint ziemlich veränderlich zu sein.

---

[1] Den Begriff Sehpurpur nehmen wir hier selbstverständlich in weiterem Sinne und verstehen darunter, wie aus dem Zusammenhange hervorgehen dürfte, keineswegs nur die Art der Substanz, welche sich in Dunkelaugen findet.

Nach einigen weiteren Secunden hat die ganze Pappscheibe, auch im Schatten, wieder ihre ursprüngliche Farbe — orangegelb — nur undeutlicher, grauer.

Eine rein gelbe Pappscheibe nimmt unter ähnlichen Verhältnissen einen blauen Farbenton an. Eine grüne verändert nicht die Farbe, sie wird nur dunkler. Ebenso eine rothe. — Wenn das Auge vorher eine längere Zeit eine weisse sonnenbeleuchtete Schneefläche betrachtet, so tritt das Phänomen sofort ein, wenn man im Halbdunkel die orangefarbene Pappscheibe ansieht. Sie erscheint sogar schöner rosa mit einem deutlicheren Strich ins Violette.

Es liegt klar zu Tage, dass man es hier nicht mit irgend welchen farbigen Nachbildern zu thun hat, denn das Phänomen tritt auch hervor, wenn man die Scheibe, vor der Beschattung derselben, gar nicht fixirt hat.

Der Farbenton, den die orangegelbe Scheibe annimmt, erinnert in hohem Grade an den Farbenton, den sie erhält, wenn sie im Halbdunkel von einem santoninvergifteten Auge betrachtet wird. Nur sieht dieses das Phänomen beständiger und nicht vorübergehend. Aus diesem Grunde sind wir geneigt anzunehmen, dass das Phänomen unter physiologischen Verhältnissen auf irgend eine Weise mit dem Stäbchensehen und mit Processen im Sehpurpur zusammenhängt.

Auf diese an und für sich interessanten Phänome werden wir in späteren Mittheilungen zurückkommen bei näherer Betrachtung der Function der Stäbchen und der Art und Weise, auf welche der Sehpurpur durch die Einwirkung des kurzwelligen Lichtes verändert wird.

Im Frühling des Jahres 1900 hatte ich Gelegenheit, einige Wochen bei Herrn Geheimrath Th. W. Engelmann in Berlin zu arbeiten, der mich in Anlass des kürzlich veröffentlichten Aufsatzes von Filehne aufforderte, die Einwirkung des Santonins auf die functionellen Veränderungen in der Retina einer näheren histologischen Untersuchung zu unterwerfen. Während des Aufenthaltes in Berlin wurden die Veränderungen der Pigmentwanderung festgestellt. — Arbeiten anderer Art unterbrachen diese Untersuchungen, welche jetzt im hiesigen physiologischen Laboratorium vollendet wurden.

Es ist mir angenehm, hier Herrn Professor Th. W. Engelmann meinen wärmsten Dank auszudrücken, nicht nur für die erste Anregung zu dieser Arbeit, sondern noch mehr für seine ausserordentliche Liebenswürdigkeit während meines kurzen Aufenthaltes in Berlin.

Der grössere Theil der histologischen Untersuchung wurde von meinem Freunde von Wendt ausgeführt.

Helsingfors, im Januar 1903. **V. O. Sivén.**

Berichtigung. Lies vorstehend überall: „Knies“ statt: „v. Kries“.

Weitere Beiträge zur Kenntniss des Einflusses der Schilddrüsenbehandlung auf den Stickstoffwechsel in einem Falle von Myxödem.

Von

J. A. Andersson.

(Aus der Nervenklinik des Serafimerkrankenhauses und dem physiologischen Laboratorium des Carolinischen Instituts in Stockholm.)

Durch frühere Untersuchungen über den Stoffwechsel bei einer myxödemkranken Frau[1] habe ich gezeigt, dass der Gesammtstoffwechsel dieser Kranken abnorm niedrig war, — unter der Behandlung aber mit sowohl Jodothyrin als Thyreoideatabletten gesteigert wurde, und dass alle Nährstoffe — speciell aber Eiweiss und Fett — während der Medication viel besser als vor derselben resorbirt wurden.

Dieser Versuch, wie auch die von Mendel, Napier, Vermehren, Ewald, Magnus-Levy, Treupel und Schiff ausgeführten, deutet darauf hin, dass die Thyreoidea-Medication bei Myxödemkranken einen Zerfall des Körpereiweisses verursacht. In den eingehenderen Versuchen von Vermehren, Magnus-Levy und Schiff zeigt sich nämlich in der Periode der Medication eine negative N-Bilanz pro die; dabei ist zu bemerken, dass diese Forscher ihren Patienten in dieser Periode dieselben Quantitäten Stickstoff mit der Nahrung, wie in der Periode ohne Medication, verabreichten. Ich habe meinen oben genannten Versuch auf mehrere Tage ausgedehnt, und dabei erhielt ich durch eine vermehrte Fleischzufuhr während der Medication eine positive N-Bilanz pro die, obwohl geringer als während der Periode ohne Medication.

Die bisher gemachten Versuche gestatten jedoch kein definitives

[1] *Hygiea.* 1898. Th. II. S. 259 bis 304 (schwedisch).

Urtheil über die Frage, in wie weit diesem Eiweisszerfall durch hinreichende Zufuhr von Fett und Kohlehydraten vorgebeugt werden kann. Deshalb habe ich folgenden Stoffwechselversuch nach einer von Dr. E. Landergren neuerdings publicirten Methode (siehe dies Archiv oben S. 112), — die specifische N-Hungermethode, — ausgeführt.

Diese Methode begründet Landergren auf seiner Erfahrung, „dass ein gesunder, erwachsener Mann bei N-Hunger und bei Zufuhr genügender Menge Energie in Form von Fett und Kohlehydraten am vierten Tage nicht mehr als 3 bis 4 g Stickstoff umsetzt." Mit dieser Methode wäre es nach Landergren möglich, den Effect von einem Medicament auf den Stickstoffwechsel dadurch zu beurtheilen, dass man eine Versuchsserie ohne, eine andere mit Medication anordnet; zeigt sich bei der letzteren am vierten Tage eine Harnstickstoffmenge, die erheblich grösser ist als 4 g, dann ist auf eine Vermehrung der N-Ausscheidung zu schliessen; und diesem eventuell grösseren Eiweisszerfall kann man nicht mit Fett und Kohlehydraten vorbeugen.

Diese Methode nimmt kurze Zeit in Anspruch und ist, wie wir bald sehen werden, sehr einfach und für den Kliniker in den meisten Fällen brauchbar, um die Einwirkung eines Medicamentes oder einer Krankheit auf den Stickstoffwechsel seiner Patienten beurtheilen zu können. Will man den Versuch noch einfacher machen, kann man, wie Landergren gezeigt hat, wegen der leichten Resorbirbarkeit der Kost ganz auf die Fäcesanalysen verzichten, da der Energieverlust mit den Fäces nach ihm nur höchstens 100 Cal. pro die beträgt.

Ehe ich zum Stoffwechselversuch und dessen Anordnung übergehe, theile ich hier eine kurze Krankengeschichte der Versuchsperson mit.

Der 18-jährige A. R. ist wie seine Eltern nicht in einer Kropfgegend geboren. Sein Vater ist Alkoholist, sonst gesund. Seine Mutter ist früher auch ganz gesund gewesen; innerhalb des letzten Jahres hat sie jedoch eine mehr und mehr zunehmende Anschwellung über der Schilddrüsengegend bemerkt; jetzt zeigt sich eine diffuse, gleichmässig weich anzufühlende Struma.

Der Patient hat niemals an Infectionskrankheiten (Masern, Scarlatina u. s. w.) gelitten. — 9 bis 10 Jahre alt konnte er eine deutliche Anschwellung am Halse in der Kehlkopfgegend wahrnehmen; nach drei Jahren verursachte ihm diese Anschwellung so grosse Beschwerden durch Athemnoth und Herzklopfen, dass er operirt werden musste. Eine rechtseitige Strumectomie wurde ausgeführt. Am 25./IX. 1897 verliess er das Krankenhaus, fühlte sich nach der Operation sehr wohl; nach und nach aber vergrösserte sich der restirende Strumatheil und verursachte ihm wieder dyspnoische Beschwerden. Er wurde dann am 16./I. 1900 wieder operirt. Bei dieser Operation wurde nur „ein kleiner Theil vom

Drüsengewebe an der hinteren Wand der Kapsel zurückgelassen.“ Gleich nach der Operation fühlte er sich ziemlich gesund, hatte aber bisweilen Anfälle von Schwindel, manchmal mit Hinfallen.

Nach etwa 2 Monaten bemerkte die Umgebung des Patienten, dass sein Gesicht geschwollen und gedunsen aussah; selbst fühlte er sich bei Körperbewegungen träge und ungeschickt. — Am 17./V. 1900 wurde er in die medicinische Klinik aufgenommen und unter der Diagnose Myxoedema incip. mit Pil. Blaudii 14 Tage lang behandelt. Der Pat. zeigte schon damals dem Journal zufolge hauptsächlich dieselben Veränderungen des allgemeinen Aussehens und der Haut, wie später am 3./IV. 1902, als ich

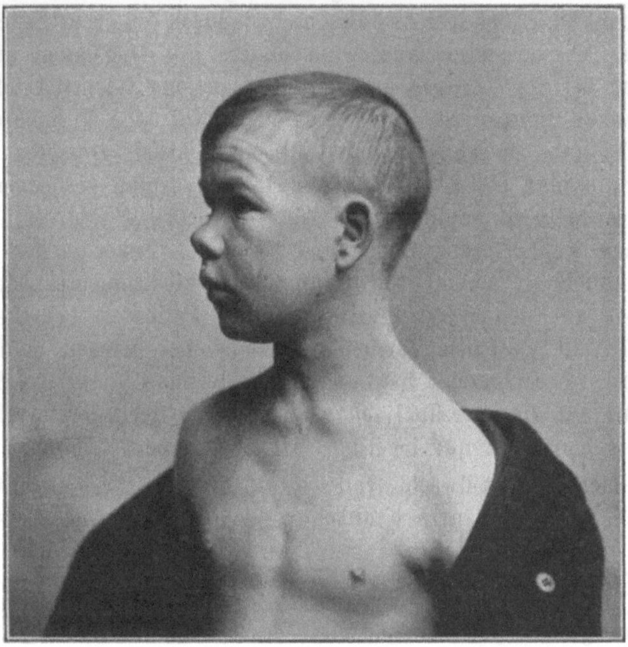

Fig. 1. Vor der Behandlung am 28./III. 1902.

ihn zum ersten Mal sah und ihn mit Erlaubniss des Herrn Professor Lennmalm in die Nervenklinik des Serafimerkrankenhauses aufnahm.

Status praesens am 5./IV. 1902.

Der Patient klagt über Müdigkeit, trägen Stuhl, Gefühl von Kälte, Mangel an Transpiration, Haarausfall und zunehmende Erinnerungsschwäche.

Objectiv besteht vielleicht ein gewisser Grad von geistiger Abstumpfung, Gleichgültigkeit und Theilnahmlosigkeit, zeitweilig auch hochgradige Reizbarkeit. — Der Körper des Kranken erscheint untersetzt. Körperlänge 152 ^{cm}, Körpergewicht 50 ^{kg}.

Der Halsumfang in der Höhe des Cartil. thyr. 34 ^{cm}. Ueber der

Schilddrüsengegend eine V-förmige Operationsnarbe. Brustumfang 75 cm. Der Bauch ist dick und spitzt sich nach vorn nicht unbeträchtlich zu, misst über Umbil. 73 cm; Abstand zwischen Proc. ensif. und Umbil. 14 cm, zwischen Umbil. und Os pubis. 14 cm. Die Bewegungen sind im Allgemeinen träge; der Gang plump und etwas wackelnd.

Die Weichtheile des Gesichts sind gedunsen und geschwollen in der für das idiopathische Myxödem charakteristischen Weise; an den übrigen Körpertheilen war die sonst in ausgesprochenen Fällen gewöhnliche Hautinfiltration mit der prallen Beschaffenheit der Gewebe kaum zu sehen.

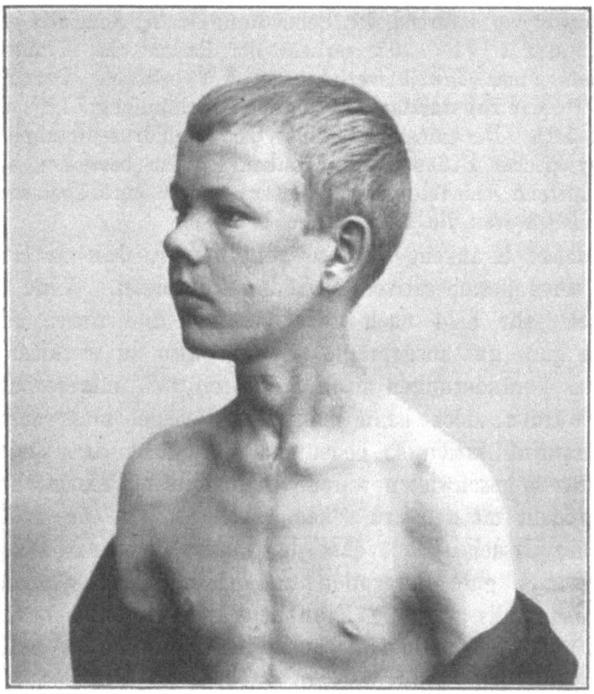

Fig. 2. Nach der Behandlung am 5./X. 1902.

Die Nase, die Lippen, Hände und Füsse sind blauroth verfärbt, im übrigen ist die Haut blass mit einem Schimmer ins Gelbliche und mit einer kleie- und lamellenförmigen Abschilferung bedeckt; sie schwitzt auffallend wenig, ist rauh und rissig, besonders über den Rückseiten der Hände und Füsse. — Das Kopfhaar ist dünn, trocken und glanzlos, von einer spröden und faserigen Beschaffenheit. Achselhöhlen- und Schamgegendhaare werden vermisst.

Der Spitzenstoss des Herzens ist nicht zu fühlen. Die Herzdämpfung ist etwas vergrössert. Der Puls ist klein, nur mit Schwierigkeit fühlbar; die Pulsfrequenz 52 bis 60 in der Minute.

Der Hämoglobingehalt des Blutes = 75 bis 80 Proc.
Die Zahl der rothen Blutkörperchen = 3.500 000.
„ „ „ weissen „ = 10.000.
Die Körpertemperatur = 36·5 ° C.

Seit dem 17./IV. 1902 wurde der Patient mit Thyreoideatabletten à Gramm 0·33 (B. W. Comp) behandelt; er fing mit $^1/_2$ Tablette pro die an und stieg bis zu 3 Tabletten pro die.

Die Urinquantität war im Mittel pro die vor der Behandlung 1300 ^{ccm}, nach der Behandlung stieg sie bis zu 1600 ^{ccm}. Die Pulsfrequenz variirte zwischen 52 und 60 vor, und zwischen 62 und 106 nach der Behandlung; die Temperatur lag während der Behandlung im Allgemeinen etwas höher als 37 ° C. Am 1./VI. 1902 verliess der Patient das Krankenhaus; er hatte damals einen Gewichtsverlust von 6 ^{kg} erlitten. Der Halsumfang betrug 32 ^{cm}; der Brustumfang 74 ^{cm}; der Bauchumfang 71 ^{cm}; die Körperlänge 153·5 ^{cm}. Der günstige Einfluss der Schilddrüsentherapie war auch in dem psychischen Befinden des Kranken sehr zu bemerken, nämlich so, dass der Zustand beinahe vollständig zur Norm zurückgekehrt war. — Am 5./X. 1902 war die Körperlänge 158·5 ^{cm}.

Aus dieser Krankengeschichte geht hervor, dass der Patient alle Kriterien eines postoperativen Myxödems darbietet. Seine Symptome zeigten sich sehr bald nach der Operation und waren schon nach 4 Monaten ganz gut ausgeprägt. Es war also zu erwarten, dass die krankhaften Veränderungen nach 2 Jahren viel ausgesprochener hervortreten würden; doch kann man zum Beispiel nicht sagen, weder dass die Hautinfiltration so bedeutend war, noch dass die sichtbaren Schleimhäute so geschwollen waren, wie man es bei einem charakteristischen Myxödem meistens zu sehen bekommt. In diesen Thatsachen sehe ich die Ursache dazu, dass der Patient, wie wir sehen werden, eine unerwartet gute Resorption und einen hohen Stickstoffwechsel aufwies. Jedenfalls war die Krankheit so weit entwickelt, dass der Fall eine gute Gelegenheit darbot, den Einfluss der Schilddrüsenbehandlung auf den Stoffwechsel zu studiren.

Ich gab also dem Patienten eine von Landergren empfohlene, möglichst N-freie Kost mit genügenden Fett- und Kohlehydratmengen — etwa 40 Cal. pro Kilogramm Körpergewicht — und bestimmte 6 Tage nach einander während zweier Versuchsreihen, vor und während der Medication mit Thyreoideatabletten, die Harnstickstoffmengen; daneben machte ich auch für jede Reihe Fäcesanalysen.

Die Versuchskost war die von Landergren angegebene:

N-armes Brod: 100 Theile Weizenmehl;
100 „ Maisena;
55 „ geschmolzene Butter;
15 „ Hefe, etwas Kümmel;

N-arme Cakes: 100 Theile Weizenmehl;
300 „ Maisena;
75 „ Rohrzucker;
75 „ Milchzucker;
150 „ geschmolzene Butter;
1—2 Löffel von Hefepulver;
Kartoffelbrei: 100 Theile gekochte, geriebene Kartoffeln;
25 „ geschmolzene Butter. —

Da die Kost aus denselben Ingredientien und gleich wie diejenige Landergren's bereitet wurde, habe ich keine Speiseanalysen gemacht, sondern meinen Zahlen der procentischen Zusammensetzung der Kost die Mittelwerthe von Landergren's Analysen zu Grunde gelegt.

	Albumin Proc.	Fett Proc.	Kohlehydr. Proc.	Alkohol Proc.
Brod	3·1	9·4	58·4	—
Cakes	2·1	19·1	69·3	—
Kartoffelbrei . . .	2·0	20·2	21·2	—
Butter	0·8	81·1	—	—
Weisswein . . .	—	—	—	7·1

Um das Albumin aus dem N zu berechnen, wurde der Factor 6·25 benutzt. Den Calorienberechnungen sind die Rubner'schen Zahlen zu Grunde gelegt worden. Der Harn wurde für Perioden von je 24 Stunden aufbewahrt und auf seinen Gehalt an N nach Kjeldahl bestimmt. Die Fäces wurden mit etwa 75^{g} Heidelbeeren für die verschiedenen Perioden abgegrenzt und in üblicher Weise analysirt. —

Die Speiseordnung war, abgesehen von einem geringen Unterschied am ersten Versuchstage, jeden Tag folgendes (s. Tabelle I nächste Seite).

Die Tabellen II und III enthalten die Resultate des N-Hungerversuches vor der Thyreoideamedication (s. nächste Seite):

Vergleichen wir die Werthe des Harnstickstoffes dieses Experiments (Tab. II) mit den von Landergren beim physiologischen N-Hunger als normalen und mit den unter denselben Versuchsbedingungen von Cedercreutz bei einem ganz gesunden 17jährigen Mädchen von 50^{kg} Körpergewicht gefundenen, so zeigt sich eine sehr grosse Uebereinstimmung, und wie aus der Fig. 3 hervorgeht, verläuft also in meinem Falle die N-Hungercurve denjenigen von Landergren und Cedercreutz beinahe gleich (s. Tab. IV).

Tabelle I. Speiseordnung.

Tageszeit	Speise	Speisemenge g	Albumin g	Fett g	Kohlehydr. g	Alkohol g	Calorien
8h Vorm.	Brod	100	3·1	9·4	58·4	—	
	Cakes	50	1·1	9·6	34·7	—	
	Butter	10	0·1	8·1	—	—	
	Zucker	10	—	—	10·0	—	
	Thee	150	—	—	—	—	
12h Mittags	Kartoffelbrei	200	4·0	40·4	42·4	—	
	Cakes	75	1·6	14·3	52·0	—	
	Zucker	10	—	—	10·0	—	
	Weisswein	75	—	—	—	5·3	
5h Nachm.	Cakes	50	1·1	9·6	34·7	—	
	Zucker	10	—	—	10·0	—	
	Kaffee	150	—	—	—	—	
8h Nachm.	Brod	50	1·6	4·7	29·2	—	
	Butter	10	0·1	8·1	—	—	
	Zucker	10	—	—	10·0	—	
	Thee	150	—	—	—	—	
		Summa:	12·7	104·2	291·4	5·3	2256

Dazu bekam die Versuchsperson etwa 2—3 Glas Wasser täglich.

Tabelle II. Exp. I.

Datum	Temperatur		Puls morgens nüchtern	Körpergewicht kg	Harn		
	Morg.	Abd.			Menge in 24 St. g	Spec. Gew.	Total N g
10./IV.	36·9	37·4	58	51	1165	1·013	9·02
11.	37·1	37·4	56		335	1·024	4·43
12.	37·0	37·2	58		390	1·022	4·16
13.	36·7	37·2	54		470	1·017	3·82
14.	37·0	37·2	54		735	1·013	3·62
15.	36·7	36·9	56	50·4	625	1·014	2·94

Tabelle III. Exp. I.

	Alb. g	Fett g	Kohleb. g	Alkoh. g	Calorien	Anmerk.
Kost (Mittelw. pro die)	12·7	104·2	292·20	5·3	2256	
Fäces pro die	2·6	1·2	1·02	—	26	
Netto-Einn. pro die	10·1	103·0	291·2	5·3	2230	Ca. 43 Cal. pr. kg Körpergew.

Tabelle IV.

N-Hungertag	Landergren	Cedercreutz	Exp. I.
I.	7·10	6·93	9·02
II.	5·15	4·49	4·43
III.	4·30	3·61	4·16
IV.	3·76	3·41	3·82

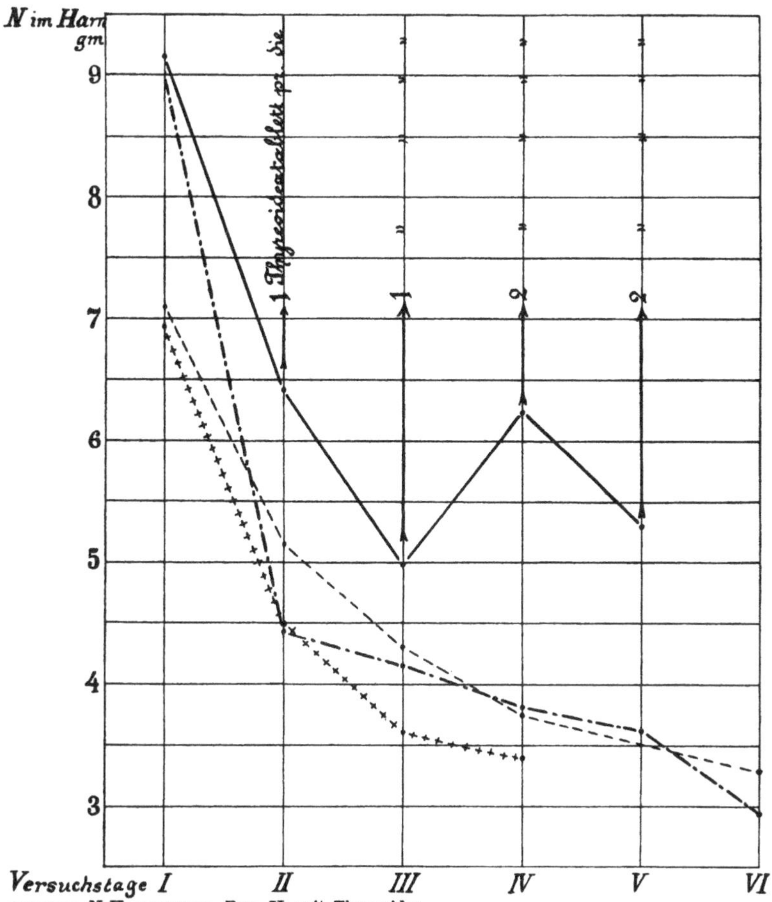

—— N-Hungercurve, Exp. II, mit Thyreoidea.
—·—· „ „ I, ohne „
- - - - „ „ (physiologische) von Landergren.
+ + + + + „ „ „ „ Cedercreutz.

Fig. 3.

Ich habe diese N-Hungercurve auch mit der von Cedercreutz erhaltenen verglichen, weil seine Versuchsperson von demselben Alter und Körpergewicht wie die meinige war. Die N-Hungercurven stimmen ja im Ganzen gut überein; doch sehen wir, dass die N-Ausfuhr meines Patienten eher ein wenig höher liegt, obwohl, nach meinem früher untersuchten Myxödemfalle zu urtheilen, eher der Gegentheil zu erwarten wäre. Vielleicht spielt hierbei eine grössere Resorption von Eiweiss mit der Kost eine Rolle, — in meinem Versuche 10 g Alb., in Cedercreutz', 3·1 g und in Landergren's 5·8—6·8 g pro die.

Auch ist es immerhin möglich, dass, wie schon angedeutet wurde, die Bedingungen für eine pathologische Verminderung der Eiweisszersetzung nicht so besonders gross waren, wenn man bedenkt, wie kurze Zeit die Function der Gland. thyreoid. ausgeschaltet gewesen war; dass jedenfalls die Resorptionskraft des Patienten nicht gelitten hatte, darauf deutet der kleine Verlust in den Fäces hin, welcher nur 26·6 Cal. pro die betrug.

Nach diesem Versuch wurde der Patient auf gewöhnliche Krankenhausdiät gesetzt und nahm täglich 1 bis 3 englische Thyreoideatabletten à 0·33 g. Am 15. Mai — also nach einer etwa 1 Monat dauernden

Tabelle V. Exp. II.

Datum 1902	Temperatur		Puls morgens nüchtern	Körpergewicht kg	Harn			Anmerk.
	M.	A.			Menge in 24 Std. g	Spec. Gew.	Total N g	
16./V.	37·3	37·5	96	46·5	690	1·017	9·16	3 Thyreoideatabl.
17.	37·4	37·5	106		480	1·021	6·42	1 do.
18.	37·3	37·4	96		350	1·023	4·98	1 do.
19.	36·8	37·5	90		500	1·021	6·23	2 do.
20.	37·2	37·1	96		480	1·024	5·32	2 do.
21.	37·4	37·5	90	45·2	400	—	—	Urin verloren

Tabelle VI. Exp. II.

	Alb. g	Fett g	Kohleh g	Alkoh. g	Calorien	Anmerk.
Kost (Mittelw. pro die)	12·7	104·2	292·2	5·3	2256	
Fäces pro die	1·96	1·86	0·33	—	26·7	
Netto-Einn. pro die	10·74	102·34	291·87	5·3	2229·3	Ca. 48 Cal. pr. kg Körpergew.

Thyreoideamedication — machte ich einen neuen N-Hungerversuch, dessen Resultat aus den Tabellen der vorigen Seite hervorgeht.

Die N-Ausfuhr im Harn bei Exp. II (Tab. V) ist beim Vergleiche mit der bei Exp. I (Tab. II) unstreitig viel grösser. Diese Mehrausscheidung machte sich schon am zweiten und dritten Versuchstage bemerkbar, und wenn wir die N-Hungercurve (Fig. 3) betrachten, so würde sie wahrscheinlich, in Uebereinstimmung mit den Curven des Exp. I, sowie Landergren's und Cedercreutz', am vierten und fünften Tage zwischen 4 und 5 ^{g}, also höher als „die physiologische N-Hungercurve", verlaufen. Nun finden wir indessen, dass die Curve am vierten Tage mehr als 6 und am fünften Tage mehr als 5 ^{g} aufweist. Die Erklärung hierfür ist sicherlich darin zu suchen, dass der Patient am vierten Tage grössere Thyreoideadosen (Tab. V) als während des zweiten und dritten Versuchstages bekam. Leider konnte ich der grossen Pulsbeschleunigung wegen (Tab. V) meinen ersten Gedanken, dem Patienten während des Versuches täglich 3 Tabletten zu geben, nicht verwirklichen. Doch finden wir, dass, trotz dieser relativ kleinen Thyreoideagabe und trotz einer während dieses Versuches grösseren Nahrungszufuhr pro die und Kilogramm Körpergewicht, die Harnstickstoffmenge am vierten Tage erheblich grösser als 4 ^{g} war. In Bezug auf die Resorptionsfähigkeit des Darmes ist keine wesentliche Verbesserung (Tab. VI) zu bemerken und war wohl in diesem Falle, wie ich vorher angedeutet habe, nicht zu erwarten.

Als Resultat dieses Versuches trage ich kein Bedenken die Beobachtung zu bezeichnen, dass die Thyreoideamedication bei diesem Patienten eine Vermehrung der Eiweisszersetzung ausgeübt hat, und dass dieser Vermehrung nicht durch mehr als hinreichende Kraftzufuhr in Form von Fett und Kohlehydraten vorzubeugen war.

Auf Grund dieses Versuches und der Selbstversuche von mir und Bergman, welche in diesem Archiv für Physiologie, Bd. VIII (1898) veröffentlicht worden sind, darf ich somit behaupten, dass im Gland. thyreoidea eine Substanz vorkommt, welche die Eigenschaft besitzt, einen steigernden Einfluss auf den Eiweissumsatz des Menschen auszuüben.

Litteratur.

Andersson, J. A., Kliniska iakttagelser öfver „Jodothyrinets" terapeutiska inverkan på Myxödem jemte bidrag till kännedom om den totala ämnesomsättningen vid denna sjukdom före och under dess behandling med jodothyrin och thyreoideatabletter. *Hygiea* 1898.

Andersson, J. A., und Bergman, P., Ueber den Einfluss der Schilddrüsenfütterung auf den Stoffwechsel des gesunden Menschen. *Dies. Archiv.* 1898. Bd. VIII.

Cedercreutz, Axel, Beiträge zur Kenntniss des Stickstoffwechsels in der Frühperiode der Syphilis nebst Untersuchungen über die Einwirkung therapeutischer Quecksilber- und Jodkaligaben auf den Stoffwechsel des Menschen. Breslau 1902.

Ewald, A, Die Erkrankungen der Schilddrüse, Myxödem und Cretinismus. *Pathol. u. Therap.* von Nothnagel. Wien, Hölder, 1896. Bd. XXII. Theil I.

Landergren, Ernst, Undersökningar öfver menniskans ägghviteomsättning. *Dissertation.* Stockholm 1902. Siehe die vorstehende Abhandlung.

Magnus-Levy, Untersuchungen zur Schilddrüsenfrage. *Zeitschr. f. klin. Med.* 1897. Bd. XXXIII. S. 3 u. 4.

Mendel, Ein Fall von Myxödem. *Deutsche med. Wochenschr.* 1893. Nr. 2.

Napier, Diuresis and increased excretion of urea in the thyreoid treatment of myxoedema. *Lancet.* 1893. Sept. 30.

Schiff, Arthur, Hypophysis und Thyreoidea in ihrer Einwirkung auf den menschlichen Stoffwechsel. *Wien. klin. Wochenschr.* 1897. März 25.

Treupel, Stoffwechselversuche bei einem mit „Jodothyrin" behandelten Falle von Myxödem und Mittheilung einiger Thierversuche mit Jodothyrin. *Münchn. med. Wochenschr.* 1896. Nr. 6.

Vermehren, Fr., Studier over Myxoedemet. *Dissert.* Kjöbenhavn 1895.

Eine einfache Methode die Tiefe der vorderen Augenkammer zu messen.

Von

V. Grönholm.

Docent der Ophthalmologie an der Universität zu Helsingfors (Finland).

Die genaue Bestimmung der Tiefe der vorderen Augenkammer gehört zu den complicirtesten Aufgaben der Ophthalmometrie, besonders wenn man beabsichtigt, den Abstand eines beliebigen Punktes auf der hinteren Fläche der Cornea von einem entsprechenden, hinter demselben liegenden Punkte der Iris oder der Linse zu messen. Aber auch wenn die Aufgabe so vereinfacht wird, dass man die Kammertiefe nur in der Mitte bestimmt und ganz von der Dicke der Cornea absieht, wenn man also, wie es gewöhnlich der Fall ist, nur den Abstand von der Mitte des Pupillarfeldes zum Scheitel der Cornea kennen lernen will, stellen sich nicht geringe Schwierigkeiten der Messung in den Weg. Diese beruhen hauptsächlich darauf, dass die Lage der beiden Flächen, deren gegenseitiger Abstand gemessen werden soll, aus ihren Spiegelbildern berechnet werden muss. Die vordere Hornhautfläche hat man freilich auch durch Bestreuen mit Calomel oder durch Eiweissschaum, der feine Luftblasen auf der Cornea bildet, sichtbar zu machen versucht und die Lage der Linse von der Lage des Puppillarrandes der Iris bestimmt; weil aber die Iris, durch die gekrümmte Fläche der Cornea betrachtet, nach vorne geschoben zu sein scheint, muss ihre wirkliche Lage aus der scheinbaren kalkulirt werden, wozu wieder der Krümmungshalbmesser der Hornhaut bekannt sein muss.

Um die Bestimmungen zu machen, stehen uns mehrere Methoden und Instrumente zur Verfügung, nämlich die ophthalmometrische Methode von Helmholtz[1], die mikrooptometrische von Mandelstamm

[1] *Arch. f. Ophthalmologie.* Bd. I, 2. 1855.

u. Schöler[1] und die ophthalmomikroskopische von Donders[2] u. Horstmann[3], weiter das Ophthalmometer von Blix[4], das Ophthalmophakometer von Tscherning[5] und das stereoskopische Ophthalmometer von Hegg[6]. Durch diese Methoden kann die Kammertiefe bis auf 0·1 oder 0·001 mm bestimmt werden.

Da indessen ziemlich komplicirte und theure Präcisionsinstrumente angewendet werden müssen und dazu noch, wenigstens theilweise, eine weitläufige und zeitraubende Calculation gemacht werden muss, haben sich diese Methoden keine allgemeinere Verbreitung in der augenärztlichen Praxis verschaffen können.[7] Indessen wäre es auch hier nicht selten von Bedeutung, die Ophthalmometrie in grösserer Ausdehnung in Anwendung bringen zu können. Das Aufmessen der Tiefe der vorderen Augenkammer könnte in Frage kommen z. B. vor der Linsenextraction bei hochgradiger Myopie und beim Star, um den zu erwartenden Refractionszustand zu berechnen, bei Glaucom, bei adhärenten Leukomen, bei Ablatio retinae und überhaupt bei Krankheiten, wo die Kammertiefe verändert sein kann. Auch die Bedeutung der Kammertiefe bei den verschiedenen Refractionszuständen könnte noch des Studiums werth sein.

Eine klinische Methode muss vor allem einfach und frei von Kalkülen sein und der Preis der nöthigen Instrumente muss in Verhältnis zu der Anwendung, die man für dieselben hat, stehen. Weil die Veränderungen in der Stellung der Linse zu der Cornea relativ bedeutend sein können, ohne dass grössere Veränderungen des Refractionszustandes dadurch bedingt werden, sind bei der Bestimmung der Kammertiefe so feine Hilfsmittel wie z. B. bei der Bestimmung des Krümmungshalbmessers der Cornea nicht nöthig.

Die Messung kann mit genügender Genauigkeit gemacht werden, wenn man das Auge unter Wasser bringt und es von der Seite beobachtet. Im Wasser wird nämlich die Lichtbrechung an der vorderen Fläche der Hornhaut aufgehoben, da die Hornhaut und das Wasser ungefähr denselben Brechungscoefficient haben, und man sieht also die Iris an ihrem wahren Platze im Auge liegen. Auch die vordere Horn-

---

[1] *Arch. f. Ophthalmologie.* Bd. XVIII, 1. 1872.

[2] Report of the forth international ophthalm. Congress held in London 1872.

[3] *Arch. f. Ophthalmologie.* Bd. XXV, 1. 1879.

[4] *Oftalmometriska Studier.* Upsala 1880.

[5] *Optique physiologique.* Paris 1898.

[6] *Heidelberger Bericht* 1901 und *Archiv f. Augenheilk.* Bd. XLIV. Ergänzungsheft 1901.

[7] Das neue Instrument von Hegg, das leicht zu handhaben ist, kann möglicherweise in den grösseren Kliniken eingeführt werden.

hautfläche kann man in geeigneter Weise sichtbar machen und hat also die beiden Punkte, deren gegenseitige Entfernung gemessen werden soll, deutlich vor sich.

Um ein lebendes Auge unter Wasser beobachten zu können, habe ich von einer gewöhnlichen gläsernen Augenwanne die temporale Wand wegschleifen lassen und dieselbe durch eine planparallele Glasplatte ersetzt. Der hintere Rand dieser Platte ist so geschliffen, dass er zu dem äusseren Rand der Orbita passt. Auch der Fuss der Augenwanne ist entfernt und der Platz desselben sphärisch geschliffen worden. Die nasale Wand ist geschwärzt. Um den Apparat mit Wasser gefüllt an dem Gesichte des zu Untersuchenden befestigen zu können, ist um denselben ein Metallring geführt und von diesem gehen Bänder rings um den Kopf.

Ein ähnliches Instrument hat J. Czermak[1] schon im Jahre 1851 unter dem Namen „Orthoskop“ beschrieben, dasselbe aber hauptsächlich nur zur Beobachtung des Augenhintergrundes benutzt. Czermak's Orthoskop ist eine kleine Wanne mit vier flachen Wänden, die in geraden Winkeln unter einander vereinigt sind. Die untere Wand oder der Boden und die innere gegen die Nase gekehrte sind aus Metall, die vordere Wand, durch die man den Augenhintergrund sehen konnte, und die äussere sind aus planparallelen Glasplatten gefertigt. Nach oben war die Wanne offen und wurde von hier aus mit Wasser gefüllt. Das Auge und die Lider bildeten die hintere Wand. Damit die Wanne wasserdicht an das Gesicht anschliesst, setzte Czermak geknetete Brodkrume an die Haut und drückte den Rand des Instrumentes fest darauf. Arlt[2] und Coccius[3] haben später das Orthoskop Czermak's modificirt, um demselben eine der Umgebung des Auges mehr entsprechende Form zu geben. Alle äusseren Wände wurden abgerundet und nur die nach vorne gekehrte Wand blieb plan.

Die Anordnung bei meinen Versuchen ist folgende:

Der zu Untersuchende setzt sich an einen Tisch und erhält eine Kinnstütze. Die Cilien des oberen Lides, die der Beobachtung im Wege sein können, werden mit einem Heftpflasterstreifen an die Haut des Lides angeheftet. Die Wanne wird mit lauwarmer physiologischer Kochsalzlösung gefüllt, das Auge in die Flüssigkeit eingeführt und geöffnet. Um das Oeffnen zu erleichtern, ist es vortheilhaft, dass das Auge vorher leicht cocainisirt ist, doch nicht so viel, dass die Pupille

---

[1] *Prager Vierteljahrsschrift f. prakt. Heilkunde.* Bd. XXXII.

[1] *Lehrbuch d. Krankh. d. menschl. Auges.* Vol. III. Wien 1856.

[2] Cit. nach Norris und Oliver, *System of the diseases of the eye.* Vol. II.

erweitert wird. Oft muss man mit den Fingern nachhelfen, die Lider aus einander zu ziehen. Um das Fixiren zu ermöglichen, muss auch das andere Auge offen gehalten werden. Als Fixationsobject dient eine Kerzenflamme, die sich ein wenig unter der Horizontalebene der Augen befindet und ein paar Meter vom Auge entfernt sein muss, um stärkere Accomodation zu vermeiden. Die Beleuchtung geschieht durch eine vor das Auge gestellte starke Lampenflamme, deren Licht durch die sphärische Schleifung der vorderen Wand der Wanne auf das Auge concentrirt wird.

Wenn man denselben Apparat auch zur Beobachtung des Augenhintergrundes verwenden will, wird der Boden der Augenwanne weggeschliffen und durch ein ebene Glasplatte ersetzt. Durch dieses blickend sieht man die Pupille und die Blutgefässe fast in ihrer natürlichen Grösse, da das optische System nur auf die Linse reducirt ist. Das Gesichtsfeld ist sehr gross. Bei der Messung der Kammertiefe muss man dann mittelst einer Beleuchtungslinse das Licht auf das Auge concentriren.

Wenn man jetzt das im Wasser liegende Auge im Profil ansieht, „tritt die Hornhaut als eine durchsichtige, gewölbte Blase hervor; die Iris tritt als ein fast ebener Vorhang von ihr zurück.“ Der vordere Rand der Cornea ist grau und tritt scharf gegen die geschwärzte nasale Wand des „Orthoskops“ hervor. Der Pupillarrand der Iris wieder tritt etwas weniger scharf gegen die schwarze Pupille hervor. Man sucht eine solche Stellung seines eigenen Auges zum untersuchten Auge auf, dass dessen Pupille vom hervortretenden vorderen Rande der Sclera ungefähr halbirt wird. Es ist jetzt leicht, die perspektivische Entfernung zwischen dem Pupillarrande der Iris und dem Scheitel der Hornhaut zu messen.

Als Messungsinstrument habe ich einfach einen Stangenzirkel mit Nonius angewendet, dessen feine Spitzen gegen die äussere plane Wand der Augenwanne gedrückt werden. Die Spitzen müssen nadelscharf und am liebsten weiss gefärbt sein, um gut gegen den Hintergrund hervorzutreten. Die Messungen müssen mehrmals wiederholt und eine Mittelzahl genommen werden.

Man könnte sich ja auch exacterer Messungsmethoden bedienen; möglicherweise könnte z. B. das Ophthalmometer von Helmholtz oder ein Corneamikroskop mit einer in dem Brennpunkte des Oculars befindlichen Millimeterscala oder irgend eine andere ähnliche Vorrichtung angewendet werden. Da indessen auch der Stangenzirkel unter gewissen Kautelen für praktische Zwecke genügend zuverlässige Resultate zu geben scheint, habe ich denselben der Einfachheit halber vorgezogen, obgleich er schon seit Helmholtz' Zeit in der modernen Ophthalmometrie nicht mehr angewandt wird. Wir dürfen uns erinnern, dass zu Petit's und Th. Young's Zeiten schon Resultate mit dem Passer und dem Linienmass erreicht worden sind.

Weil die Spitzen des Messungsinstrumentes sich in einiger Entfernung von den Punkten, deren gegenseitiger Abstand gemessen werden soll, befinden und das beobachtende Auge den Spitzen näher ist, wird das Maass, das wir vom Stangenzirkel ablesen, etwas zu klein, weshalb eine Correction gemacht werden muss. Wir nennen die gesuchte Kammertiefe $= x$, den Abstand zwischen den Spitzen des Messungsinstrumentes $= a$, den Abstand von diesen zu der Pupille des untersuchten Auges $= b$, und zu dem Knotenpunkte des beobachtenden Auges $= c$; dann ist

$$x = a + \frac{ab}{c}.$$

Der Abstand b wird am Anfang und Ende der Untersuchung gemessen und muss jedesmal gleich sein, wenn die Stellung des Kopfes und die Blickrichtung des Untersuchten unverändert geblieben sind. Damit der Abstand vom beobachtenden Auge zu den Spitzen ($= c$) bei sämmtlichen Messungen konstant bleiben soll, ist der Stangenzirkel mittelst eines Heftpflasterstreifens von bekannter Länge mit der Schläfe des Beobachters vereinigt.

Wenn b und c immer gleich gross genommen werden, erhalten wir eine Constante, mit welcher die von dem Stangenzirkel abgelesene Zahl multiplicirt werden soll, worauf die also erhaltene Zahl zu der abgelesenen Zahl addirt wird.

Natürlich lässt das Resultat einer mit so groben Hilfsmitteln gemachten Messung theoretisch in Bezug auf Genauigkeit viel zu wünschen übrig und kann nicht mit den Resultaten der früher erwähnten Methoden wetteifern.

Die Fehlerquellen, die theilweise nicht ganz vermieden werden können, mögen hier berührt werden.

Wie schon gesagt, tritt die graue Grenzlinie zwischen der Hornhaut und dem schwarzen Hintergrund einerseits, sowie zwischen dem Irisrande und der schwarzen Pupille andererseits, mit genügender Genauigkeit und Schärfe hervor. Auch die weissen Spitzen des Messungsinstrumentes erkennt man deutlich gegen den grauen, aber noch besser gegen den schwarzen Hintergrund, weshalb dieselben am liebsten aus dem schwarzen gegen das graue Feld geführt werden dürfen. Mit welcher Genauigkeit kann dann die Einstellung der Spitzen gemacht werden, wenn dieselben sich in einer Entfernung von z. B. 15^{mm} von dem zu messenden Gegenstande befinden? Der Abstand zweier auf Papier gezogenen Linien kann unter denselben Kautelen bis auf $0 \cdot 1^{mm}$ gemessen werden. Bei wiederholten Messungen an Augen können bisweilen Differenzen von $0 \cdot 3^{mm}$ zwischen den einzelnen Messungen entstehen, gewöhnlich ist die Differenz doch nur 0·1 bis 0·2. Je grösser die Differenzen ausfallen, desto zahlreichere Messungen müssen natürlich gemacht werden und immer wenigstens fünf unmittelbar nach einander.

Der Punkt auf der Hornhaut, von welchem der Abstand zum Pupillarplan gezählt wird, sollte eigentlich vor der Mitte des Pupillarplanes oder auf der Gesichtslinie liegen. Die Methode erlaubt aber keine ganz genaue Lagebestimmung weder des hinteren noch des vorderen Endpunktes. Weil die Pupille durch den vorderen Rand der Sclera halbirt wird, erscheint der Pupillarrand der Iris als eine kurze nach vorne konvexe Linie, auf der es ziemlich leicht ist, die Mitte zu treffen. Schwieriger ist es, die richtige Lage des vorderen Endpunktes zu finden. Abweichungen, sowohl in verticaler als in horizontaler Richtung sind unvermeidlich, spielen aber glücklicherweise keine allzu bedeutende Rolle, wenn der Punkt nur innerhalb des vor der Pupille gelegenen Gebietes, wo die Hornhaut sphärisch ist, verlegt werden kann. Da dieses Gebiet nicht allzu klein ist — es streckt sich von der Gesichtslinie ungefähr 2^{mm} nach allen Seiten[1] und auch die angrenzenden Theile der Cornea haben fast denselben Krümmungshalbmesser — wird der vordere Endpunkt kaum ausserhalb dieses Gebietes verlegt werden.

Damit der Punkt weder zu hoch noch zu niedrig zu liegen komme, muss man auf dem verticalen Hornhautmeridian denjenigen Punkt zu wählen versuchen, der sich der Mitte des sichtbaren Irisrandes gegenüber befindet, auf einer Linie, die die Mitte des Pupillarfeldes mit der fixirten Kerzenflamme vereinigt. Die Lage des Punktes auf dem horizontalen Meridian beruht hauptsächlich auf der Tiefe der Kammer. Je tiefer die Kammer, desto mehr von vorne her muss das Auge betrachtet werden, damit die Pupille vom Scleralrande halbirt werden soll, und desto mehr nasalwärts wird der Punkt verschoben. Auch die Weite der Pupille ist hier von Bedeutung; je kleiner die Pupille, desto genauer wird das Maass.

Die Anwendbarkeit des Czermak'schen Orthoskops zur Bestimmung der Kammertiefe besprechend, sagt Helmholtz[2]: „Es könnte bei dieser Methode Zweifel übrig bleiben, ob das Bild der Iris durch die Brechung zwischen Hornhaut und Wasser einerseits, Hornhaut und

---

[1] Tscherning, *Optique physiologique.* S. 56.

[2] *Handbuch d. physiolog. Optik.* S. 25.

wässriger Feuchtigkeit andererseits nicht doch ein wenig verändert sei, und da die Frage nach der Form und Lage der Iris für die Lehre von der Accomodation des Auges von grosser Wichtigkeit ist, so will ich hier noch andere Untersuchungsmethoden beschreiben.“ Wir, die nur einem ungefährlichen, für klinische Zwecke brauchbaren Verfahren nachstreben, dürfen nicht solche Bedenken hegen. Die Brechungsexponenten des Kammerwassers und der physiologischen Kochsalzlösung trennen sich nämlich erst in der dritten Decimale, — derjenige des Kammerwassers ist 1·3365, der der Kochsalzlösung wird als 1·3349[1] angegeben. Die Hornhaut, deren Index etwas grösser ist, bricht jedoch nicht nennenswerth das Licht, weil ihre vordere und hintere Fläche fast parallel sind. Wir können also ruhig annehmen, dass eine in optischer Hinsicht gleichartige Flüssigkeit sich von dem Pupillarfelde und der Iris bis zur äusseren Wand des „Orthoskops“ erstreckt.

Ueber die gesammte Wirkung der verschiedenen Fehlerquellen auf das Messungsresultat kann ich mich nicht mit Bestimmtheit äussern. Ich habe leider noch nicht Gelegenheit gehabt, meine Resultate mit denen der feineren Methoden zu vergleichen. Bei wiederholten Messungen an denselben Augen in mehreren Sitzungen sind keine grösseren Differenzen als 0·1 ^{mm} entstanden, welche Zahl also die Feinheit der Methode bezeichnet. Dies sei für klinische Zwecke genügend.

---

[1] Landolt u. Börnstein, *Physikalisch-chemische Tabellen.* Berlin 1894. S. 441.

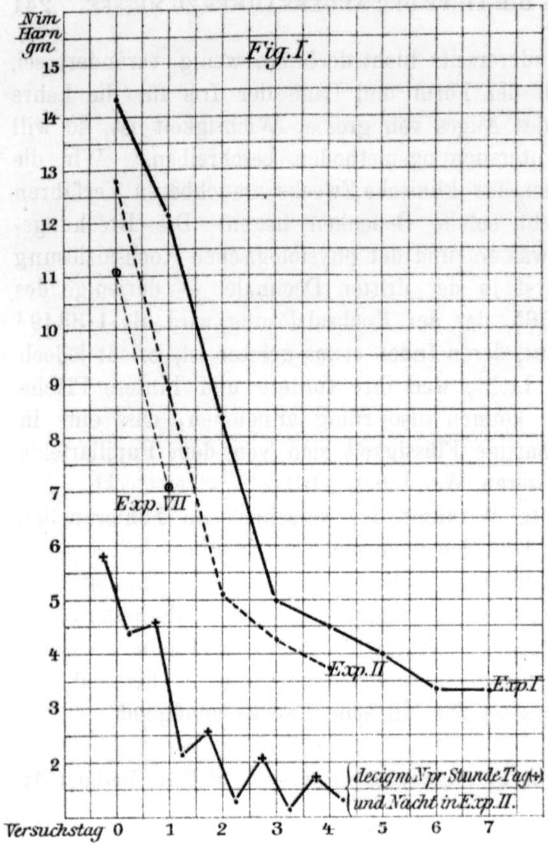
Fig. I.
N im Harn gm
Exp. VII
Exp. II
Exp. I
decigm. N pr Stunde Tag (+) und Nacht in Exp. II.
Versuchstag 0 1 2 3 4 5 6 7

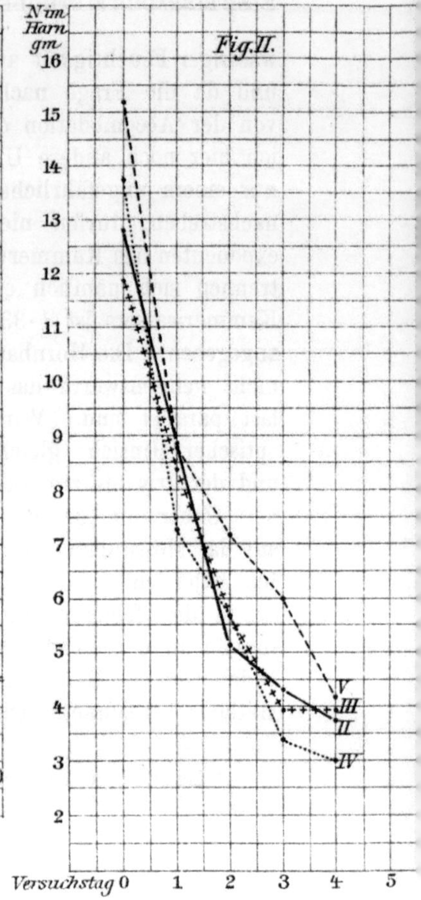
Fig. II.
N im Harn gm
V
III
II
IV
Versuchstag 0 1 2 3 4 5

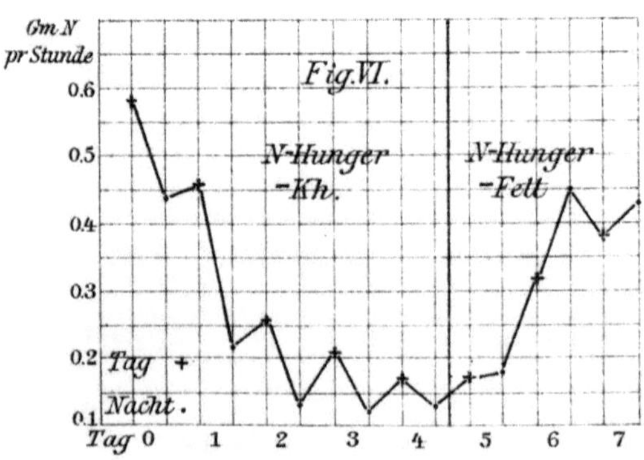
Fig. VI.
Gm N pr Stunde
N-Hunger −Kh.
N-Hunger −Fett
Tag +
Nacht .
Tag 0 1 2 3 4 5 6 7

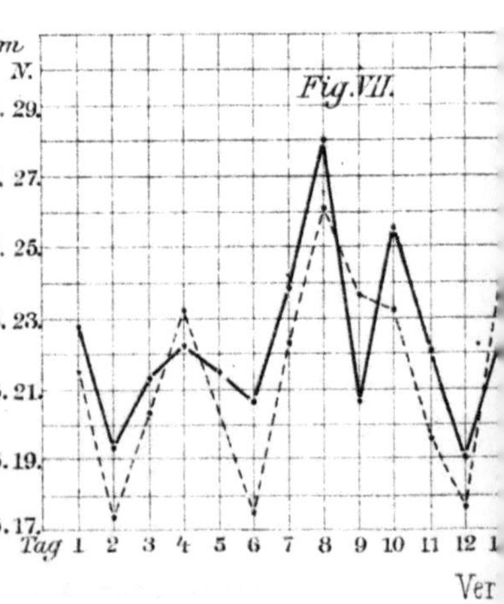
Fig. VII.
Gm D. N.
145. 29.
135. 27.
125. 25.
115. 23.
105. 21.
95. 19.
85. 17.
Tag 1 2 3 4 5 6 7 8 9 10 11 12
Ver

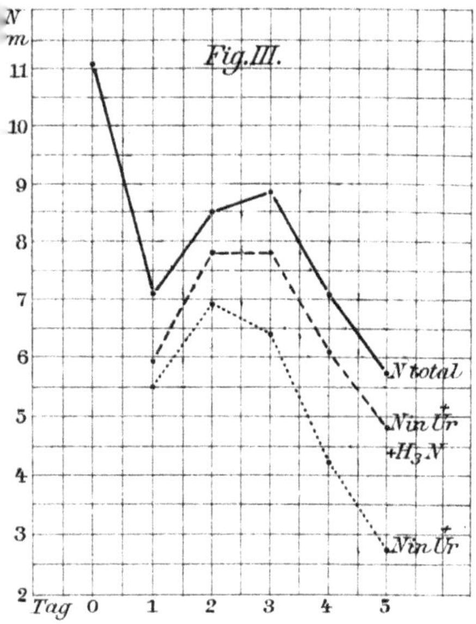

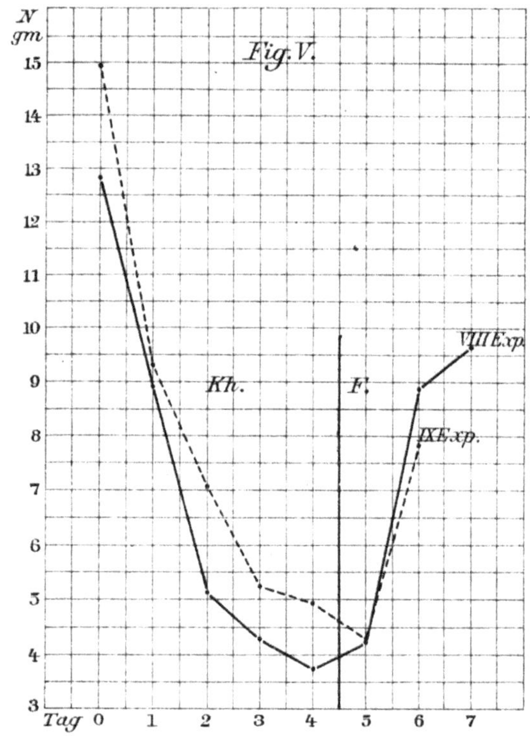

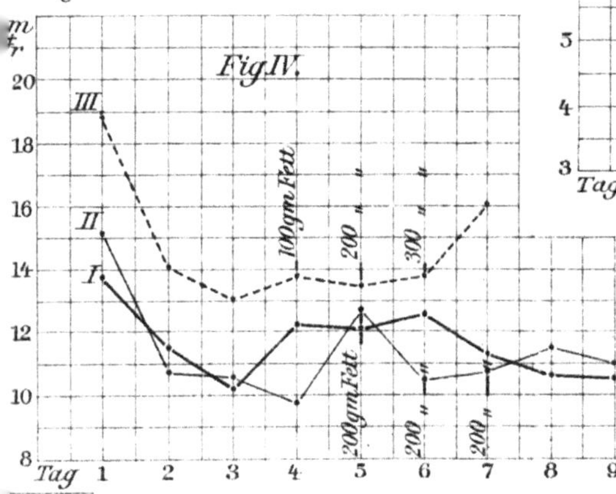

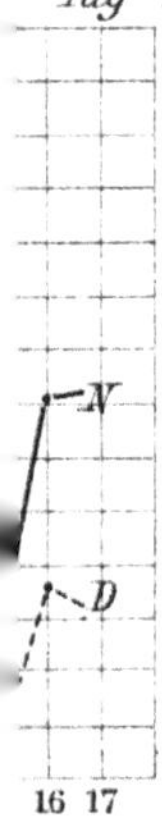

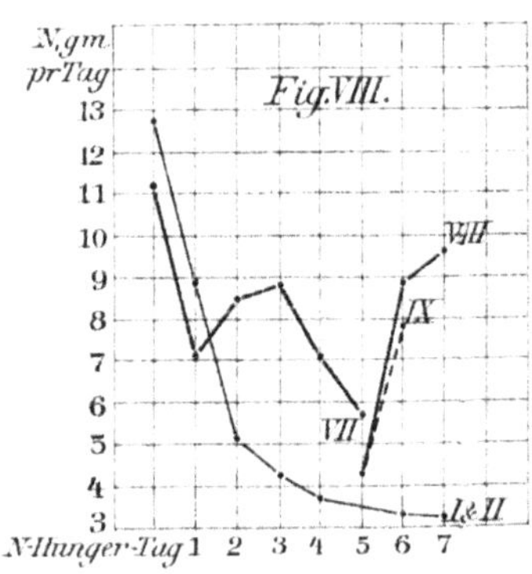

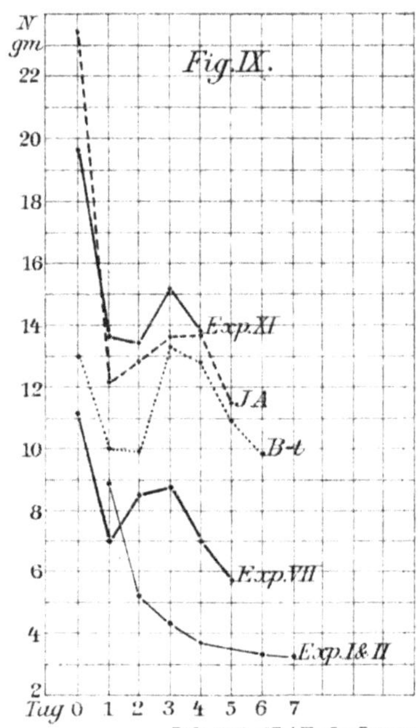

…t & Comp. Leipzig.

Lith. Anst. v. E. A. Funke, Leipzig.